局部膝关节置换术
Partial Knee Arthroplasty

主　编　（法）让·诺埃尔·A. 阿根森（Jean-Noël A. Argenson）

　　　　（美）大卫·F. 达勒里（David F. Dalury）

主　审　王坤正

副主审　张　民

主　译　王文革

副主译　郭淑明

北方联合出版传媒（集团）股份有限公司

辽宁科学技术出版社

·沈　阳·

©2022辽宁科学技术出版社

著作权合同登记号：第06-2019-46号。

图书在版编目（CIP）数据

局部膝关节置换术 /（法）让·诺埃尔·A. 阿根森，（美）大卫·F.
达勒里主编；王文革主译. — 沈阳：辽宁科学技术出版社，2022.8
ISBN 978-7-5591-2439-5

Ⅰ. ①局… Ⅱ. ①让… ②大… ③王… Ⅲ. ①人工关节—膝关节—移
植术（医学）Ⅳ. ①R687.4

中国版本图书馆CIP数据核字（2022）第029746号

出版发行：辽宁科学技术出版社
　　　　　（地址：沈阳市和平区十一纬路25号　邮编：110003）
印　刷　者：辽宁新华印务有限公司
经　销　者：各地新华书店
幅面尺寸：210mm×285mm
印　　张：9.5
插　　页：4
字　　数：250千字
出版时间：2022年8月第1版
印刷时间：2022年8月第1次印刷
责任编辑：丁　一
封面设计：王远宏
版式设计：袁　舒
责任校对：栗　勇

书　　　号：ISBN 978-7-5591-2439-5
定　　价：128.00元

投稿热线：024-23284363
邮购热线：024-23284357
E-mail:2145249267@qq.com
http://www.lnkj.com.cn

译者名单

主　　审：王坤正

副主审：张　民

主　　译：王文革

副主译：郭淑明

译　　者：芦　浩　　王　鹏　　李仕臣　　冯卫东

　　　　　梁　旭　　杜保平　　李　军　　杨　辉

　　　　　徐志辉　　张咏梅　　姚建英　　赵艳东

　　　　　张华伟　　赵二龙　　史建鹏　　马翔宇

　　　　　张　烨　　张冰冰

编者名单

Jean-Noël A. Argenson

Institute for Locomotion

Aix-Marseille University

Marseille

France

David F. Dalury

University of Maryland

St. Joseph Medical Center

Towson, MD

USA

序言

　　单髁关节置换术在治疗膝关节疾病方面有着悠久的历史，早在 20 世纪 70 年代初，膝关节表面置换的概念仅限于膝关节三间室中的一个，膝关节单髁置换术作为全膝关节置换的替代治疗，这一概念在治疗膝关节疾病方面发挥着重要作用。

　　与全膝关节置换术相比，单髁关节置换术创伤更小、恢复得更早，患者的术后疗效和满意度也更高。它们确实代表了一些所谓的"被遗忘的膝盖"，每个外科医生和患者都梦想着在接下来的手术中实现这一目标。

　　随着我们对患者第四个十年的随访，多位作者报道了其与全膝关节置换术的长期随访结果比较显示，在多数情况下其疗效优于全膝关节置换术。

　　我们这本书的目的是聚焦在该领域的国际专家对北美、欧洲和亚洲国家单髁关节膝关节置换技术现状的看法和观点。作为本书的主编，我们的初衷是在第一次共识的基础上进行二次完善，以便在每一个章节中提供关于膝关节单髁置换术一致的国际观点和共识。从适应证到手术技术再到手术疗效，读者将有机会接触到世界领先的膝关节单髁置换术外科医生的最新想法和意见。

　　我们希望这本书能对全世界各地对单髁关节置换术感兴趣的人提供最宝贵的经验和财富。

法国，马赛　让·诺埃尔·A. 阿根森（Jean-Noël A. Argenson）

美国，马里兰，陶森　大卫·F. 达勒里（David F. Dalury）

目录

背景

在膝关节置换发展的历史进程中有一点是可以肯定的，那就是发展规律惊人的相似是众所周知的事实。冈斯顿膝关节仅对膝关节的两部分进行置换，分别是内侧间室和外侧间室，它被认为是现代全膝关节置换术的前身，在许多早期人工膝关节的设计中，髌股关节被忽略了。随着这些设计的失败，目前三间室人工膝关节设计被大力推广，并深受临床一线的青睐。短期、中期和最终的长期随访效果都很好。尽管如此，全世界许多医疗机构仍然支持部分人工膝关节置换术的应用。虽然人工全膝关节置换术有了显著的进步，但客户对全膝关节置换术的需求和期望值也有所增加。和髋关节一样，膝骨关节病患者也在寻找"被遗忘的膝关节"，众所周知，切除前交叉韧带会改变膝关节的整体运动轨迹。因此，外科医生们正在根据膝关节的解剖特点设计研发更符合人体工学结构的膝关节。特殊的人工单髁关节置换已经被证明可以减轻患者的症状，并提供一个更接近正常功能的膝关节，这是本书的价值。在全球一体化的背景下，为了给我们的患者提供最好的医疗服务，我们接受每个人对我们观点的评价。只有这样，我们才能称自己是一个全面的、受过良好教育的骨科医生，准备为我们的患者提供世界上最好的服务。

美国，俄亥俄州，哥伦布　阿道夫五世·隆巴尔迪（Adolph V. Lombardi）

英国，牛津　克里斯托弗·A. 多德（Christopher A. Dodd）

第一章　膝关节置换适应证的共识声明

Keith R. Berend, Christopher A. Dodd

介绍

膝关节单髁置换术（UKA）被认为是全膝关节置换术（TKA）的一种保守选择，适用于单侧间室骨性关节炎的患者[1, 2]。UKA 各种种植体设计的存活率在 20 年为 91%，10 年为 98%[3, 4]。与全膝关节置换相比，单髁的患者恢复更快[5-7]，膝关节活动范围更大[8]，有更高的活动水平[4, 9]，还有就是并发症更少[10]。然而，影响 UKA 使用的最重要的问题是，美国国家登记处的报告显示，UKA 术后的翻修率是 TKA 的 3 倍[11, 12]，其中许多患者的术后翻修的时间早于 TKA 术后患者的翻修时间[13]。1989 年，科津和斯科特发表了 UKA 的适应证和禁忌证。随着时间的流逝，这些已成为经典的参考标准[14]。在过去的 30 年里，对 UKA 的适应证和禁忌证的报道和争论非常广泛。最近发表了一份关于内侧 UKA 的现代适应证和禁忌证的共识声明，详细说明了 UKA 使用率增加的临床证据[15]。共识指征广泛地详细说明了外科医生在选择 UKA 和 TKA 时可能关心的变量。

下文描述的适应证主要基于活动平台的 UKA，其定义明确且证据充分。固定平台 UKA 的适应证是基于科津和斯科特最初所发表的标准。现在，许多外科医生将固定平台 UKA 的适应证用于活动平台 UKA，我们正在等待证据来证明这是否正确。

本章解释和总结了最近发表的文章的结论。除非另有说明，否则这些适应证和禁忌证适用于所有形式的单室人工关节置换术：内侧、外侧和髌股关节。

内侧 UKA 的主要指征是前内侧骨性关节炎（AMOA，图 1.1）[1-3, 15-17]。AMOA 定义为膝关节内侧间室的骨对骨，Grade 分级 IV 级，或股骨髁和胫骨平台的硬化骨。疾病的严重程度可以通过站立前后位片或 30° ~45° 屈曲后前位片（Rosenberg 位片）和 / 或髌股关节疾病可以通过髌股关节的周围片和日出位片（髌骨轴位片）来确定。如果怀疑骨性关节炎，但这些视图上没有显示骨性关节炎，则进行内翻应力位片，以确认 Grade IV 级疾病。

在孤立性疾病中，AMOA 表现为膝关节功能和韧带正常，前交叉韧带完整，内翻畸形可纠正，外侧间室功能完整。功能完整的外侧间室被定义为在应力片上能维持正常的关节间隙，在内侧关节切开后可见正常的关节软骨。影像学上外侧间室的增生不是禁忌证。AMOA 表现为膝关节内翻畸形，在外翻应力位片时可在维持外侧间室的关节间隙的同时完全矫正内翻畸形。如果关节内畸形（膝内翻）在应力位 X 线片上是可以纠正的，或者在骨赘移除术后是可以纠正的，下肢力线的影响是可以忽略不计的。提示当膝关节内翻畸形角度 ≤ 10°，屈曲挛缩 < 15° 时，AMOA 和关节畸形是可以被矫正的。虽然畸形程度本身并不是绝对的禁忌证，但根据定义来讲膝关节内翻畸形 > 10°，屈曲度数 > 15°，通常与 ACL 缺陷有关而与

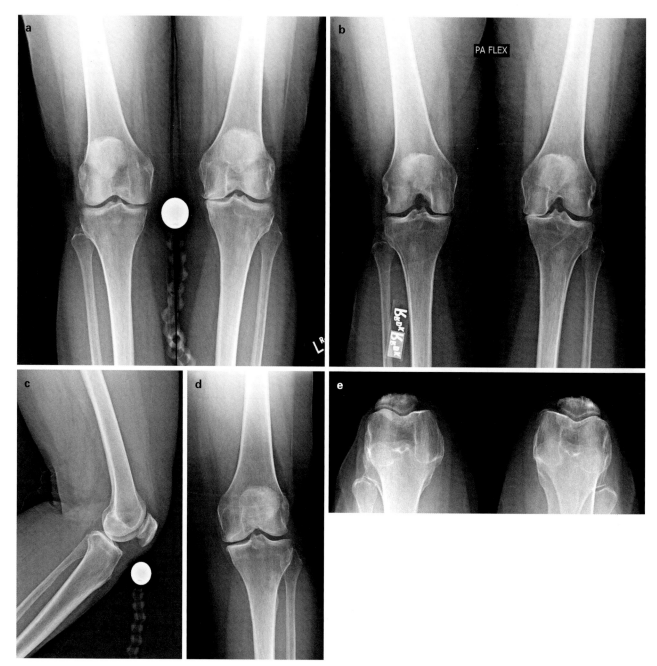

图 1.1   前内侧骨性关节炎，68 岁女性患者，左膝中重度疼痛，经诊断为左膝前内侧骨性关节炎，根据临床检查和影像学评估，推荐使用内侧 UKA，包括：（a）站立负重前后位片。（b）30°~45° 屈曲后前位片。（c）侧位片。（d）外翻应力位片。（e）轴位或日出位髌股关节视图

AMOA 无关。磁共振成像（MRI）和关节镜检查尚未被证实是确定患者手术指征的准确方法。可以通过应力位 X 线片、PA 屈曲角度和可矫正的畸形以几乎相同的方式确诊外侧骨性关节炎疾病。这

些同样的观点可以证实孤立性髌股关节疾病中存在正常的胫股关节。

另一个被广泛接受的内侧 UKA 指征是缺血性坏死（AVN，图 1.2）[18, 19]。AVN 累计和局限于膝

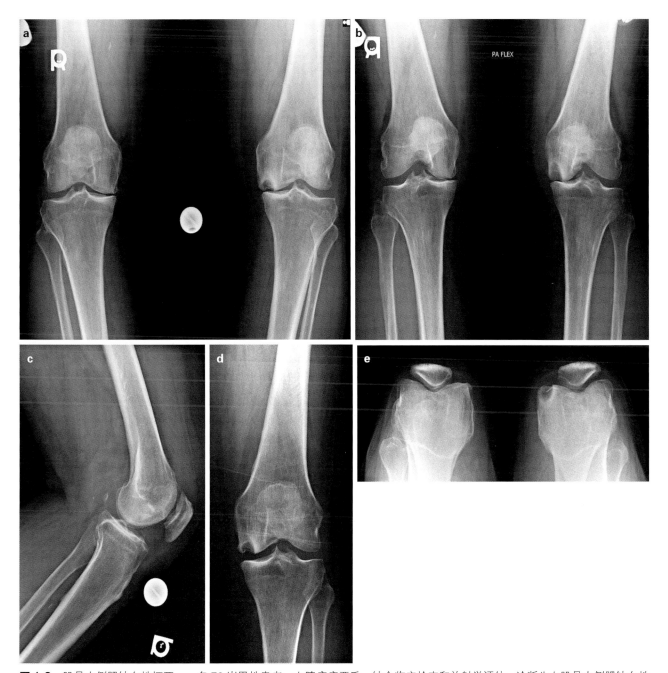

图 1.2 股骨内侧髁缺血性坏死。一名 72 岁男性患者，左膝疼痛严重，结合临床检查和放射学评估，诊断为左股骨内侧髁缺血性坏死，推荐使用内侧 UKA，放射学检查包括：（a）站立负重前后位片。（b）30°~45°屈曲后前位片。（c）侧位片。（d）外翻应力位片。（e）轴位或日出位髌股关节视图

关节内侧间室是内侧 UKA 的另一个极好的指征，无论这 AVN 是自发的还是先前手术引起的。MRI 可能有助于定义仅限于内侧间室病变的疾病。然而，MRI 可能会误导我们对疾病严重程度的判断，

虽然 MRI 显示出现广泛而明显的骨髓水肿，但是往往能够有足够的骨的支撑来满足 UKA 手术的成功完成。

自从科津和斯科特[14]的报告首次发表以来，

肥胖或高体重指数（BMI）一直被认为是 UKA 的禁忌证。BMI 和肥胖关系到 UKA 患者的寿命和生存[20-23]。先前发表的报告指出，在体重指数超过 $32kg/m^2$ 的肥胖患者中，使用固定轴承、全聚乙烯植入物的生存率很低，因此它们是一个令人担忧的问题。最新的具有现代金属支持设计的假体在肥胖患者中显示出了出色的生存率。与正常体重的患者相比，该生存率可以相同或更高。此外，对于更肥胖的患者，UKA 可使膝关节评分获得更高的改善。最近，Lum 等发表了一个大样本的比较系列研究，其中严重肥胖患者中接受内侧 UKA 的患者显示出与接受 TKA 的患者一样的生存率，但再次手术次数明显减少，深度感染减少，围手术期并发症也同样减少了[24]。与 TKA[24] 相比，严重肥胖患者在 UKA 治疗后膝关节社会功能评分和运动范围的维持得到了更好的改善。对于金属支撑的 UKA，肥胖或体重指数的增加就不再被认为是 UKA 的禁忌证了。

从历史上看，年龄较小一直是影响 UKA 生存的问题。然而，在 AMOA 患者中，年龄不再被认为是 UKA 禁忌证[20, 25, 26]。外侧间室病变和 PFR（髌股关节疾病）可能也是如此，但与年龄相关的具体数据有限。Berend 等指出："在病例研究中，年龄越小，翻修的风险越高。然而，这些类型的研究并未涉及疾病的严重程度。人们对于病情较轻但期望值较高的年轻患者实行 UKA 手术还是存有偏见。这一人群的翻修率虽然较高，但与活动或年龄无关。相反，年轻的患者更会经常因为无法解释的疼痛或未能达到预期而翻修。然而，在这个年龄段的年轻患者中，UKA 作为一种保守的第一次人工关节置换术是一种很有吸引力的选择。UKA 进行的保守性胫骨切除术，使其将来的任何翻修都等同于原发性 TKA，这一点很重要"[15]。

关于髌股关节（PFJ）的状态和 UKA 内侧适应证之间的关系仍存在争论和分歧。在共识声明中，3 位活动平台 UKA 外科医生表示，除非有严重的外侧髌股关节骨性关节炎（PFJOA），否则 PFJ 的状态与内侧 UKA 无关，也不是禁忌证。3 位固定平台 UKA 外科医生更关心 PFJOA 对结果的影响。髌骨外侧关节面全层软骨丢失，伴有或不伴有髌骨外侧半脱位，是许多外科医生做 UKA 的禁忌证。对于活动平台 UKA，只有股骨外侧关节面的骨丢失和关节面被磨出沟槽才被视为 UKA 的禁忌证。这种情况在 AMOA 患者中发生率为 1%。髌股关节内的其他退行性病变被证明是可接受的，不被视为禁忌证[20, 27, 28]。术前的退变增生、轴位片上的内侧小关节和 / 或滑车疾病、术中内侧小关节退行性变或滑车病变，以及体检中出现所谓的膝前疼痛，都不是 AMOA 膝关节的绝对禁忌证[29]。最近，这些数据得到了一项由一位独立的不参与手术设计的外科医生出版的中期研究的支持[30]。他评估了 100 个 UKA，指出髌股关节疾病的存在不会导致更高的失败率。然而，作者确实注意到，虽然所有的患者都表现出疼痛和功能的改善，但是那些患有中央或外侧 Grade Ⅲ 级髌股关节疾病的患者的得分较低。

最后，外科医生历来都比较关注软骨的钙质沉积。当然，有滑膜炎、渗出和 / 或腘窝囊肿病史的临床相关炎症疾病（焦磷酸钙沉积或结晶性关节病）是禁忌证。然而，软骨钙质沉着症或软骨或半月板内钙沉积的放射学证据不是 UKA 的禁忌证 [20, 31, 32]。

UKA 绝对禁忌证包括明显的关节感染或炎症性疾病 [33]。此外，本章作者认为，既往胫骨高位截骨病史也应视为禁忌证 [34, 35]。当用 UKA 治疗关节内翻畸形时，以前的关节外截骨会造成明显的矫正过度。这可能导致外侧间室的过早破坏。虽然一项研究表明先前的 HTO 病史可能不是禁忌证 [35]，但鉴于这种病例临床情况的复杂性，作者认为先前的 HTO 病史仍然是 UKA 的禁忌证。

功能完整的前交叉韧带（ACL）是 AMOA 的特征之一。然而，在某些情况下，ACL 缺陷可以被忽略，或者 ACLR（前交叉韧带重建）可与内侧 UKA 同时进行 [36-40]。关于 ACL 缺乏症的外侧或髌股关节 UKA 的结果没有数据，因此建议避免这种情况下的 UKA。如果畸形仍然可以完全纠正并且疾病尚未发展到后内侧磨损程度，则 UKA 仍可考虑用于内侧疾病。建议在手术技术上稍加改变，减少这些病例中胫骨假体放置的后倾角度 [41]。有趣的是，人们一致认为，在久坐或老年患者中，

当满足所有其他适应证时，ACL 松弛 / 缺乏不是禁忌证。

前内侧骨性关节炎是内侧 UKA 的主要适应证，强烈建议该方法应用于已在临床和影像学上记录有严重骨对骨磨损疾病的患者。有几项研究表明，在软骨部分厚度丧失的轻度疾病患者中使用内侧 UKA 治疗，预后和生存率较差 [42-44]。在一项研究中，术前在标准的负重位 X 线片上，膝关节内侧关节间隙的厚度大于 2mm 的患者，比内侧间隙等于或者小于 2mm 的患者的再手术率要高出 6 倍 [43]。在另一项更近期的研究中，与全层软骨丢失患者相比，在 UKA 治疗后的 1 年、2 年和 5 年，膝盖部分厚度软骨丢失患者的预后明显更差，而且再次手术的概率（主要是通过关节镜治疗持续性疼痛 [42]）增加了 3 倍。

UKA 的适应证和禁忌证已经争论和研究了几十年。近年来，随着一份共识声明的发表，许多经典标准受到了质疑 [15]。在最基本的定义中，UKA 适用于当骨关节炎或无血管坏死被隔离在韧带正常的膝关节的单个间室中时。为了让外科医生和患者更容易地做出这个决定，最近的一项研究提供了一种放射学诊断辅助工具，它被证明对 UKA 有 93% 的敏感性和 96% 的特异性。在那些符合 UKA 放射学标准的患者中，内侧 UKA 的 5 年生存率为 99%（图 1.3）[45]。利用这些简单的标准，多达 50% 的膝关节可能是 UKA 和可保守治疗的适应者。

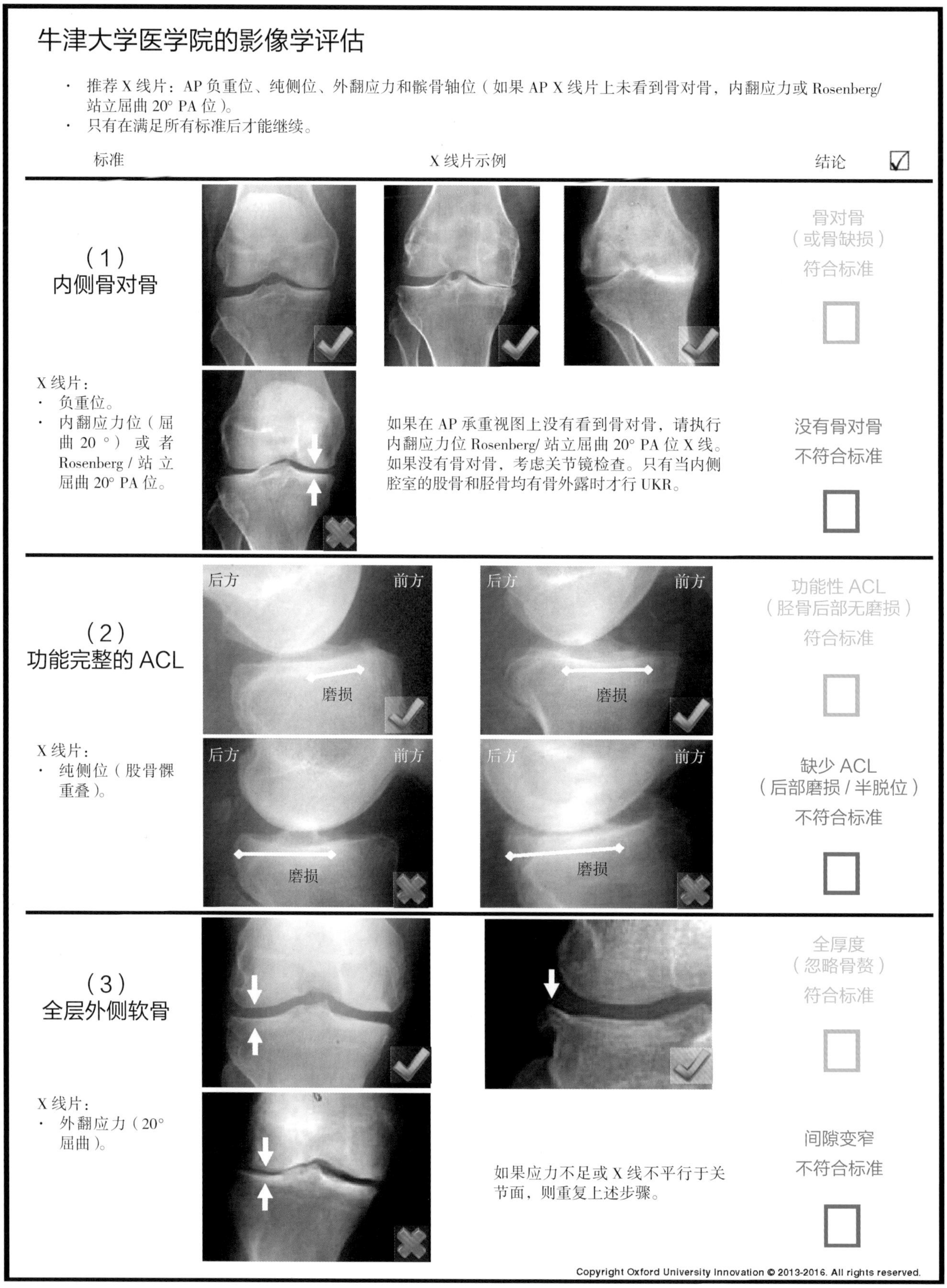

牛津大学医学院的影像学评估

- 推荐 X 线片：AP 负重位、纯侧位、外翻应力和髌骨轴位（如果 AP X 线片上未看到骨对骨，内翻应力或 Rosenberg/ 站立屈曲 20° PA 位）。
- 只有在满足所有标准后才能继续。

标准	X 线片示例	结论	☑

（1）内侧骨对骨

X 线片：
- 负重位。
- 内翻应力位（屈曲 20°）或者 Rosenberg / 站立屈曲 20° PA 位。

骨对骨
（或骨缺损）

符合标准

□

如果在 AP 承重视图上没有看到骨对骨，请执行内翻应力位 Rosenberg/ 站立屈曲 20° PA 位 X 线。如果没有骨对骨，考虑关节镜检查。只有当内侧腔室的股骨和胫骨均有骨外露时才行 UKR。

没有骨对骨

不符合标准

□

（2）功能完整的 ACL

X 线片：
- 纯侧位（股骨髁重叠）。

功能性 ACL
（胫骨后部无磨损）

符合标准

□

缺少 ACL
（后部磨损 / 半脱位）

不符合标准

□

（3）全层外侧软骨

X 线片：
- 外翻应力（20° 屈曲）。

全厚度
（忽略骨赘）

符合标准

□

如果应力不足或 X 线不平行于关节面，则重复上述步骤。

间隙变窄

不符合标准

□

图 1.3 一种用于内侧活动平台单间室膝关节置换术（UKA）的放射学评估工具显示 UKA 的敏感性为 93%，特异性为 96%

内侧牛津单髁 UKR 的放射学评估

标准	X线片示例	结论	✓

（4）
功能正常的 MCL
（内侧副韧带）
（可矫正关节内畸形）

X线片：
· 外翻应力（20°屈曲）。

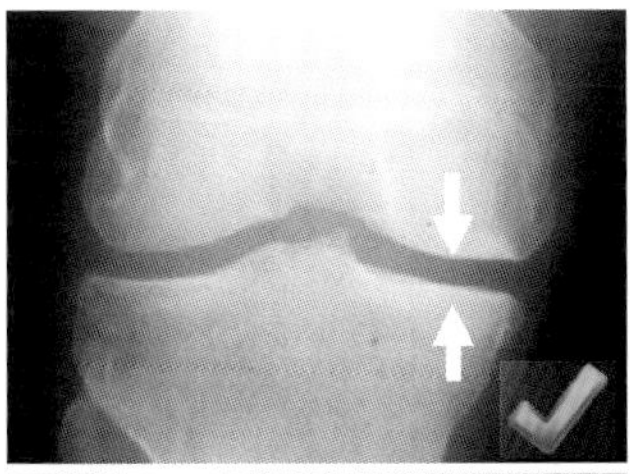

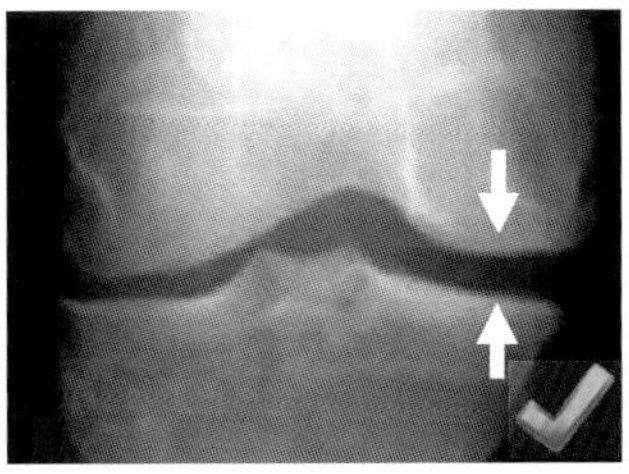

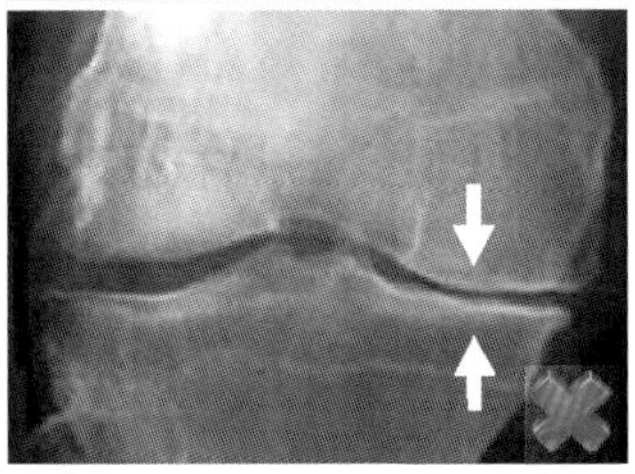

如果应力不足或X线不平行于关节面，则重复上述步骤。

可矫正的畸形
（内侧间隙增大正常）
符合标准
☐

不可纠正
（内侧间隙不完开张开）
不符合标准
☐

（5）
可接受的髌股关节

X线片：
· 髌骨轴位。

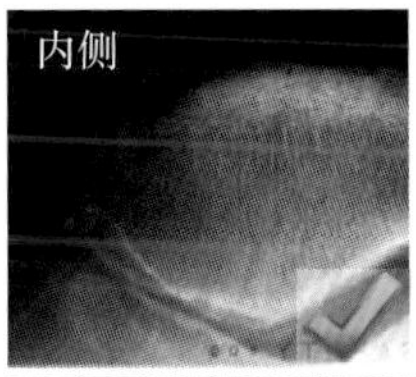

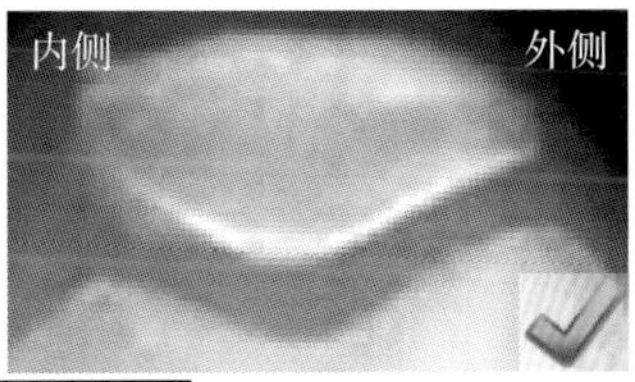

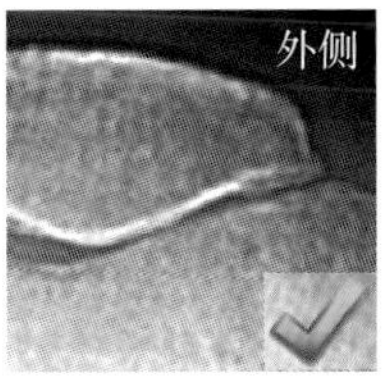

内侧　内侧　外侧　外侧
内侧　外侧

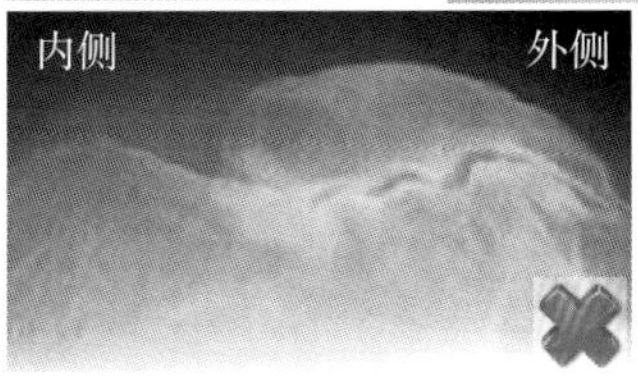

可以接受：
· 正常。
· 内侧小关节骨性关节炎，无骨质丢失。
· 外侧小关节 OA，无骨丢失。
不可以接受：
· 外侧小关节骨性关节炎，伴有骨丢失、磨损出沟槽和半脱位。

符合标准
☐

不符合标准
☐

牛津大学 UKR 的主要适应证是前内侧骨性关节炎。前内侧骨性关节炎的诊断是基于上述的放射学标准[1]。内侧缺血性坏死也是一个指征。

以下因素不排除牛津大学 UKR，如果所有其他标准都满足：
· 单独的内侧疼痛不是必需的。据报道，术前膝关节前痛并不会影响手术结果[2, 3]。
· 患者年龄、体重及活动量[4-6]。
· 软骨钙质沉着症（X线片上的软骨钙化）、外侧边缘骨赘、原发性胫骨半脱位（如果前交叉韧带完整，植入 UKR 时应予以纠正）[6-8]。

是否进行 UKR 的最终决定是在切开膝关节并直接检查后做出的。如果满足所有其他标准，以下因素不排除牛津单髁：
· 股骨外侧非负重面的全层软骨丢失[9]。
· 髌股关节全层软骨缺损。

[1] Hamilton TW et al. Validation of a Radiological Decision Aid to Determine Suitability for Medial Mobile-bearing Unicompartmental Knee Replacement. NIHR Doctoral Research Training Camp Poster. July 2015.
[2] Berend K et al. Does Preoperative Patellofemoral Joint State Affect Medial Unicompartmental Knee Arthroplasty Survival? AAOS Poster No. P204. February 2011.
[3] Liddle AD et al.Preoperative pain location is a poor predictor of outcome after Oxford unicompartmental knee arthroplasty at 1 and 5 years. KSSTA 21:2421-2426, 2013.
[4] BerendK. et al. Obesity, Young Age, Patellofemoral Disease and Anterior Knee Pain: Identifying the Unicondylar Arthroplasty Patient in the United States. Orthopedics. 30:19–23, 2007.
[5] Kang, S. et al. Pre-operative Patellofemoral Degenerative Changes Do Not Affect the Outcome After Medial Oxford Unicompartmental Knee Replacement. JBJS Br. 93-B:476–478, 2011.
[6] Pandit H. et al. Unnecessary Contraindications for Mobile-bearing Unicompartmental Knee Replacement. JBJS Br.93-B:622–628, 2011.
[7] Goodfellow JW, O'Connor J, Pandit H, Dodd C, Murray D. Unicompartmental Arthroplasty with the Oxford Knee (2nd Edition), Goodfellow Publishers, Oxford, UK, 2015.
[8] Kumar V et al.Comparison of Outcomes after UKA in Patients With and Without Chondrocalcinosis: A Matched Cohort Study. KSSTA 2015 online 19 March 2015.
[9] KendrickBJ et al. The implications of damage to the lateral femoral condyle on medial unicompartmental knee replacement. JBJS Br 92(3)374-379, 2010.

图 1.3（续）

参考文献

[1] Berend KR, Lombardi AV. Liberal indications for minimally invasive Oxford unicondylar arthroplasty provide rapid functional recovery and pain relief. Surg Technol Int. 2007;16:193–197.

[2] White SH, Ludkowski PF, Goodfellow JW. Anteromedial osteoarthritis of the knee. J Bone Joint Surg Br. 1991;73-B(4):582–586.

[3] Murray DW, Goodfellow JW, O'Connor JJ. The Oxford medial unicompartmental arthroplasty. J Bone Joint Surg Br. 1998;80-B(6):983–989.

[4] Price AJ, Svard U. A second decade lifetable survival analysis of the Oxford unicompartmental knee arthroplasty. Clin Orthop Relat Res. 2011;469:174–179.

[5] Newman JH, Ackroyd CE, Shah NA. Unicompartmental or total knee replacement? Fiveyear results of a prospective, randomised trial of 102 osteoarthritic knees with unicompartmental arthritis. J Bone Joint Surg Br. 1998;80-B(5):862–865.

[6] Reilly KA, Beard DJ, Barker KL, Dodd CA, Price AJ, Murray DW. Efficacy of an accelerated recovery protocol for Oxford unicompartmental knee arthroplasty – a randomised controlled trial. Knee. 2005;12(5):351–357.

[7] Svärd UC, Price AJ. Oxford medial unicompartmental knee arthroplasty: a survival analysis of an independent series. J Bone Joint Surg Br. 2001;83-B(2):191–194.

[8] Laurencin CT, Zelicof SB, Scott RD, Ewald FC. Unicompartmental versus total knee arthroplasty in the same patient. Clin Orthop Relat Res. 1991;273:151–156.

[9] Fisher N, Agarwal M, Reuben SF, Johnson DS, Turner PG. Sporting and physical activity following Oxford medial unicompartmental knee arthroplasty. Knee. 2006;13(4):296–300.

[10] Berend KR, Morris MJ, Lombardi AV. Unicompartmental knee arthroplasty: incidence of transfusion and symptomatic thromboembolic disease. Orthopedics. 2010;33(9 Supple):8–10.

[11] Furnes O, Espehaug B, Lie SA, Vollset SE, Engesaeter LB, Havelin LI. Failure mechanisms after unicompartmental and tricompartmental primary knee replacement with cement. J Bone Joint Surg Am. 2007;89(3):519–525.

[12] Koskinen E, Paavolainen P, Eskelinen A, Pulkkinen P, Remes V. Unicondylar knee replacement for primary osteoarthritis: a prospective follow-up study of 1,819 patients from the Finnish Arthroplasty Register. Acta Orthop. 2007;78(1):128–135.

[13] Lewold S, Goodman S, Knutson K, Robertsson O, Lidgren L. Oxford meniscal bearing knee versus the Marmor knee in unicompartmental arthroplasty for arthrosis: a Swedish multicenter survival study. J Arthroplast. 1995;10(6):722–731.

[14] Kozinn SC, Scott RD. Unicondylar knee arthroplasty. J Bone Joint Surg Am. 1989;71A(1):145–150.

[15] Berend KR, Berend ME, Dalury DF, Argenson JN, Dodd CA, Scott RD. Consensus statement on indications and contraindications for medial unicompartmental knee arthroplasty. J Surg Orthop Adv. 2015;24(4):252–256.

[16] Cartier P, Sanouiller JL, Grelsamer RP. Unicompartmental knee arthroplasty surgery. 10-year minimum follow-up period. J Arthroplast. 1996;11(7):782–788.

[17] Gibson PH, Goodfellow JW. Stress radiography in degenerative arthritis of the knee. J Bone Joint Surg Br. 1986;68(4):608–609.

[18] Radke S, Wollmerstedt N, Bischoff A, Eulert J. Knee arthroplasty for spontaneous osteonecrosis of the knee: unicompartmental vs bicompartmental knee arthroplasty. Knee Surg Sports Traumatol Arthrosc. 2005;13(3):158–162.

[19] Langdown AJ, Pandit H, Price AJ, Dodd CA, Murray DW, Svärd UC, Gibbons CL. Oxford medial unicompartmental arthroplasty for focal spontaneous osteonecrosis of the knee. Acta Orthop. 2005;76(5):688–692.

[20] Pandit H, Jenkins C, Gill HS, Smith G, Price AJ, Dodd CA, Murray DW. Unnecessary contraindications for mobile-bearing unicompartmental replacement. J Bone Joint Surg Br. 2011;93(5):622–628.

[21] Murray DW, Pandit H, Weston-Simons JS, Jenkins C, Gill HS, Lombardi AV, Dodd CA, Berend KR. Does body mass index affect the outcome of unicompartmental knee replacement? Knee. 2013;20(6):461–465.

[22] Palumbo BT, Scott RD. Diagnosis and indications for treatment of unicompartmental arthritis. Clin Sports Med. 2014;33(1):11–21.

[23] Cavaignac E, Lafontan V, Reina N, Pailhé R, Wargny M, Laffosse JM, Chiron P. Obesity has no adverse effect on the outcomes of unicompartmental knee replacement at a minimum follow-up of seven years. Bone Joint J. 2013;95-B(8):1064–1068.

[24] Lum ZC, Crawford DA, Lombardi AV Jr, Hurst JM, Morris MJ, Adams JB, Berend KR. Early comparative outcomes of unicompartmental and total knee arthroplasty in severely obese patients. Knee. 2018;25(1):161–166.

[25] Price AJ, Dodd CA, Svard UG, Murray DW. Oxford medial unicompartmental knee arthroplasty in patients younger and older than 60 years of age. J Bone Joint Surg Br. 2005;87(11):1488–1492.

[26] Parratte S, Argenson JN, Pearce O, Pauly V, Auquier P, Aubaniac JM. Medial unicompartmental knee replacement in the under-50s. J Bone Joint Surg Br. 2009;91(3):351–356.

[27] Berend KR, Lombardi AV Jr, Morris MJ, Hurst JM, Kavolus JJ. Does preoperative patellofemoral joint state affect medial unicompartmental arthroplasty survival? Orthopedics. 2001;34(9):e494–e496.

[28] Munk S, Odgaard A, Madsen F, Dalsgaard J, Jorn LP, Langhoff O, Jepsen CF, Hansen TB. Preoperative lateral subluxation of the patella is a predictor of poor early outcome of Oxford phase-III medial unicompartmental knee arthroplasty. Acta Orthop. 2001;82(5):582–588.

[29] Liddle AD, Pandit H, Jenkins C, Price AJ, Dodd CA, Gill HS, Murray DW. Preoperative pain location is a poor predictor of outcome after Oxford unicompartmental knee arthroplasty at 1 and 5 years. Knee Surg Sports Traumatol Arthosc. 2013;21(11):2421–2426.

[30] Konan S, Haddad FS. Does location of patellofemoral chondral lesion influence outcome after Oxford medial compartmental knee arthroplasty? Bone Joint J. 2016;98-B(10 sup B):11–15.

[31] Berger RA, Della Valle CJ. Unicompartmental knee arthroplasty: indications, techniques, and results. Instr Course Lect. 2010;59:47–56.

[32] Hernigou P, Pascale W, Pascale V, Homma Y, Poignard A. Does primary or secondary chondrocalcinosis influence long-term survivorship of unicompartmental arthroplasty? Clin Orthop Relat Res. 2012;470(7):1973–1979.

[33] Schindler OS, Scott WN, Scuderi GR. The practice of unicompartmental knee arthroplasty in the United Kingdom. J Orthop Surg (Hong Kong). 2010;18(3):312–319.

[34] Rees JL, Price AJ, Lynskey TG, Svard UC, Dodd CA, Murray DW. Medial unicompartmental arthroplasty after failed high tibial osteotomy. J Bone Joint Surg Br. 2001;83(7):1034–1036.

[35] Valenzuela GA, Jacobson NA, Buzas D, Koreckij TD, Valenzuela RG, Teitge RA. Unicompartmental knee replacement after high tibial osteotomy: Invalidating a contraindication. Bone Joint J. 2013;95-B(10):1348–1353.

[36] Boissonneault A, Pandit H, Pegg E, Jenkins C, Gill HS, Dodd CA, Gibbons CL, Murray DW. No difference in survivorship after unicompartmental knee arthroplasty with or without an intact anterior cruciate ligament. Knee Surg Sports Traumatol Arthrosc. 2013;21(11):2480–2486.

[37] Mancuso F, Hamilton TW, Kumar V, Murray DW, Pandit H. Clinical outcome after UKA and HTO in ACL deficiency: a systematic review. Knee Surg Sports Traumatol Arthrosc. 2016;24(1):112–122.

[38] Weston-Simons JS, Pandit H, Jenkins C, Jackson WF, Price AJ, Gill HS, Dodd CA, Murray DW. Outcome of combined unicompartmental knee replacement and combined or sequential anterior cruciate ligament reconstruction: a study of 52 cases with mean follow-up of five years. J Bone Joint Surg Br. 2012;94(9):1216–1220.

[39] Dervin GF, Conway AF, Thurston P. Combined anterior cruciate ligament reconstruction and unicompartmental knee arthroplasty: surgical technique. Orthopedics. 2007;30(5 suppl):39–41.

[40] Engh GA, Ammeen DJ. Unicondylar arthroplasty in knees with deficient anterior cruciate ligaments. Clin Orthop Relat Res. 2014;472(1):73–77.

[41] Suero EM, Citak M, Cross MB, Bosscher MR, Ranawat AS, Pearle AD. Effects of tibial slope changes in the stability of fixed bearing medial unicompartmental arthroplasty in anterior cruciate ligament deficient knees. Knee. 2012;19(4):365–369.

[42] Hamilton TW, Pandit HG, Inabathula A, Ostlere SJ, Jenkins C, Mellon SJ, Dodd CA, Murray DW. Unsatisfactory outcomes following unicompartmental knee arthroplasty in patients with partial thickness cartilage loss: a medium-term follow-up. Bone Joint J. 2017;99-B(4):475–482.

[43] Niinimaki TT, Murray DW, Partanen J, Pajala A, Leppilahti JI. Unicompartmental knee arthroplasties implanted for osteoarthritis with partial loss of joint space have high re-operation rates. Knee. 2011;18(6):432–435.

[44] Pandit H, Gulati A, Jenkins C, Barker K, Price AJ, Dodd CA, Murray DW. Unicompartmental knee replacement for patients with partial thickness cartilage loss in the affected compartment. Knee. 2011;18(3):168–171.

[45] Hamilton TW, Pandit HG, Lombardi AV, Adams JB, Oosthuizen CR, Clavé A, Dodd CA, Berend KR, Murray DW. Radiological decision aid to determine suitability for medial unicompartmental knee arthroplasty: development and preliminary validation. Bone Joint J. 2016;98-B(10 Suppl B):3–10.

第二章　部分膝关节置换术的围手术期处理：麻醉、疼痛管理和失血

Samy Ftaita, Mark Pagnano, Emmanuel Thienpont

介绍

疼痛是机体对组织损伤的生理反应，涉及伤害性、炎症和缺血现象[1]。手术损伤引起的炎症导致炎症介质（如 5- 羟色胺、组胺、乳酸、缓激肽、前列腺素等）的释放，这些炎症介质能够引起外周软组织疼痛敏感[2]。由炎性介质引起的这种炎性反应根据手术创伤的程度而变化，因此，提倡像单室膝关节置换术一样的创伤较小的手术[3, 4]。

外周的痛觉敏感可发展为中枢性的痛觉敏感现象。一方面，它是由前列腺素的释放引起的；另一方面，通过刺激脊髓中兴奋性神经递质的产生[5, 6]，从而降低了脊髓背角中抑制性神经递质的活性。这种现象是由中枢炎症反应引起的，由炎性细胞因子平行释放引起的[1, 7]。

外周和中枢敏化均可导致术后疼痛。这种疼痛的程度取决于许多变量，并受个体患者的生物特征和基因型的影响。疼痛可以在不同程度上被调节。在本章中，我们将解释如何优化单关节置换术患者的疼痛管理和血液管理方案。

疼痛管理

预防性疼痛管理

大量未缓解的术后疼痛会引起住院时间延长、恢复延迟和持续性术后疼痛（PPSP）[8]。为了解决术后疼痛，如果在术前而不是术后开始抗伤害干预可能更有效。这就是超前镇痛的概念[9]。然而，根据文献中不同的结果，其他人认为在治疗疼痛时，最重要的不是预防疼痛的时机，而是止痛的持续时间和有效性。超前镇痛的概念已经演变为预防性镇痛的概念[10]。

通过围术期镇痛干预，预防性镇痛旨在降低中枢和外周的疼痛敏感性[11]。当在手术前开始治疗时，这种疗法似乎可以阻断一些手术应激的神经内分泌反应，并且是有益的[1]。

致敏现象是导致痛觉过敏、痛觉超敏和术后持续疼痛的原因[12, 13]。痛觉过敏是指在手术区或远处对疼痛刺激的过度感知[2]。痛觉超敏症是对正常感觉的疼痛感知。PPSP 定义为术后 3 个月以上的持续性膝关节疼痛[1]。

预防性镇痛结合了镇痛和抗痛觉过敏治疗。非甾体抗炎药、普瑞巴林、加巴喷丁和对乙酰氨基酚通常用于这方面。这就引出了多模式疼痛管理的概念。

多模式疼痛管理

多模式镇痛（MA）旨在通过药物和麻醉技术（如神经阻滞或局部浸润镇痛）结合不同的作用机制同时地或有序地解决术后疼痛[11]。其原理是获得协同和互补，以尽可能低的剂量产生尽可能好

的镇痛作用[14]。主要目的是减少阿片类药物的使用，因为阿片类药物限制了患者的快速活动，并有多种副作用（如嗜睡、恶心、呕吐、肠梗阻、呼吸抑制等）[15]。此外，阿片类药物本身就会诱发痛觉过敏[1]。

多模式疼痛管理是全球患者护理这一更广泛任务的一部分，它可以使患者尽快康复。这就是快速康复手术的概念[16]。大多数多模式治疗方案依赖于口服镇痛药（对乙酰氨基酚、非甾体抗炎药）和低剂量阿片类药物的使用[1, 11]。如今，其他方法，如加巴喷丁、氯胺酮或糖皮质激素的使用正在研究中，有些方法似乎有望预防术后持续疼痛[17-19]。

长期以来，局部区域阻滞麻醉一直被认为是多模式疼痛治疗的重要支柱。最初，股神经阻滞在疼痛控制方面取得了巨大成功，但后来由于其阻碍了快速康复并导致一些患者术后跌倒而受到了批评[16]。这导致了其他更为特殊的技术，如收肌管神经阻滞或单独或结合关节周围浸润技术，如局部浸润镇痛（LIA）[20]。收肌管（Adductor Canal）又称 Hunter 管，位于股中 1/3 段前内侧，缝匠肌深面，大收肌和股内侧肌之间。由股内侧肌、缝匠肌、长收肌和大收肌围成。

因此，一个好的多模式疼痛管理方案必须允许早期运动，促进快速康复，并防止 PPSP 的发生。

局部浸润镇痛

在局部浸润镇痛或 LIA 到来之前，膝关节手术中最常用的两种镇痛技术是硬膜外镇痛和连续外周神经阻滞[14]。LIA 的优点是可以避免与硬膜外麻醉或长时间卧床有关的并发症，不需要任何特殊的技能。LIA 的原理是将罗哌卡因（通常与酮咯酸、肾上腺素、糖皮质激素和抗生素等多种药物混合使用）注射到患者的手术部位[14, 15]。最常见的是一次注射，但可以通过导管持续输送到关节。在单次注射的情况下，镇痛效果在持续时间上是有限的（尽管可能通过与酮咯酸或糖皮

质激素联合使用而延长时间），因此多模式镇痛的方法是非常重要的。在一项双盲研究中，与对照组相比，单间室膝关节置换术后关节周围注射镇痛剂可显著减少术后的静息和运动疼痛[16]。这使平均住院时间缩短了两天。这种差异可以通过有效的镇痛来解释，有效的镇痛可以使吗啡更快地起效，减少吗啡的使用，并减少它的副作用。一些研究集中在如何通过靶向神经结构而不是在手术区随机进行局部麻醉来提高局部注射的镇痛能力[20]。通常 LIA 是在手术结束前应用的，但是我们认为 LIA 应该是预防性疼痛控制的一部分。如果执行良好，并在手术开始时进行第一次注射，可能会降低外周的疼痛敏感性。一般来说，手术开始时外科医生会封闭收肌管。根管阻滞后，沿股骨和胫骨的不同解剖区域的骨标志物由前向后有系统地浸润。尽管 LIA 在膝关节置换术后是有效的，但仍有许多问题存在：什么是最佳的配方？我们是否需要增加肾上腺素来延长作用时间或减少吸收？我们应该加一种消炎止痛药如酮咯酸或类固醇吗？可以添加抗生素或氨甲环酸吗？膝关节各部位的剂量该怎样区分？手术中注射的最佳时机是什么时候？结合神经阻滞，LIA 可能对中枢和外周疼痛敏感的发生和 PPSP 的发展起保护作用[17, 18]。

局部区域麻醉

膝关节的神经支配是复杂的，因为它有几个神经来源。隐神经，股外侧肌、股内侧肌和股中间肌的神经，以及起源于腰丛的闭孔后神经。坐骨神经丛与胫神经和腓总神经的分支相连[21]。

股神经阻滞（FNB）和收肌管阻滞（ACB）是膝关节术后镇痛常用的两种方法。它们被纳入了一个多模式管理中，并且在 TKA 术后都被证明是有效的疼痛管理方法[11, 22]。文献中有许多研究比较了一种方法和另一种方法的有效性。然而，根据最近发表的 TKA Meta 分析，术后 8h、24h 和 48h 疼痛没有显著差异[23]。作者的第二个结论是，

这些技术都不能在术后48h内减少阿片类药物的消耗。然而，ACB可以使患者更早活动。

股神经阻滞是在大腿上部，腹股沟韧带、缝匠肌和长内收肌限制的区域进行的。这是膝关节手术的成熟技术[24, 25]。然而，它的缺点是产生了运动阻滞。由此造成的股四头肌力量丧失是导致快速康复的延迟和增加跌倒风险的原因[26]。关于使用单次阻滞还是连续阻滞，以及是否需要联合坐骨神经阻滞的争论仍在进行中[27]。

收肌管阻滞是在位于股骨中内侧的亨特管水平进行的。这个区域包含几个支配膝关节的神经，它们的位置与股四头肌的运动分支的距离不同[21, 28, 29]。这里有股内侧神经和隐神经。

这种方法保留了股四头肌的大部分功能，但对麻醉师的技术要求比较高[25]。实验研究结果表明，在收肌管阻滞和股神经阻滞后，股四头肌的肌力分别下降了8%和49%[30]。

一些研究人员研究了外科医生在膝关节手术中直接浸润远端隐神经的可行性[20]。所有这些技术的问题是缺乏膝关节后方的神经阻滞，因此可能仍然存在较重的膝关节后方疼痛[31]。因此，补充LIA可能有助于减轻膝关节后方的疼痛[1]。

全麻与脊髓麻醉

下肢手术可以给患者选择全身麻醉（GA）或脊髓麻醉（SA）。因此，麻醉师有责任向患者解释每种特定技术的利弊，同时考虑到患者的意愿。

全麻是历史上最常用的技术。它具有与恶心、呕吐和谵妄相关的缺点。当脊髓麻醉被引入时，它被认为有比GA更少的合并症和死亡率，这增加了它的受欢迎程度[32-36]。一些专家认为，脊髓麻醉可以更好地控制疼痛，减少阿片类药物的使用，缩短住院时间[34, 37, 38]。但是根据不同的Meta分析和不同结论的系统综述，似乎并没有真正形成共识[37, 39-41]。此外，脊髓麻醉的费用似乎更低，这可以用患者可以提早回家来解释[42]。然而，脊髓麻醉也有并发症。神经损伤、感染、尿潴留和血肿只是其中的一部分[43]。需要提高技术技能来减少并发症的风险[11]。

在不能提供高质量局部区域麻醉的医院中，通过靶控输注麻醉（TCIA）或全静脉麻醉（TIVA）实施良好的全身麻醉似乎是脊柱麻醉的一个很好的替代方法。这一点在Harsten等的一项比较研究中得到了强调，该研究显示，与简单的脊髓麻醉相比，执行良好的全麻有更好的恢复和疼痛管理[35, 44]。

出血管理

失血对任何类型手术都是重要的挑战，特别是在关节置换手术中。一些失血在手术后积聚在关节囊中，引起血肿、肿胀和僵硬，从而延缓康复。此外，血红蛋白水平显著下降的失血可能会增加发病率和死亡率，以及输血的风险[45]。然而，UKA的失血量低于TKA[46]。Schwab等对210例患者进行了回顾性研究。相对于全膝关节置换术，膝关节部分置换术的血红蛋白损失有明显的降低。在第2天（12.9g/dL比12.1g/dL，$P < 0.05$）、第4天（12.7g/dL比11.5g/dL，$P < 0.05$）和术后第21天（13.2g/dL比12.7g/dL，$P < 0.05$），UKA和TKA之间均有差异[4]。UKA组无须输血，TKA组输血率为2%。作者的结论是，与TKA相比，UKA的隐性失血量更少，这可能是因为手术的创伤更小[46]。2003年Yang等对50例微创手术UKA与50例TKA进行前瞻性比较，证明了血红蛋白损失的减少[47]。他们发现，UKA和TKA组分别下降了14%和20%（1.8g/dL和2.6g/dL，$P < 0.05$）。TKA组有6%的患者需要输血，而UKA组则为0。在另一项研究中，Lombardi等比较了115个活动平台的UKA和115个保留交叉TKA，发现UKA组术后血红蛋白高于TKA组（12.1比11.3，$P < 0.05$）。TKA组有2例（1.7%）需要输血，而UKA组为0例。

术前血红蛋白优化

这种观察到的失血量差异可以用两种策略来

解释，即使用多模式方法减少失血量，以及在可能进行部分膝关节置换时采用这种微创的手术方式来解释[4]。手术入路不那么重要，因为只需要暴露膝关节的一个间室。大部分 UKA 技术不过多暴露髓腔，关节面的截骨也较小[46]。

术前、术中和术后均应考虑出血和输血的风险。术前血红蛋白（Hb）剂量是预防出血相关手术风险的方法之一[48]。贫血是指男性血红蛋白水平低于 130g/L，女性血红蛋白水平低于 120g/L[49]。根据世界卫生组织的数据，男性的发病率是 11%，女性的发病率是 10.2%[50]。术前贫血是同种异体输血、感染、住院时间延长 5 天、90 天内返回医院和术后发病率 / 死亡率的危险因素[48, 51, 52]。手术前可以发现不同的原因并纠正一些以改善情况。铁、维生素 B_{12} 和叶酸缺乏是主要的病因。慢性炎症性疾病、慢性肾脏疾病和不明原因引起的贫血不太常见[53]。关于纠正贫血的国际指南中，铁和促红细胞生成素是一个关键的治疗元素[53-55]。手术前 28 天足以纠正大多数贫血[53]。但理想的术前 Hb 临界水平尚未确定。对于术前 Hb 的最低水平应达成共识。与全膝关节置换术相比，部分膝关节置换术的血量更少，需要进行研究以确定每种类型膝关节置换术的术前 Hb 限度。

预防失血的另一个方面是抗血小板药物的管理，如阿司匹林或 ADP 受体拮抗剂（氯吡格雷、普拉苏格雷等）[56]。阿司匹林既可用于预防动脉粥样硬化，也可用于预防动脉粥样硬化血栓形成。手术前停用阿司匹林降低了出血的风险，但会使患者面临血管阻塞和炎症相关的血栓栓塞事件。通过多种学科的方法，健康护理团队应权衡利弊，并确定每位患者的出血风险[56]。这其中包括有不明原因的手术出血史、出血性疾病（如血管性血友病、莱顿因子缺乏症）或使用（抗维生素 K 桥接）、抗血小板药物、NOAC 和非甾体抗炎药等影响凝血功能的药物的治疗[57]。患者的分组管理是至关重要的。幸运的是，根据定义，膝关节置换是一种选择性手术，因此可以提前做好术前准备。如果出血过多，则需要输注血小板或血浆等溶液。目前抗凝药的半衰期很长，但新分子（糖蛋白 IIb/ IIIa 抑制剂）提供更短的半衰期，并能够做到有效的衔接[56]。在一级预防中，如果手术团队认为这是最好的选择，阿司匹林当然可以在手术前 7~10 天停止使用。如果用于二级预防，其停止会增加心血管并发症的风险[56]。Schwab 等在最近的一项研究中表明，由于目前多模式失血管理的有效性，阿司匹林可以继续用于一级和二级预防，而不会增加出血的风险[58]。

多模式的失血管理方案

氨甲环酸（TXA）用于外科手术以减少出血。当组织损伤发生时，组织因子，尤其是内皮细胞中的组织因子就会暴露。这导致了凝血反应的激活，从而导致血栓的形成。同时，另一个途径被激活并导致纤溶的激活。它的作用是限制血栓的扩散并使其降解。该途径受一种叫作纤溶酶的蛋白水解酶的控制[59]。通过与纤溶酶原结合，氨甲环酸可防止纤溶酶与纤维蛋白原结合，并延迟天然纤维蛋白溶解，从而延缓出血[60]。

氨甲环酸起效快，半衰期是 2h。它仅经历低水平的肝代谢，并且主要通过肾脏消除，如果肾脏功能不全，则需要调整剂量。它是一种有效的产品，能够减少 TKA 34% 的失血和 30% 的出血手术死亡率，更普遍的是，它可以显著降低所有死因的死亡率[61, 62]。对 TKA 的几项 Meta 分析显示，它可以减少输血量，但不会增加并发症的风险[63-65]。迄今为止，据我们所知，只有一项研究分析了 TXA 在单间室膝关节置换术中的作用[66]。它前瞻性地比较了一组 UKA 的患者和一组 TKA 的患者。作者没有观察到与对照组在控制失血方面有任何显著差异。然而，本研究采用的微创手术已经减少了手术失血量，使出血并发症更加罕见[67, 68]。

尽管尚未证明氨甲环酸有增加血栓的风险，但必须记住，理论上血栓栓塞事件的风险还是可能的[64, 69]。另一种抗纤溶药物抑肽酶因其并发症退出市场[70]。抑肽酶（一种竞争性丝氨酸蛋白酶或胰蛋白酶抑制剂）和氨甲环酸（一种赖氨酸类似物）的作用机制存在重要差异。

本文还讨论了氨甲环酸的最佳给药方法。也可以这样说是对最佳剂量和使用时间、使用频次的研究。根据克尔（Ker）的研究，成人服用超过1g的剂量是无用的[61]。关于TXA在局部应用或静脉应用时是否同样有效的争论仍然存在。根据克尔（Ker）的研究，成人的TXA剂量大于1g是无用的[61]。此外，在UKA中，应研究任何局部用药对剩余天然软骨的影响。

另一种减少UKA术后出血的方法是使用LIA。罗哌卡因本身具有肾上腺素能作用，但通常"鸡尾酒"疗法中仍加入了稀释的肾上腺素。安德森在一项TKA研究中表明，术中注射肾上腺素可使术后引流量减少32%（195mL）[71]。在另一项比较患者自控镇痛（PCA）组和LIA组的研究中，观察到372mL（28%）的失血量的减少[72]。此外，作者强调，LIA组输血的必要性降低了77%。在手术开始时预防性使用LIA也有助于避免麻醉诱导后出现的切口相关的高血压，从而减少出血。对于已经有伤口愈合风险的糖尿病或周围血管疾病患者，应注意避免皮下注射含有肾上腺素的"鸡尾酒"药物[73-78]。减少出血，减少可见和隐性失血可减少血红蛋白的降低[46]。然而，输血量的减少只是与此间接相关。关于Hb处于何种水平需要输血的共识很重要。今天的文献表明8g/dL是一个重要的水平；然而，对于有心脏合并症的老年人，这可能太低了。

结论

多模式疼痛管理方案以及多模式血液管理方案在TKA后已经被证明是有价值的。从逻辑上讲，可以将相同的共识应用于接受UKA的患者。当采用先进的疼痛和血液管理方案时，今天接受UKA治疗的患者可以获得更快的恢复、更少的并发症和更轻的疼痛感受。

参考文献

[1] Grosu I, Lavand'homme P, Thienpont E. Pain after knee arthroplasty: an unresolved issue. Knee Surg Sports Traumatol Arthrosc. 2014;22(8):1744–1758.

[2] Xu J, Brennan TJ. The pathophysiology of acute pain: animal models. Curr Opin Anaesthesiol. 2011;24(5):508.

[3] Nicholson G, Hall GM. Effects of anaesthesia on the inflammatory response to injury. Curr Opin Anaesthesiol. 2011;24(4):370–374.

[4] Schwab PE, et al. Lower blood loss after unicompartmental than total knee arthroplasty. Knee Surg Sports Traumatol Arthrosc. 2015;23(12):3494–3500.

[5] Khan AA, et al. Expression of COX-1 and COX-2 in a clinical model of acute inflammation. J Pain. 2007;8(4):349–354.

[6] Buvanendran A, et al. Cerebrospinal fluid neurotransmitter changes during the perioperative period in patients undergoing total knee replacement: a randomized trial. Anesth Analg. 2012;114(2):434–441.

[7] Kawasaki Y, et al. Cytokine mechanisms of central sensitization: distinct and overlapping role of interleukin-1β, interleukin-6, and tumor necrosis factor-α in regulating synaptic and neuronal activity in the superficial spinal cord. J Neurosci. 2008;28(20):5189–5194.

[8] Puolakka PA, et al. Persistent pain following knee arthroplasty. Eur J Anaesthesiol (EJA). 2010;27(5):455–460.

[9] Kissin I. Preemptive analgesia: terminology and clinical relevance. Anesth Analg. 1994;79(4):809–810.

[10] Pogatzki-Zahn EM, Zahn PK. From preemptive to preventive analgesia. Curr Opin Anaesthesiol. 2006;19(5):551–555.

[11] Moucha CS, Weiser MC, Levin EJ. Current strategies in anesthesia and analgesia for total knee arthroplasty. J Am Acad Orthop Surg. 2016;24(2):60–73.

[12] Woolf CJ. Central sensitization: implications for the diagnosis and treatment of pain. Pain. 2011;152(3):S2–S15.

[13] Treede R, et al. Hyperalgesia and allodynia: taxonomy, assessment, and mechanisms. Hyperalgesia. 2004;30:1–15.

[14] Kehlet H. Synergism between Analgesics. Ann Med. 1995;27(2):259–262.

[15] McDonald D, et al. An enhanced recovery programme for primary total knee arthroplasty in the United Kingdom—follow up at one year. Knee.

2012;19(5):525–529.

[16] Kehlet H, Thienpont E. Fast-track knee arthroplasty–status and future challenges. Knee. 2013;20(Suppl 1):S29–S33.

[17] Zhang J, Ho K-Y, Wang Y. Efficacy of pregabalin in acute postoperative pain: a meta-analysis. Br J Anaesth. 2011;106(4):454–462.

[18] Lunn T, Kehlet H. Perioperative glucocorticoids in hip and knee surgery–benefit vs. harm? A review of randomized clinical trials. Acta Anaesthesiol Scand. 2013;57(7):823–834.

[19] Wu CL, Raja SN. Treatment of acute postoperative pain. Lancet. 2011;377(9784):2215–2225.

[20] Kavolus JJ, et al. Saphenous nerve block from within the knee is feasible for TKA: MRI and cadaveric study. Clin Orthop Relat Res. 2018;476(1):30–36.

[21] Horner G, Dellon AL. Innervation of the human knee joint and implications for surgery. Clin Orthop Relat Res. 1994;301:221–226.

[22] Lund J, et al. Continuous adductor-canal-blockade for adjuvant post-operative analgesia after major knee surgery: preliminary results. Acta Anaesthesiol Scand. 2011;55(1):14–19.

[23] Kuang M-J, et al. Is adductor canal block better than femoral nerve block in primary total knee arthroplasty? A GRADE analysis of the evidence through a systematic review and meta-analysis. J Arthroplast. 2017;32(10):3238–3248. e3.

[24] Chan E-Y, et al. Femoral nerve blocks for acute postoperative pain after knee replacement surgery. Cochrane Database Syst. Rev. 2014;(5):1–198.

[25] Hadzic A, et al. Femoral nerve block for analgesia in patients having knee arthroplasty. Anesthesiology. 2010;113(5):1014–1015.

[26] Ilfeld BM, Duke KB, Donohue MC. The association between lower extremity continuous peripheral nerve blocks and patient falls after knee and hip arthroplasty. Anesth Analg. 2010;111(6):1552.

[27] Paul JE, et al. Femoral nerve block improves analgesia outcomes after total knee Arthroplasty: a meta-analysis of randomized controlled trials. Anesthesiology. 2010;113(5):1144–1162.

[28] Romanoff ME, et al. Saphenous nerve entrapment at the adductor canal. Am J Sports Med. 1989;17(4):478–481.

[29] Laurant DB-S, et al. The nerves of the adductor canal and the innervation of the knee: an anatomic study. Reg Anesth Pain Med. 2016;41(3):321–327.

[30] Jæger P, et al. Adductor canal block versus femoral nerve block and quadriceps strength: a randomized, double-blind, placebo-controlled, crossover study in healthy volunteers. Anesthesiology. 2013;118(2):409–415.

[31] Thienpont E. CORR insights®: saphenous nerve block from within the knee is feasible for TKA MRI and cadaveric study. Clin Orthop Relat Res. 2018;476(1):37–39.

[32] Rodgers A, et al. Reduction of postoperative mortality and morbidity with epidural or spinal anaesthesia: results from overview of randomised trials. BMJ. 2000;321(7275):1493.

[33] Zywiel MG, et al. The influence of anesthesia and pain management on cognitive dysfunction after joint arthroplasty: a systematic review. Clin Orthop Relat Res. 2014;472(5):1453–1466.

[34] Johnson R, et al. Neuraxial vs general anaesthesia for total hip and total knee arthroplasty: a systematic review of comparative-effectiveness research. Br J Anaesth. 2016;116(2):163–176.

[35] McCartney C, Choi S IV. Does anaesthetic technique really matter for total knee arthroplasty? Br J Anaesth. 2013;111(3):331–333.

[36] Pugely AJ, et al. Differences in short-term complications between spinal and general anesthesia for primary total knee arthroplasty. JBJS. 2013;95(3):193–199.

[37] Macfarlane AJ, et al. Does regional anesthesia improve outcome after total knee arthroplasty? Clin Orthop Relat Res. 2009;467(9):2379.

[38] Williams-Russo P, et al. Randomized trial of epidural versus general anesthesia: outcomes after primary total knee replacement. Clin Orthop Relat Res. 1996;331:199–208.

[39] Hu S, et al. A comparison of regional and general anaesthesia for total replacement of the hip or knee: a meta-analysis. Bone & Joint Journal. 2009;91(7):935–942.

[40] Kehlet H, Aasvang EK. Regional or general anesthesia for fast-track hip and knee replacement-what is the evidence? F1000Research. 2015;4:1449.

[41] Fowler S, et al. Epidural analgesia compared with peripheral nerve blockade after major knee surgery: a systematic review and meta-analysis of randomized trials. Br J Anaesth. 2008;100(2):154–164.

[42] Gonano C, et al. Spinal versus general anesthesia for orthopedic surgery: anesthesia drug and supply costs. Anesth Analg. 2006;102(2):524–529.

[43] Horlocker TT. Complications of regional anesthesia and acute pain management. Anesthesiol Clin. 2011;29(2):257–278.

[44] Harsten A, Kehlet H, Toksvig-Larsen S. Recovery after total intravenous general anaesthesia or spinal

anaesthesia for total knee arthroplasty: a randomized trial. Br J Anaesth. 2013;111(3):391–399.

[45] Banerjee S, et al. Intraoperative pharmacotherapeutic blood management strategies in total knee arthroplasty. J Knee Surg. 2013;26(06):379–386.

[46] Schwab P-E, et al. Lower blood loss after unicompartmental than total knee arthroplasty. Knee Surg Sports Traumatol Arthrosc. 2015;23(12):3494–3500.

[47] Yang KY, et al. Minimally invasive unicondylar versus total condylar knee arthroplasty – early results of a matched-pair comparison. Singap Med J. 2003;44(11):559–562.

[48] Jans Ø, et al. Role of preoperative anemia for risk of transfusion and postoperative morbidity in fast-track hip and knee arthroplasty. Transfusion. 2014;54(3):717–726.

[49] Janz TG, Johnson RL, Rubenstein SD. Anemia in the emergency department: evaluation and treatment. Emerg Med Pract. 2013;15(11):1–15. quiz 15-16

[50] Anemia WN. World Health Organization Technical Report Series No. 405. Geneva: World Health Organization; 1968.

[51] Spahn DR. Anemia and patient blood management in hip and knee surgery: a systematic review of the literature. Anesthesiology. 2010;113(2):482–495.

[52] Bozic KJ, et al. Patient-related risk factors for periprosthetic joint infection and postoperative mortality following total hip arthroplasty in Medicare patients. JBJS. 2012;94(9):794–800.

[53] Goodnough LT, et al. Detection, evaluation, and management of preoperative anaemia in the elective orthopaedic surgical patient: NATA guidelines. Br J Anaesth. 2011;106(1):13–22.

[54] Petis SM, et al. Is there a role for preoperative iron supplementation in patients preparing for a total hip or total knee arthroplasty? J Arthroplast. 2017;32(9):2688–2693.

[55] Bedair H, et al. Preoperative erythropoietin alpha reduces postoperative transfusions in THA and TKA but may not be cost-effective. Clin Orthop Relat Res. 2015;473(2):590–596.

[56] Oprea A, Popescu W. Perioperative management of antiplatelet therapy. Br J Anaesth. 2013;111:i3–i17.

[57] Slappendel R, et al. Does ibuprofen increase perioperative blood loss during hip arthroplasty? Eur J Anaesthesiol. 2002;19(11):829–831.

[58] Schwab P-E, et al. Aspirin mono-therapy continuation does not result in more bleeding after knee arthroplasty. Knee Surg Sports Traumatol Arthrosc. 2017;25(8):2586–2593.

[59] Davie EW, Fujikawa K, Kisiel W. The coagulation cascade: initiation, maintenance, and regulation. Biochemistry. 1991;30(43):10363–10370.

[60] Mannucci PM. Hemostatic drugs. N Engl J Med. 1998;339(4):245–253.

[61] Ker K, Prieto-Merino D, Roberts I. Systematic review, meta-analysis and meta-regression of the effect of tranexamic acid on surgical blood loss. Br J Surg. 2013;100(10):1271–1279.

[62] Williams-Johnson J, et al. Effects of tranexamic acid on death, vascular occlusive events, and blood transfusion in trauma patients with significant haemorrhage (CRASH-2): a randomised, placebo-controlled trial. West Indian Med J. 2010;59(6):612–624.

[63] Cid J, Lozano M. Tranexamic acid reduces allogeneic red cell transfusions in patients undergoing total knee arthroplasty: results of a meta-analysis of randomized controlled trials. Transfusion. 2005;45(8):1302–1307.

[64] Zufferey P, et al. Do antifibrinolytics reduce allogeneic blood transfusion in orthopedic surgery? Anesthesiology. 2006;105(5):1034–1046.

[65] Poeran J, et al. Tranexamic acid use and postoperative outcomes in patients undergoing total hip or knee arthroplasty in the United States: retrospective analysis of effectiveness and safety. BMJ. 2014;349:g4829.

[66] Pongcharoen B, Ruetiwarangkoon C. Does tranexamic acid reduce blood loss and transfusion rates in unicompartmental knee arthroplasty? J Orthop Sci. 2016;21(2):211–215.

[67] Jeer PJ, Cossey AJ, Keene GC. Haemoglobin levels following unicompartmental knee arthroplasty: influence of transfusion practice and surgical approach. Knee. 2005;12(5):358–361.

[68] Khanna A, et al. Minimally invasive total knee arthroplasty: a systematic review. Orthop Clin. 2009;40(4):479–489.

[69] Henry DA, et al. Anti-fibrinolytic use for minimising perioperative allogeneic blood transfusion. The Cochrane Library. 2011;1–208.

[70] Fergusson DA, et al. A comparison of aprotinin and lysine analogues in high-risk cardiac surgery. N Engl J Med. 2008;358(22):2319–2331.

[71] Anderson LA, et al. Reduced blood loss after total knee arthroplasty with local injection of bupivacaine and epinephrine. J Knee Surg. 2009;22(2):130–136.

[72] Bhutta MA, et al. Reduced blood loss and transfusion rates: additional benefits of local infiltration anaesthesia in knee arthroplasty patients. J Arthroplast. 2015;30(11):2034–2037.

[73] Röstlund T, Kehlet H. High-dose local infiltration

analgesia after hip and knee replacement—what is it, why does it work, and what are the future challenges? Acta Orthop. 2007;78(2):159–161.

[74] Kerr DR, Kohan L. Local infiltration analgesia: a technique for the control of acute postoperative pain following knee and hip surgery: a case study of 325 patients. Acta Orthop. 2008;79(2):174–183.

[75] Essving P, et al. Reduced hospital stay, morphine consumption, and pain intensity with local infiltration analgesia after unicompartmental knee arthroplasty. Acta Orthop. 2009;80(2):213–219.

[76] Nader A, et al. Single-dose adductor canal block with local infiltrative analgesia compared with local infiltrate analgesia after total knee arthroplasty: a randomized, double-blind, placebo-controlled trial. Reg Anesth Pain Med. 2016;41(6):678–684.

[77] Perlas A, et al. The impact of analgesic modality on early ambulation following total knee arthroplasty. Reg Anesth Pain Med. 2013;38(4):334–339.

[78] Pozek J-PJ, et al. The acute to chronic pain transition: can chronic pain be prevented? Med Clin. 2016;100(1):17–30. S. Ftaita et al.

第三章 在门诊为患者进行膝关节单髁置换术

D. Bradley Minor, Henrik Husted, Kirill Gromov, Adolph V. Lombardi

前言

在过去的几年中，越来越多的患者选择在门诊进行膝关节矫形手术[1]，促使这种现象更进一步发展的原因是它可以降低医疗成本[2, 3]。特别是随着快速康复理念的广泛推广，聚焦于临床以及后续治疗策略优化以降低发病率和死亡率、缩短康复期、减少住院时间（LOS）[4]，门诊行膝关节矫形手术的可行性变得愈发明显[5, 6]。

其重点在于通过循证医学的临床应用减少手术后的应激反应，包括多模式阿片类药物镇痛以及早期动员患者快速达到功能性出院标准，以便早日出院回家。目前认为影响出院的相关因素包括专注于疼痛治疗、头晕（直立位不耐受）和解决肢体无力[7]。全关节置换术（TJA）后的住院时间（LOS）在世界许多地方已经减少。因为许多治疗中心患者术后只待一个晚上，并存在部分患者在手术当天就能达到出院标准，所以许多外科医生开始认识到在门诊进行人工关节置换是可行的，并呼吁建立一个标准化的、流畅的路径来与之适应。在逻辑上来说，超短时间的留观或甚至绕过术后麻醉恢复室（PACU）有助于在手术当天出院，这些已被证明是可行的[8, 9]。

由于各种原因，膝关节单髁置换术可以作为门诊手术进行。在一般情况下，膝关节单髁置换对组织的暴露小于全膝关节置换术的暴露，从而减少了组织的创伤[10]。与全膝关节置换术相比，患者可以早期走动，运动范围更好，住院时间也更短[11]。此外，膝关节单髁置换术围手术期并发症发生率较低，死亡率也显著低于全膝关节置换[12-14]。考虑到这些因素，许多外科医生在门诊可能更比较容易能接受开展单髁置换术，而不愿意进行全膝关节置换[15]。在本章中，我们将讨论在门诊环境中开展和实施单髁关节置换的各个方面，然后将给出作者在美国和欧洲的实施流程范例，以及在美国开展门诊患者进行 UKA 的效果。

患者评估以及手术指征

首先在骨科诊室选择对患者进行初步的临床评估工作。本书详细讨论了各种类型单间室膝关节成形术的具体适应证，但往往初步评估的时候患者症状大体相似，所以在骨科诊室评估患者时，应该对患者行一些 X 线检查。包括站立前后位（PA）、侧位以及 merchant 位也就是膝关节屈曲 30° 的前后位（AP），如果患者的病变主要局限于内侧或外侧间室，那么还应该行应力位放射 X 线检查，内翻位或外翻位。有了患者的 X 线检查结果后，应该继续追问患者详细病史，主要包括既往就医史、手术史以及药物使用情况甚至有无金属过敏史。手术医生应该继续进行一些体格检查，包括膝关节运动和韧带检查。体格检查的一个重要方面是明确患者的内外翻畸形是否可以矫正或者是否有挛缩的侧副韧带。根据病史和放射学检查结果反过来去证实体格检查。

医疗的优化组合

一旦患者被认为适合行膝关节的单髁置换，下一步是排除他们是否具有手术禁忌证，并且能够在门诊为其施行手术。理想情况下，所有患者都应由全科医生进行评估，以确定在围手术期间患者可能面临的风险及相关并发症，当然在许多医院，唯一的医疗评估是由外科医生和／或麻醉师完成的。一项对择期行关节置换患者的研究结果表明，预先筛查确定了大量的新诊断，有2.5%的患者被发现有难以接受高风险因素而不得以择期手术[16]。确定哪些患者适合进行门诊手术存在争议。已经发现合并心肺、肝脏以及肾脏疾病，包括慢性阻塞性肺疾病（COPD）、充血性心力衰竭（CHF）、冠状动脉疾病（CAD）以及肺纤维化是关节置换术后24h以后仍需要进行治疗的最常见的疾病[17]。最近的一项基于大宗文献的综述[18]表明，申请门诊TJA的患者应具有纳入和排除标准：能够并主动愿意参与、具有较低的ASA分类（<Ⅲ）、为初次关节置换且年龄不超过75岁（含75岁），并在术后当天回到家中可以很好得到护理的患者，这类患者是门诊关节置换的最佳适应者。排除标准：高的ASA分级（>Ⅱ）、出血性疾病，控制不良和／或者严重的心脏疾病（例如，心力衰竭、心律失常）或者并存肺部疾病（例如，肺栓塞、呼吸衰竭，未得到有效控制的糖尿病（DM）（Ⅰ型或者Ⅱ型），高的BMI（>30），慢性阿片类药物滥用，功能性神经疾患，依赖功能状态，慢性／终末期肾病，和／或术前认知能力降低。最近有一项研究[6]，所有的患者使用非常宽泛的入组标准，发现有54%的患者具备接受门诊手术的条件。但是，只有1/3的患者能够在手术当天出院，这表明应该选用更严格的纳入标准。

一些中心已经开发出一套复杂的程序来确定患者是否具有行门诊手术的适应证，并提出了几

种方案来预测患者的出院情况[19]。一个最简单的方法，如果患者存在主要器官系统衰竭和严重的心脏、肺和肾脏并发症，那么认为不能在门诊进行手术（表3.1）。如果一部分患者不适宜进行门诊手术，医疗小组还可以制订方案帮助患者进行优化身体状况，因为这些情况可能会导致患者在非手术治疗的时候就处于比较高的风险当中，但如果管理得当，那么风险就会降低。例如，患有冠状动脉疾病（CAD）和活动性心绞痛的患者因高风险不能进行手术。然而，该患者经干预治疗后，如行PCI介入术后，那么就可能触及可接受的风险级别了。在安排门诊手术之前，建议对于出院回家护理的患者有合适的护理保障，并且在出院后需要另一个成年人陪护患者至少24h。

手术地点

在美国有三大类手术地点：标准的多专业综合医院、骨科的专科医院或者急救外科中心（ASC）。标准的多专业综合医院存在优势：院内有各种专业的医学专家，以及重症监护室等服务（重症监护病房），医院的这种优势在处理重大医疗并发症时非常重要。假如患者可能有多个不可预料的严重的并发症，那么就需要在这种类型的医院进行手术。骨科的专科医院通常比综合医院规模要小，整个医院主要做某些特定类型的骨科或者脊柱手术。急救外科中心是规模最小的，通常仅包含手术室还有围手术期观察区。尽管可以

表3.1 门诊UKA相关禁忌证

门诊UKA相关禁忌证
充血性心力衰竭
心脏瓣膜性疾病
严重慢性阻塞性肺疾病
家庭氧气的使用
BMI > 40kg/m² 的未经治疗的睡眠呼吸暂停综合征
严重肾病
脑血管意外
实体器官移植

做到，但是在多专业综合医院中形成一整套门诊关节置换术临床手术路径往往比较困难。因为这类大型综合医院常常有多个股东以及大批管理层，因此建立门诊关节置换术的诊疗规范较为困难。而骨科专科医院以及急救外科中心，外科医生对人员配置和效率等问题有更多的控制权，该模式的重要性在于他们达成共识包括护理、麻醉、物理治疗以及外科医生的整个团队都可以集中精力去实现手术当天即达到出院的标准[20, 21]。尽管基本上门诊行关节置换的手术患者通常在手术当天可出院回家，但是有一点很重要，如果有条件的机构可以为患者提供夜间留观。在非常少的情况下，也有患者从急救外科中心转院至较大的综合医院的情况；然而，在出现并发症的情况下，应该有一个规范的流程来指导完成转院工作。

在像丹麦这样的欧洲国家，同一类型医院之间的差别较小，尽管所有医院规模不同，但均设有 PACU 和 ICU 以及其他的相关专业。但是近些年，一些可以独立开展门诊关节置换手术的日间手术中心已经成立。

正如在 TJA 方面的研究表明，不是所有的患者都能够按照门诊关节置换术流程离院，8%~70%的患者需要手术当天晚上留观住院，对于不适于手术当天出院的患者提供当天晚上的夜间留观看起来应当是明智的[6, 22, 23]。

术前教育和术前准备

术前教育对于门诊行关节置换术的成功与否特别关键。充分的术前教育被表明可减少患者焦虑，改善总体的满意度[24, 25]。患者应该接受关于关节炎的常规教育以及手术过程的了解，包括手术风险和带来的益处，以及关节置换术后的预期效果。这些教育应该贯穿于整个围手术期阶段，手术当日从入院一直到出院。教育内容包括术前讨论、麻醉方式、术后恢复以及物理治疗。教育也应该包括在术后早期预期效果。有关切口管理、镇痛药物、治疗需求以及重返工作岗位方面问题

等都应该与患者沟通。这些内容可以将信息以打包的形式提供给患者，便于他们阅读；或者以视频形式，或在多学科联合的研讨会上进行。对于治疗团队的所有成员来说，关于这些问题的答案，必须是一致的，因为不同的答复给患者传递信号将导致患者对整个团队失去信心。术前对体格检查结果的访视是非常重要的，可以为术后的康复锻炼提供指导意见，比如使用哪种辅助器械，如步行器或拐杖。这也是一个很好的机会可以对术后锻炼强度和运动范围进行一个评估，以便术后进行比较。

计划行门诊膝关节置换术患者的心理状态是非常重要的，患者应该对于超短住院时间、早期出院做好准备，并且必须能够做到术后 24h 由一位成年家属陪同做好护理工作[26]。此外，参与治疗的所有工作人员观念模式都需要创造一条顺畅的途径，便于并鼓励手术当天出院。

术后治疗计划

术后鼓励患者尽早活动，一般在 1~2h 内进行。院内物理治疗应该关注于有没有助行器保护活动，如果有条件的可以进行爬楼梯，以及必要的日常生活活动（ADL）。术后，物理治疗可能采取自我指导的家庭运动项目、在指导下的家庭物理治疗或者门诊物理治疗形式。虽然研究表明，与家庭基础的锻炼相比，监督指导下的训练没有额外的益处[27]，我们更倾向于门诊物理治疗，因为除了在良好监督下进行运动锻炼之外，离开住所来往于门诊进行的途中活动对于他们返回正常的日常生活也是必需的。

出院标准应该包含功能性出院标准以及对重要指标的评估。与患者讨论出院后的诊疗计划也同样重要。虽然出院时患者应该能够走动、移动以及上下楼梯，但是他们至少在术后 24h 应该有朋友或者家庭成员的帮助。并且大多数患者需要至少有一个朋友或者家庭成员来帮助他们，否则继续住院治疗可能更合适。

作者的流程（美国）

手术之前，应该给予患者一个教育手册和视频资料确保患者和其家庭的期望值是一致的。患者的术前物理治疗阶段，基础力量以及活动范围得到评估，并指导患者使用行走辅助装置以及术后功能锻炼。给患者提供洗必泰肥皂，指导患者在手术前一晚进行淋浴。要求患者零时后禁食，但是可以在术前 2h 饮碳水化合物饮料。

采取多模式、预防性围手术期镇痛[28]。从术前开始一直持续到术后阶段，目的在于减少麻醉药物用量，更少的副作用以及术后早期活动（表 3.2 和表 3.3）。麻醉操作技术包括坐骨神经阻滞或者 iPACK（在腘动脉和膝关节囊之间浸润）后关节囊阻滞，以及内收肌管阻滞麻醉，联合轻度全身麻醉。

静脉血栓疾病预防根据以阿司匹林为基础的

表 3.2 术前、术中和术后药物（美国俄亥俄州新奥尔巴尼，白栅栏医院外科中心）

类别	药物名称	使用说明
术前		
	塞来昔布	400mg 口服
	普瑞巴林或加巴喷丁	600mg 口服
		或 300mg 口服（如果年龄大于 65 岁）
	对乙酰氨基酚	1gm PO
	地塞米松	10mg 静脉注射
	甲氧氯普胺	10mg 静脉注射
	东莨菪碱贴	是否考虑良性前列腺肥大或青光眼
	围手术期抗生素	
	氨甲环酸	1gm 口服切皮前 2h
	晶体溶液	开始复苏 / 水合作用
术中		
	坐骨神经 /iPack 阻滞 内收管阻滞	15mL 0.1% 罗哌卡因 15mL 0.5% 布比卡因
	异丙酚短效镇静	
	短效吸入器	
	氯胺酮	0.5mg/kg 静脉滴注
	复苏 / 结晶水合物	2000mL 静脉滴注
	关节腔周围注射	
	罗哌卡因	50mL 0.5%
	肾上腺素	0.5mL 1 : 1000
	酮咯酸	30mg
	昂丹司琼	4mg 静脉注射
术后		
	氨甲环酸	3h 后初始剂量 1g 静脉滴注
	尿嘧啶	20mg 口服治疗良性前列腺肥大 / 尿潴留
	复苏 / 结晶水合物	至少增加 1000mL
	昂丹司琼	4mg 静脉注射，必要时
	异丙嗪	6.25mg 静脉注射，必要时
	羟考酮	5~10mg 口服，每 4h 1 次，必要时
	对乙酰氨基酚	1g 口服，出院前
	二氢吗啡酮	0.5 mg 静脉注射，10min 1 次，必要时

表 3.3 美国俄亥俄州新奥尔巴尼，白栅栏医院外科中心的出院药物

药物或治疗	剂量信息
塞来昔布	200mg，每日 1 次，连续 2 周
阿司匹林	81mg，口服 6 周
抗生素	< 24h
扑热息痛	48h 内，每天 3 次，服用 1000mg
羟考酮	5mg，口服，1~2q，4~6h，必要时
羟考酮	2 mg，口服，疼痛必要时
氢可待因 / 对乙酰氨基酚	5mg，1~2q，4~6h，必要时 （术后 48h 开始）
昂丹司琼	10mg，口服，必要时
便携式救护车 小腿静脉泵	
冷敷疗法 机动化的治疗小组	

多模式，将风险进行分级管理的方式[29]。对于正常围手术期血栓风险的患者，术后采取穿弹力袜，并佩戴 2 周。并且患者每天服用阿司匹林 81mg，1 日 2 次并持续 6 周。如果患者存在高风险因素，那么需要额外的药物预防。

单髁置换术中的出血量往往没有全膝关节置换术的出血量多，但是预防术后贫血仍然需要进行关注。如果术前患者存在贫血应该得以纠正贫血。整个手术过程中保证机体体温正常，术中仔细止血并尽可能做到微创。切皮前 2h 给予 1g 氨甲环酸，初始剂量 3h 后可给予第二次，这是已经被证实了确实有效的疗法[30]。

术后分为两个阶段：第一阶段，将患者转运至麻醉复苏室，达到病情稳定状态，同时对症处理疼痛和恶心，目的在于应用最少的麻醉药物或者诱导药物解决疼痛和恶心。第二阶段患者被转运至单间病房，家人和朋友允许探视患者，可以少量进食。康复治疗师接下来指导患者使用助行器，紧接着患者可以行走，使用卫生间，指导其上下楼梯。治疗师也指导患者的日常生活相关活动。在出院前护理人员将告知患者出院带药事宜和对切口方面的管理说明。

出院后的第 2 天，患者开始门诊康复治疗，每周持续 3 次，直至达到恢复目标。所有的患者

在出院 24h 内会收到护士电话，解答患者可能存在的问题并解决。术后 6 周患者在骨科诊室将进行随访。

作者的流程：丹麦

所有准备行 UKA 的患者在门诊由外科医生进行风险评估（表 3.4），告知患者能否进行手术和达到出院标准的信息，术前麻醉师访视患者，康复治疗师在术前指导患者康复功能锻炼。

围手术期的相关治疗在表 3.5 中有描述。手术当天早晨，患者口服塞来昔布 400mg 以及对乙酰氨基酚 1g。麻醉诱导前，所有的患者进行甲强龙 125mg 静脉推注，它可以减轻术后 32h 的疼痛[31]，并且减少阿片类药物使用和机体组织水肿[32]。手术在全身麻醉下进行，麻醉诱导应用丙泊酚静脉 2~3mg/kg，以及瑞芬太尼 0.5μg/（kg·min）。使用喉罩进行气道管理，但麻醉诱导节段不使用氧气。应用丙泊酚 10mg/mL 以及瑞芬太尼 2mg，0.25~0.5μg/（kg·min）持续泵入维持麻醉。应用空气加热装置维持正常体温。术中液体：0.9% 生理盐水，15mL/（kg·h）。所有的 UKA 手术采取标准小切口，可根据手术者的喜好选择性使用止血带。手术结束后，进行局部浸润麻醉，降低疼痛可达术后 32h[32]。不常规留置引流管。由手术医生根据情况来决定是否在手术室行 C 形臂的透视观察假体的植入情况。

术后给予塞来昔布 200mg/12h，对酰氨基酚 1g/6h 直至术后第 6 天（含第 6 天），此后患者的疼痛将由全科医生接手进一步管理。麻醉类的止痛药（平静状态下 VAS > 50mm 时使用）包括舒芬太尼 5~10μg 静脉推注或者口服吗啡 10mg。术

表 3.4 丹麦哥本哈根大学附属医院门诊行关节置换术的资格标准

年龄 18~80 岁
ASA 1~2
BMI < 35
有当天入院手术并出院的意愿
出院后 24h 内有家人或亲属陪同

表 3.5 丹麦哥本哈根大学附属医院门诊关节置换患者的围手术期治疗

类别	药品名称	剂量
术前		
	塞来昔布	400mg 口服
	对乙酰氨基酚	1g 口服
	甲强龙	125mg 静脉滴注
	围手术期抗生素	双氯青霉素 / 头孢呋辛
	麻醉诱导时	静脉注射氨甲环酸 1g
	0.9% 生理盐水	15mL/（kg·h）复苏 / 水化
术中		
	0.9% 生理盐水	15mL/（kg·h）
关节囊周围注射	0.2% 罗哌卡因	150mL 与肾上腺素（10μg/mL）
	0.2% 罗哌卡因	150mL 皮下组织注射（不含肾上腺素）
术后		
	氨甲环酸 1g	3h 后初始剂量静脉注射
	晶体或 0.9% 盐水	至少 1000mL
	舒芬太尼	5~10μg 静脉注射
	塞来昔布	200mg，口服，1 日 2 次，至少 5 天
	对乙酰氨基酚 1g	口服，1 日 4 次，至少 5 天
	吗啡	10mg，必要时
	昂丹司琼	4mg 静脉注射，必要时

后恶心 / 呕吐（PONV）应用昂丹司琼 4mg。利伐沙班用于口服预防血栓形成，术后 6~8h 开始，应用 2 天。一般不需要进行物理预防血栓以及额外口服预防血栓的药物[34]。

出院后门诊康复功能锻炼的治疗在术后尽可能早地开始。晚 8 点之前如果患者符合出院标准，即可出院（表 3.6）。

作者的结果（美国）

在 2013 年 6 月—2016 年 12 月，包含 4 位外

表 3.6 丹麦哥本哈根大学附属医院门诊关节置换患者的出院标准

在助行器的帮助下有稳定的步态，并且没有头晕。如果可以的话，可以上下楼梯
恶心和 / 或呕吐：用药物治疗或者不用药物治疗即可缓解并有效
生命体征必须稳定，并且与术前的体征相一致
疼痛：休息时为 VAS < 3，活动时为 VAS < 5

科医生在内的小组在一个独立的急救外科中心（ASC）实施了 4463 例门诊膝关节成形手术，包括在 1096 例患者中实施的 1344 例膝关节单髁置换手术。所有患者签署了相同的研究知情同意书，并由一个独立的机构伦理委员会监管，进行了回顾性研究。有 25 例患者进行了髌股关节置换（2%），58 例患者行外侧单间室的膝关节单髁置换（4%），1261 例行内侧单间室膝关节单髁置换，其中男性患者 492 例（45%），女性患者 604 例（55%）。平均年龄 60.1 岁（标准差 8.0；范围 32~86），平均 BMI 32.7kg/m² （标准差 6.4；范围 19~62）。

1344 例手术中，1285 例（95.6%）在手术当天出院。58 例未在当日出院的患者中，26 例（1.9%）因为不便原因，27 例（2.0%）因为医疗原因，5 例（0.4%）患者需要转至急症监护病房。紧急转科包括 1 例患者低氧饱和度，2 例患者由于心血管事件（CVA），2 例患者因为心电图异常（EKG），但心梗标志物为阴性。在外科治疗中心停留到第 2 天的患者包括：14 例由于呼吸性原

因，4 例由于恶心 / 呕吐，2 例由于泌尿相关并发症，2 例因肌力相关性原因，2 例因其他的心脏事件，1 例因苏醒困难，1 例因伤口存在问题，1 例因坠床。

另外有 6 例患者在术后 48h 内转运至急诊室或者急症监护病房。包括 3 例因疼痛耐受事件，1 例由于静脉血栓栓塞症症状，但随后检验阴性，1 例因对药物过敏反应，1 例由于伤口裂开。

有 12 例患者（0.9%）在术后 48h 至 90 天之间因医疗原因接受非计划性诊疗，包括 4 例确诊 VTE，4 例药物过敏反应，1 例疼痛控制问题，1 例胸痛，1 例尿潴留，1 例便秘 / 肠梗阻。有 16 例患者（1.2%）因外科并发症需要接受治疗，包括伤口，2 例伤口再处理，2 例假体周围骨折，2 例因垫片脱位于关节镜下进行复位，1 例因稳定性以及应力旋转由 UKA 翻修为 TKA。1344 例膝关节中 27 例患者在 90 天时间内需要干预治疗。也有 1 例

患者因不明确原因死亡，但该患者 6 周时正常随访，当时是一切正常的。

778 例患者存在一种或者多种合并症（58%）。包括 87 例患者既往存在冠心病（6.5%），9 例患者心脏瓣膜病（0.7%），249 例患者心律失常（18.5%），64 例患者 VTE 病史（5%），192 例患者阻塞性睡眠呼吸暂停（14.3%），241 例患者慢性阻塞性肺疾病（17.9%），146 例患者（10.9%）哮喘，258 例患者尿频或者良性前列腺增生（BPH）（19.2%），以及 40 例患者中度慢性肾功能不全（3.0%）。这些合并症与医疗或者手术并发症无关联，鉴于较少的患者出现医疗并发症，而较多患者存在合并症，在二者之间关联我们并未发现统计学上的显著性（表 3.7）。但是一种或者更多的合并症与需要在手术当日夜间进行医疗观察的增加的风险存在正相关。与之相关的具体的合并症为：CAD 病史和心律失常。

表 3.7 由于医疗风险原因行膝关节单髁置换术的患者需要在手术当夜进行留观（新奥尔巴尼，俄亥俄州，美国白栅栏医院外科中心）

主要合并症	术前占比	因疾病原因夜间留观	在医院夜间留观 VS 合并症	相对危险度	95% CI	P	Odds 比值	95% CI	P
冠心病	87（6.5%）	10	11.5% 比 1.8%	6.57	3.2~13.4	< 0.000 1	7.29	1.3~8.8	< 0.000 1
瓣膜病	9（0.7%）	0	0.0% 比 2.4%	2.06	0.1~31.3	0.604 0	2.11	0.4~28.8	0.609 3
心律失常	19（18.5%）	13	5.2% 比 1.7%	3.01	1.5~6.6	0.001 8	3.12	0.9~3.5	0.001 9
静脉血栓栓塞	64（4.8%）	3	4.7% 比 2.3%	2.07	0.7~6.6	0.220 0	3.12	0.02~7.9	0.225 4
阻塞性睡眠呼吸暂停	192（14.3%）	7	3.6% 比 2.2%	1.68	0.7~3.8	0.217 2	1.71	0.5~2.8	0.219 5
肺慢性阻塞性疾病	241（17.9%）	9	3.7% 比 2.1%	1.79	0.8~3.8	0.131 8	1.82	1.4~5.7	0.133 6
哮喘	146（10.9%）	6	4.1% 比 2.2%	1.89	0.8~4.5	0.150 8	1.93	1.2~5.4	0.153 8
尿频	258（19.2%）	6	2.3% 比 2.4%	0.97	0.4~2.3	0.948 3	0.97	1.4~4.7	0.948 3
肾脏疾病	40（3.0%）	2	5.0% 比 2.3%	2.17	0.5~8.8	0.275 9	2.24	0.4~22.5	0.282 7
相关并发症	778（57.9%）	25	3.2% 比 1.2%	2.60	1.1~6.0	0.024 3	2.65	1.3~4.3	0.023 8

讨论

来自不同国家不同机构（医院和急救外科中心）的多个队列研究表明，门诊单间室膝关节置换术具有较低并发症、再入院率和较高的满意度，与住院患者相比也是如此[26, 35-37]。此外，医院配置和急救中心安排之间的类似结果也已经被报道[38]。

在住院以及门诊行单间室关节腔膝关节成形术的费用方面评估很少，但是对后者经过评估节省了超过50%。因此，综合以上分析：对筛查后的患者进行门诊UKA是安全的，但是同时也需要更多的患者来评估术后安全性[40, 41]。

结论

本章描述了考虑将UKA开展作为门诊手术。恰当地选择患者，准备充分以及心态是关键。创造一个顺畅的路径，有负责的员工配合，有利于促进患者顺利康复出院。应该将基于循证医学的快速康复外科理念与多模式镇痛管理和后勤优化一起应用。现在队列研究表明它具有更低的费用以及并未增加手术并发症，因此在门诊开展UKA是合理的并且具有很大潜力。

参考文献

[1] Tingle C, Berger RA, Bolognesi MP, Della Valle CJ, Lombardi AV Jr, Scuderi GR. Same-day outpatient TJR gains popularity, but careful considerations must be made. Orthopedics Today. 2015;35(8):10–11.

[2] Lovald ST, Ong KL, Malkani AL, Lau EC, Schmier JK, Kurtz SM, et al. Complications, mortality, and costs for outpatient and short-stay total knee arthroplasty patients in comparison to standard-stay patients. J Arthroplast. 2014;29(3):510–515.

[3] Healy WL, Iorio R, Ko J, Appleby D, Lemos DW. Impact of cost reduction programs on short-term patient outcome and hospital cost of total knee arthroplasty. J Bone Joint Surg Am. 2002;84–A(3):348–353.

[4] Husted H. Fast-track hip and knee arthroplasty: clinical and organizational aspects. Acta Orthop Suppl. 2012;83(346):1–39.

[5] Berger RA, Kusuma SK, Sanders S, Thill ES, Sporer SM. The feasibility and perioperative complications of outpatient knee arthroplasty. Clin Orthop Relat Res. 2009;467:1443–1449.

[6] Gromov K, Kjærsgaard-Andersen P, Revald P, Kehlet H, Husted H. Feasibility of outpatient total hip and knee arthroplasty in unselected patients. Acta Orthop. 2017;88(5):516–521.

[7] Husted H, Lunn TH, Troelsen A, Gaarn-Larsen L, Kristensen BB, Kehlet H. Why still in hospital after fast-track hip and knee arthroplasty? Acta Orthop. 2011;82(6):679–684.

[8] Lunn TH, Kristensen BB, Gaarn-Larsen L, Husted H, Kehlet H. Post-anaesthesia care unit stay after total hip and knee arthroplasty under spinal anaesthesia. Acta Anaesthesiol Scand. 2012;56(9):1139–1145.

[9] Steinthorsdottir KJ, Kehlet H, Aasvang EK. The surgical stress response and the potential role of preoperative glucocorticoids on post-anesthesia care unit recovery. Minerva Anestesiol. 2017 Jun 12. [Epub ahead of print].

[10] Repicci JA, Eberle RW. Minimally invasive surgical technique for unicondylar knee arthroplasty. J South Orthop Assoc. 1999;8:20–27.

[11] Lombardi AV Jr, Berend KR, Walter CA, Aziz-Jacobo J, Cheney NA. Is recovery faster for mobile bearing unicompartmental than total knee arthroplasty? Clin Orthop Relat Res. 2009;467:1450–1457.

[12] Brown NM, Sheth NP, Davis K, Berend ME, Lombardi AV, Berend KR, et al. Total knee arthroplasty has higher postoperative morbidity and mortality than unicompartmental knee arthroplasty: a multicenter analysis. J Arthroplast. 2012;27(Suppl. 8):S86–S90.

[13] Berend KR, Morris MJ, Lombardi AV. Unicompartmental knee arthroplasty: incidence of transfusion and symptomatic thromboembolic disease. Orthopedics. 2010;33(Suppl. 9):8–10.

[14] Morris MJ, Molli RG, Berend KR, Lombardi AV Jr. Mortality and perioperative complications after unicompartmental knee arthroplasty. Knee. 2013;20:218–220.

[15] Berend ME. Oxford partial knee replacement as a gateway to outpatient arthroplasty: "lessons learned along the journey". Reconstr Rev. 2016;6(3):37–41.

[16] Meding JB, Klay M, Healy A, Ritter MA, Keating EM, Berend ME. The prescreening history and physical in election total joint arthroplasty. J Arthroplasty. 2007;22(6 suppl2):21–23.

[17] Courtney PM, Rozell JC, Melnic CM, Lee GC. Who should not undergo short stay hip and knee

arthroplasty? Risk factors associated with major medical complications following primary total joint arthroplasty. J Arthroplast. 2015;30(9 Suppl):1–4.

[18] Kort NP, Bemelmans YFL, van der Kuy PHM, Jansen J, Schotanus MGM. Patient selection criteria for outpatient joint arthroplasty. Knee Surg Sports Traumatol Arthrosc. 2017;25(9):2668–2675.

[19] Hansen VJ, Gromov K, Lebrun LM, Rubash HE, Malchau H, Freiberg AA. Does the risk assessment and prediction tool predict discharge disposition after joint replacement? Clin Orthop Relat Res. 2015;473(2):597–601.

[20] Cole CM. Physician-owned hospitals and self-referral. Virtual Mentor. 2013;15(2):150–155.

[21] Perry JE. Physician-owned specialty hospitals and the patient protection and affordable care act: health care reform at the intersection of law and ethics. Am Bus Law. 2012;49(2):369–417.

[22] Hartog YM, Mathijssen NM, Vehmeijer SB. Total hip arthroplasty in an outpatient setting in 27 selected patients. Acta Orthop. 2015;86(6):667–670.

[23] Goyal N, Chen AF, Padgett SE, Tan TL, Kheir MM, Hopper RH Jr, Hamilton WG, Hozack WJ. Otto Aufranc Award: a multicenter, randomized study of outpatient versus inpatient total hip arthroplasty. Clin Orthop Relat Res. 2017;475(2):364–372.

[24] McGregor AH, Rylands H, Owen A, Dore CJ, Hughes SP. Does preoperative hip rehabilitation advice improve recovery and patient satisfaction? J Arthroplast. 2004;19(4):464–468.

[25] Yoon RS, Nellans KW, Geller JA, Kim AD, Jacobs MR, Macaulay W. Patient education before hip or knee arthroplasty lowers length of stay. J Arthroplast. 2010;25(4):547–551.

[26] Kort NP, Bemelmans YFL, Schotanus MGM. Outpatient surgery for unicompartmental knee arthroplasty is effective and safe. Knee Surg Sports Traumatol Arthrosc. 2017;25(9):2659–2667.

[27] Jørgensen PB, Bogh SB, Kierkegaard S, Sørensen H, Odgaard A, Søballe K, Mechlenburg I. The efficacy of early initiated, supervised, progressive resistance training compared to unsupervised, home-based exercise after unicompartmental knee arthroplasty: a single-blinded randomized controlled trial. Clin Rehabil. 2017;31(1):61–70.

[28] Jørgensen CC, Jacobsen MK, Soeballe K, Hansen TB, Husted H, Kjærsgaard-Andersen P, Hansen LT, Laursen MB, Kehlet H. Thromboprophylaxis only during hospitalisation in fast-track hip and knee arthroplasty. A prospective cohort study. BMJ Open. 2013;3(12):e003965.

[29] Mallory TH, Lombardi AV, Fada RA, Dodds KL, Adams JB. Pain management for joint arthroplasty: preemptive analgesia. J Arthroplasty. 2002;17(4, Suppl 1):129–133.

[30] Berend KR, Lombardi AV Jr. Multimodal venous thromboembolic disease prevention for patients undergoing primary or revision total joint arthroplasty: the role of aspirin. Am J Orthop. 2006;35(1):24–29.

[31] Irwin A, Khan SK, Jameson SS, Tate RC, Copeland C, Reed MR. Oral versus intravenous tranexamic acid in enhanced-recovery primary total hip and knee replacement: results of 3000 procedures. Bone Joint J. 2013;95-B(11):1556–1561.

[32] Lunn TH, Kristensen BB, Andersen LØ, Husted H, Otte KS, Gaarn-Larsen L, Kehlet H. Effect of high-dose preoperative methylprednisolone on pain and recovery after total knee arthroplasty: a randomized, placebo-controlled trial. Br J Anaesth. 2011;106(2):230–238.

[33] Rytter S, Stilling M, Munk S, Hansen TB. Methylprednisolone reduces pain and decreases knee swelling in the first 24 h after fast-track unicompartmental knee arthroplasty. Knee Surg Sports Traumatol Arthrosc. 2017;25(1):284–290.

[34] Andersen LØ, Husted H, Otte KS, Kristensen BB, Kehlet H. High-volume infiltration analgesia in total knee arthroplasty: a randomized, double-blind, placebo-controlled trial. Acta Anaesthesiol Scand. 2008;52(10):1331–1335.

[35] Ruiz N, Buisson X, Filippi G, Roulet M, Robert H. Ambulatory unicompartmental knee arthroplasty: short outcome of 50 first cases. Orthop Traumatol Surg Res. 2017;24 [Epub ahead of print].

[36] Bradley B, Middleton S, Davis N, Williams M, Stocker M, Hockings M, Isaac DL. Discharge on the day of surgery following unicompartmental knee arthroplasty within the United Kingdom NHS. Bone Joint J. 2017;99-B(6):788–792.

[37] Hoorntje A, Koenraadt KLM, Boevé MG, van Geenen RCI. Outpatient unicompartmental knee arthroplasty: who is afraid of outpatient surgery? Knee Surg Sports Traumatol Arthrosc. 2017;25(3):759–766.

[38] Richter DL, Diduch DR. Cost comparison of outpatient versus inpatient unicompartmental knee arthroplasty. Orthop J Sports Med. 2017;5(3):2325967117694352.

[39] Cody JP, Pfefferle KJ, Ammeen DJ, Fricka KB. Is outpatient unicompartmental knee arthroplasty safe to perform at an ambulatory surgery center? A comparative study of early post-operative complications. J Arthroplasty. 2017 Oct 10. pii: S0883-5403(17)30885-9. [Epub ahead of print].

[40] Pollock M, Somerville L, Firth A, Lanting B. Outpatient total hip arthroplasty, total knee arthroplasty, and unicompartmental knee arthroplasty: a systematic review of the literature. JBJS Rev. 2016;4(12). pii: 01874474-201612000-00004.

[41] Hirschmann MT, Kort N, Kopf S, Becker R. Fast track and outpatient surgery in total knee arthroplasty: beneficial for patients, doctors and hospitals. Knee Surg Sports Traumatol Arthrosc. 2017;25(9):2657–2658.

第四章　固定平台的膝关节单髁置换：技术和技巧

R. W. D. Pilling, C. J. Della Valle, N. J. London

前言

对于终末期局限于单间室病变的骨性关节炎患者行单间室膝关节置换术（UKR）相对于全膝关节置换术是一个比较好的选择[1]。与 TKR 相比，UKR 可以早期进行膝关节的正常活动，这是由于更多的软组织结构保留导致功能的改善。与 TKR 相比，因为解剖软组织、骨切除和关节松解较少，UKR 的发病率、死亡率和失血率较低，所以恢复较快[2, 3]。

一个单髁置换术的成功与否主要依赖于合适的下肢力线的重建、合适的假体设计以及定位，牢靠的假体固定以及恢复软组织的张力和稳定。

固定平台的 UKR 具有与旋转平台假体相似的优良效果和至少同样的使用寿命，并且垫片脱位的风险较小，允许手术医生集中精力做到间隙的平衡，同时允许轻微矫正不足。避免（在内侧 UKR 中）过度矫正内翻畸形，大大降低了外侧侧室关节炎进展的风险。对于固定平台的 UKR，可以更大程度做到纠正内翻畸形，给术者一个更大的"误差范围"。然而，正确的方向和力线对于减少膝关节假体周围边缘的负荷，并且减少接触应力和磨损是非常重要的。疾病的进一步发展不可避免，然而很明显有一些患者，UKR 术后内侧间室"填充"的垫片可以导致对侧发生外侧间室骨性关节炎的病变。

固定平台膝关节单髁置换技术的 5 个要点

1. 略微做到矫正不足

成功的 UKR 的关键是建立相对于中位机械轴略微矫正不足的机械力线，并在屈伸活动中恢复适当的韧带张力（2~3mm 的松弛度）。机械轴应落在胫骨髁间棘和内侧间室中部之间，因为对侧间室如出现超负荷会导致对侧间室磨损的进展。

2. 假体之间对位关系

胫骨和股骨侧假体的对位关系对于 UKR 的远期使用寿命至关重要，从而降低聚乙烯衬垫磨损和假体松动的风险。目的是确保聚乙烯衬垫、胫骨假体、股骨假体在膝关节屈伸之间的平衡，而不会导致聚乙烯垫片超出胫骨假体边缘，特别是在 20° 和 60° 最大负重过程之间。

3. 恢复软组织的张力

恢复软组织的张力，使膝关节在整个运动中保持稳定状态。对许多 UKR 术后生存的患者进行长期随访研究证实了使用膝关节间隙平衡技术的必要性。

4. 胫骨的后倾角度

目标是与患者的胫骨后倾角度保持一致。过度的后倾可能导致 ACL 的过度紧张而胫骨假体松动的风险增加，而不恰当的后倾角度有可能导致屈曲受限。大多数患者的胫骨平台生理后倾角度是 5°。

5. 假体的型号

由于进行的是胫骨平台部分置换，胫骨侧假体的大小和匹配情况通常被认为是这项技术最关键的方面之一。一般来说，使用最大型号的假体应覆盖于截骨面但不应悬出，放置在胫骨截骨面骨皮质的边缘。

下面描述的技术被作为捷迈邦美（Zimmer Biomet）[4] 特异性固定平台单髁置换术的产品说明书，该技术的某些方面，如设计、切口、器械的使用和小的零部件，均是来源于具有广泛经验的外科手术者，但它尚未形成指南。文中说到如果在使用不熟练的器械进行 UKR 之前，应该找到适当的假体组件进行针对性的培训。

患者的体位摆放

仰卧位并于大腿近端预置止血带

患者脚底垫足卷使膝关节置于 70° 和 110° ~120° 活动范围，并且在止血带水平进行侧向支撑以防止髋外展达到膝关节独自站立（图 4.1）。理想情况下，膝关节屈曲 110°，应该做到放置假体没有任何障碍；如果仍不能实现，则需要扩大或延长切口。

切口和暴露

上端起自髌骨内上缘至胫骨结节内侧缘行皮肤切口并切开皮下组织（图 4.2）。确保充分暴露手术部位和解剖标志物，但要注意避免皮肤边缘过度紧张。于髌骨的内侧缘和髌腱的边缘打开关节囊。如果深部暴露可通过经内侧髌旁入路、股直肌正中入路或股内侧肌入路进行。我们更倾向于内侧髌旁入路（在髌骨上极延伸 0.5~1cm）。如果术者是第一次学习并掌握这种手术技术，他们可能更倾向于做一个更大的、更标准的"TKA"切口。

暴露胫骨前方平台，为胫骨截骨创造足够的空间，但不松解任何内侧副韧带结构复合体纤维。并且没有必要切除大量的脂肪垫，只需切除阻挡手术视野的组织即可（图 4.3）。

此时，要检查前交叉韧带的完整性和内外髁软骨及髌股关节的退变程度。外侧间室应显示正常，尽管软骨面剥脱可经常出现在外侧股骨髁的内侧缘，并且患者表现为严重的内翻畸形以及胫骨髁间棘撞击，但这不是内侧 UKA 的禁忌证。一

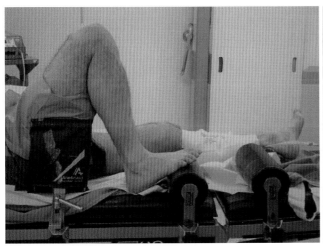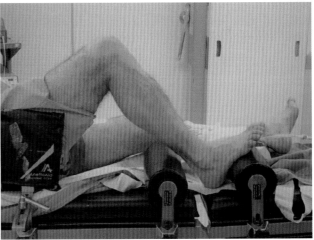

图 4.1　腿的位置。在大腿的上方止血带部位有侧方支撑。两个足卷分别置于膝关节屈曲约 70° 和 110° 位置

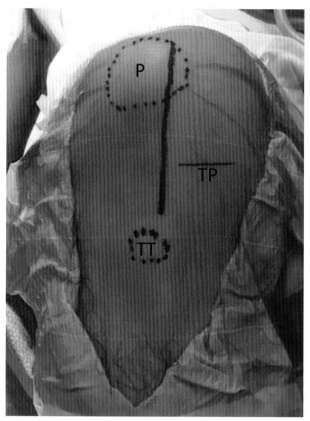

图 4.2 手术切口与入路。用实线标记的是切口。髌骨周围和胫骨结节周围用虚线进行标记。P. 髌骨；TT. 胫骨结节；TP. 胫骨平台

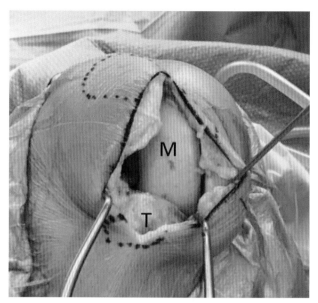

图 4.3 手术入路。注意切口的内外侧缘均可以直视股骨内侧髁（M）。做到前方胫骨平台（T）的有限暴露，使截骨面可与试模紧密贴合

且内翻畸形得以纠正，髁间棘就不会再碰撞股骨髁间窝了。我们是可以接受髌骨和股骨滑车接触部分轻度的退行性改变的（除非有明显的症状）；然而，髌骨外侧面和股骨滑车外侧的全层的软骨退变则是手术相对禁忌证。

切除内侧半月板的前半部分，在暴露后方半月板时留下一个锐利的边缘以便于切除。将髁间棘、股骨内侧髁和胫骨平台边缘的骨赘去除，便于衡量内外侧间室的平衡与尺寸大小。在直视下将不同角度屈伸活动下的骨赘进行清理。前交叉韧带止点处将内侧髁外缘骨赘去除，便于往复锯的放置。

胫骨近端截骨

安装胫骨截骨导向器和夹具。在放置胫骨截

骨导向器的位置时，需要注意以下参数：

- 轴向的内外旋角度。
- 冠状的旋转角度。
- 侧方位（矢状位）。
- 胫骨后倾角度。
- 截骨的厚度。

首先，将胫骨截骨导向器纵杆近端位于胫骨结节内侧，远端位于足踝（踝关节距骨前方 1cm），通过三者之间的关系来调整内外旋转。除了个别的肥胖体质患者，胫骨结节和胫骨嵴应该是显而易见的。确保胫骨截骨夹具没有在胫骨近端出现旋转。将定位杆平行于胫骨长轴来作为向导去调整下肢力线（图 4.4）。

胫骨截骨中间到外侧的定位：放置截骨导板以确保矢状面截骨将内侧位于 MFC（也就是内侧到 ACL）。我们所使用器械里面的截骨导板有一个限深装置来辅助截骨，但许多其他器械是没有的。确定截骨导板放置的位置（在限深保护器辅助下）切割大约胫骨髁间棘内侧的 1/2，但应避免损坏ACL（图 4.5）。使用固定钉将截骨导板固定在胫骨前方的骨皮质处。该临时固定接骨板（PPK）有一

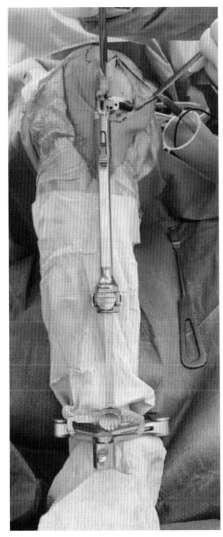
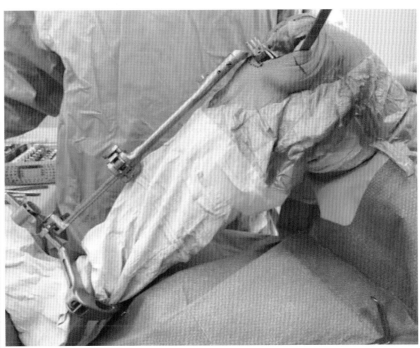

图 4.4 胫骨截骨导向器夹具的连接。正位的连接（左图），近端平行于胫骨的机械纵轴与胫骨近端结节中下 1/3 的交汇处，远端位于踝关节的中部（注意夹具与平行杆连接的中央处），投射的矢状切面从胫骨内侧棘的中间切口和股骨内侧髁的外侧穿过切口。当设计切口连线的投影可穿过胫骨髁间棘内侧缘和股骨外侧髁侧缘的位置时，旋转得到纠正（轻微外旋）。侧位的连接（右图），恢复胫骨平台后倾角度

个 12mm 垂直的固定钉槽，以防止旋转，但允许改变切除厚度和后倾角度（图 4.6）。

后倾：后倾角度可根据胫骨固有的后倾角度进行调整（通常为 5°~7°，但在术前计划中需要再次考虑），临时固定接骨板（PPK）使用后倾 5°的截骨导板为标准（图 4.4）。

在常规的内侧间室病变的骨性关节炎，通常设置 4mm 的截骨深度，如胫骨深度截骨尖笔指向的是 4mm 尖端，则表示截骨会在尖笔指向器的尖端以下清除 4mm 的骨组织（在胫骨平台最磨损的

区域以下），如果有非常严重的磨损，那么可以使用 2mm 尖笔指向器。使用限深截骨保护器确认切除骨量和后倾角度。

首先使用往复锯进行纵向截骨，需要注意的是，锯往下切割的时候不要切割超过预定的横向截骨水平，从而避免了增加胫骨平台假体周围骨折风险的可能。确保锯片与截骨导板的锯槽面保持平行，然后再开始向下截骨。作者使用的操作器械系统有一个横向和纵向的锯槽保护工具。

取下胫骨夹具和截骨组合器，但先不要拆卸

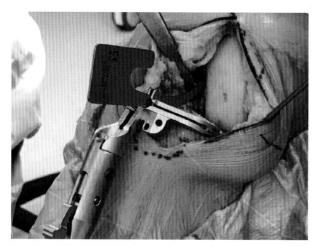

图 4.5 胫骨截骨导板的位置。使用限深保护器可以引导在正确的位置下矢状面切割胫骨平台至股骨内侧髁和胫骨髁间棘内侧的 1/2

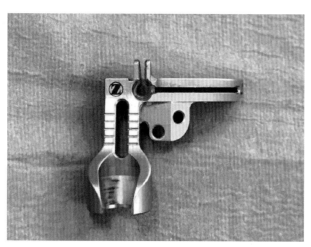

图 4.6 胫骨截骨导板设定的钉槽。矢状位和横向位带有保护结构的锯槽

并将它们在先放手边；如果需要重新截骨，因为不需要重新调整，那么就更方便再重新使用。伸直膝关节，用骨凿剔除切除的骨组织，并用持骨器去除截下的胫骨平台，小心地松解任何残余的软组织及周边组织。判断切除的骨的厚度，并以切下的骨作为参考，开始选择胫骨组件的大小。同时还要注意磨损的分布。前方的磨损通常出现在膝关节功能位时对 ACL 的磨损。

一般情况下 9mm 间隔垫块很容易插入具有 5°~10°的屈伸活动范围的膝关节。重要的是保持

膝关节在轻微的屈曲放松后关节囊，因为间隙的大小受后关节囊紧张状态的影响。可以使用的最小间隔垫块是 8mm；但是初始均使用 9mm 间隔垫块，而不是 8mm 的，以允许外科医生的调整范围为 1mm，并且如果需要的话，可以选择放置最小的假体部件。该临时固定接骨板（PPK）使用的是股骨远端截骨导向器作为此间隔。如果太松或太紧，则应重新进行屈曲 / 伸直间隙的尝试。在膝关节伸直时，应检查下肢的整体力线，以确保轻微的内翻矫正畸形。可以使用力线杆，胫骨的机械轴线应该通过膝关节内侧中点。

如果截取的厚度仍不够，在这个时候再次截骨还是比较容易的，因为胫骨截骨的组合件之间的设置包括钉孔位置也还没有改变。检查内外旋、对位关系和再次实施截骨的顺序与上述相同。根据所使用的工具，要么在 −2mm 孔处重新定位截骨导板，要么使用 2mm 的"二次截骨导板"。如果胫骨截骨的对位关系不对，那么应开始使用胫骨截骨导向器夹具和截骨导板重新固定，并恰当地重新截骨纠正它们的对位关系。

股骨远端截骨

切除胫骨近端后，伸直膝关节插入与上述相同大小的间隔垫块于关节间隙中。一直到前方挡块接触到前面股骨为止。前方的骨赘可能需要清除才能正确地放置截骨器。伸直膝关节，确保截骨导板支撑于胫骨表面，并接触到股骨远端。注意膝关节不要过度伸直。用螺钉将截骨导板固定在股骨上。将膝关节处于轻度屈曲位避免后方关节囊过紧，从而卡住锯片。在保护内侧副韧带（MCL）复合体的同时，执行截骨，并拆下螺丝和截骨器。为了避免损伤腘窝后方组织，膝关节伸直状态下不要将锯片过度伸到股骨远端的后方。使用骨刀把骨块撬起，并小心取出骨碎块，且不要带任何软组织。一般情况下，会从股骨远端截取约 5mm 厚度的骨块，将取下的骨块进行测量，以证实截骨是准确的。虽然我们使用的假体的厚

度约为 6.5mm，但锯片本身有一定的厚度或"截槽"，并且严重的关节软骨表面也有一定的磨损。股骨远端做 5mm 的截骨厚度通常会使膝关节在屈伸间隙松紧恰恰合适。

间隙间隔垫技术

选择与前面测得的匹配的屈伸间隙间隔测试垫。将较厚的"伸直"端插入膝关节间隙。测试垫块的厚度是胫骨表面和股骨远端组件的联合厚度。检查是否可以达到完全伸直，然后弯曲 5°~10° 松解后方结构。测试保留下来的韧带张力，至少应该有 2mm 的松紧度。由于在固定平台 UKR 中不存在垫片脱位的风险，因此可以容忍更大的韧带松弛度弥补矫正不足，并且放入的垫片不要太厚。如果考虑张力松解度可以，再次确认下一组厚的屈伸间隙测试垫块是否太紧，以及薄的太松。最重要的是，下肢对位关系要求轻微的矫正不足，韧带张力要求至少 2mm 的松弛度。

测量膝关节屈曲间隙时将膝关节屈曲大约 100°，并插入屈伸间隙间隔测试垫的薄的一端。要求可以相对容易地插入，并存在至少 2mm 的松紧。屈伸间隙间隔测试垫屈曲端较薄，因为后髁是完整的；测试垫块考虑到了预截骨的厚度。

正如教科书上所描述的，屈伸间隙测量的过程往往并不是特别的明确。主要由手术医生在插入和尝试间隙检查器时感受到的阻力来衡量，

随着术者经验的积累准确性变得越来越高（图 4.7）。

屈伸间隙的不平衡

如果屈曲间隙合适但伸直间隙紧张，那么确定膝关节在屈曲的时候后关节囊是松弛的。如果伸直间隙仍然很紧，那么考虑重新对股骨远端增加截骨 1mm。

如果伸直间隙合适，但屈曲间隙紧，那么就把通常保留的股骨后髁截掉一部分。去除 1~2mm 关节软骨，并再次检查屈曲间隙。如果屈曲间隙仍比伸直间隙紧，那么再次检查胫骨平台截骨的后倾角度，并评估内侧副韧带（MCL）的张力。增加后倾角度重新进行胫骨截骨可能会解决这个问题。

如果股骨远端截骨足够精确，胫骨侧的截骨也没有问题，那么如上所述的那些问题一般不会出现。

股骨的测定和截骨

股骨尺寸测定器 / 精致导向器用于测量股骨的大小。股骨尺寸测定器 / 精致导向器的外形轮廓与相应植入物的轮廓相匹配。膝关节屈曲约 100°，并将股骨尺寸测定器 / 精致导向器的脚插入关节中平面靠在截骨后的远端股骨髁上。暴露

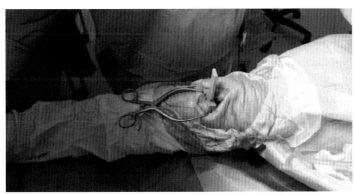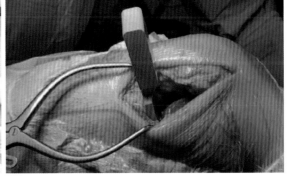

图 4.7　使用测试垫测量屈伸间隙

股骨髁需要将髌骨轻微牵向外侧。使用特里索恩（Trethowan）骨钉或类似物固定在股骨髁内侧的边缘处，正好可以将髌骨向外侧安全地牵拉，同时也保护了关节面。确保没有软组织或增生的骨赘夹在精致导向器与远端股骨髁之间，它将影响髁的定位和测量。在选取股骨尺寸测定器 / 精致导向器时，对软骨下裸露的骨组织用电刀进行标记，这将有助于选择正确的尺寸（图 4.8）。股骨尺寸测定器 / 精致导向器的外侧边缘应与股骨内髁的外侧边缘平行，并尽可能地偏外侧，但又不能形成台阶。股骨尺寸测定器 / 精致导向器的前缘上方应暴露 2~3mm 的骨组织（图 4.8）。如果股骨髁介于两个尺寸之间，选择较小的尺寸，这样有助于防止髌骨冲击假体。确认没有超过内侧或外侧的边缘，并将长头螺钉（48mm）插入最前方孔中。小心地固定螺钉，特别是在软骨上。将股骨组件对应在胫骨侧中心处的关键是将组件侧方对齐。这样避免了假体边缘应力不均匀，当膝关节屈伸活动中，就可能会增加磨损率或导致过早的松动。

是否存在旋转应该再次检查，因为在这个阶段仍然可以进行稍微调整。胫骨截骨面应平行于精致导向器的后缘。插入屈曲间隙测试垫，使其与胫骨截骨面平行，支撑到股骨尺寸测定器 / 精

致导向器下方，确保两个切面平行。取一枚螺钉插入顶部的固定销孔中，再取第二枚螺钉插入与凹槽截骨平行的前倾定位销孔中，注意固定的最后几圈要缓慢一些。如果为了增加稳定性，可以使用第三枚螺钉插入最靠近髁间凹口处的中间孔内。如果此孔已被占用，则必须在完成股骨截骨之前把股骨尺寸测定器 / 精致导向器取出。注意螺钉的长度和方向，尽可能避免穿透后方骨皮质。

先钻前柱孔。这减少了软骨下骨的体积；锯片与导向器凹槽之间必须是可活动的，以减少导向器随着振动出现移位。保护 MCL 并对后髁进行截骨。在做截骨之前，确保第三枚螺钉已被移除，并且片不会穿透后方结构或损坏 ACL。取下螺钉、导向器和骨头碎块。用骨刀去除任何可能影响屈曲的后方骨赘。

随着关节间隙的进一步暴露，残余的半月板可以进行切除，将髋关节轻度内收、膝关节屈曲并外旋小腿，暴露后方组织去除后方残留的软组织。

胫骨侧的尺寸和准备

插入合适的胫骨尺寸测定器，将测定器的头

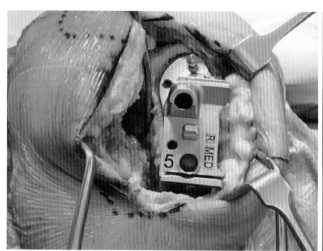
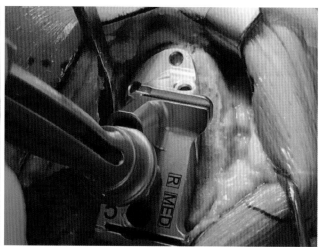

图 4.8 股骨尺寸测定器 / 精致导向器位置。注意前方骨表面的标记，并确保标记可见。导向器的后缘与胫骨截骨表面平行，导向器前缘上方暴露 2~3mm 的骨组织。用一个骨钉固定将髌骨牵向外侧，骨钉处于切口中同时利用杠杆作用抵住了髌骨内侧面

端覆盖在胫骨截骨面上。确保大小合适，测定器的后缘应与后方皮质齐平，侧边的直缘靠在矢状截骨形成的表面上，其大小不应超出中间或前缘（图 4.9）。该临时固定接骨板（PPK）有一个凸缘钩在胫骨的后边缘，尺寸器上的刻度表示每个相应胫骨的 AP 位的尺寸。如果测量 AP 方向的时候存在悬出胫骨平台内侧缘，那么需要在胫骨矢状截骨线偏外侧再次进行截骨。如果没有必要重新进行矢状截骨，那么则使用小一号的尺寸测定器。将胫骨尺寸器边缘的多余骨进行修整切除，可以使用纵锯或骨刀辅助完成，尤其是在骨质非常硬的情况下。

放入适当尺寸的胫骨临时固定接骨板进行初试，观察其大小是否合适。如胫骨截骨面与接骨板之间存在微小间隙，可使用打器敲击表面使之贴附，并用螺钉固定，注意固定螺钉时要小心，以防止临时固定接骨板滑动，特别是表面存在软骨的情况下。在临时固定接骨板（PPK）中钻一个后倾 20° 的胫骨固定栓孔。

进行试复位

屈曲膝关节放置适当大小的临时股骨试模。插入长柄并用骨锤打压将其固定牢固。确保与截

骨面贴附。选择先前使用的屈曲 / 伸展测试垫块厚度匹配的试模。确保试模组件之间没有软组织。伸直膝关节，让膝关节在一定范围内活动，检查其力线和韧带松紧度。根据间隙测定器的评估，在完全伸直和屈曲 100° 程度下要求有 2mm 的松紧度（图 4.10）。一般来说，因保留了前后交叉韧带，所以屈曲膝关节时可以允许更松弛一些。如果使用的是 8mm 的间隔测试垫但屈伸活动中松紧程度达不到 2mm，那么需要将胫骨侧增加截骨。反之如果屈伸时其松紧程度大于 2mm，那么则增加测试垫块的厚度，直到松紧达到合适的张力。在我们使用的器械中，测试垫件的厚度为 8~14mm 不等。确保临时股骨试模、胫骨固定临时接骨板以及关节间隙测试垫之间在整个运动活动当中没有存在局部边缘的应力过大。因为局部边缘应力过大有可能导致磨损加快。最后，确保临时股骨试模不会对髌骨形成撞击。

植入假体

使用脉压冲枪用大量的水冲洗截骨表面，并用纱布擦干。在硬化骨的表面相距约 5mm 的地方钻 2mm 孔，可以提高骨水泥的渗透。同时将胫骨外旋可以改善暴露情况。将骨水泥涂抹在胫骨假

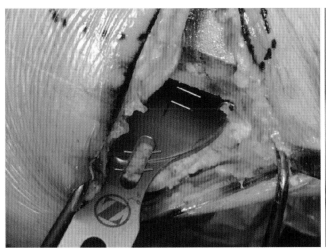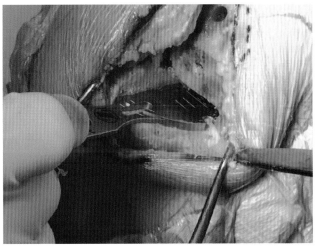

图 4.9 使用胫骨尺寸测定器的测定。胫骨尺寸测定器应与前方皮质对齐，避免任何有悬出平台的部位。合适的大小可通过大一号或小一号的胫骨测定器来帮助完成

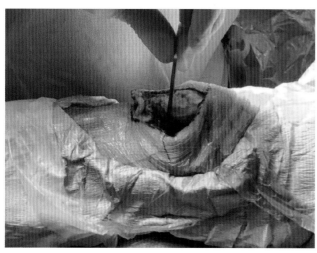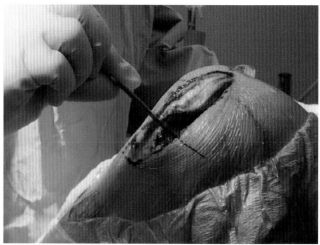

图 4.10 用 2mm 间隙测试垫片检查软组织的张力。术者应该能够只使用拇指和食指即可将间隔测试垫片滑入关节间隙

体的背面和截骨表面，尽量不要在骨组织或假体的后方使用过多的骨水泥。可以用水泥枪、手指或同时用这两种方法对骨水泥进行加压，理想情况下渗透骨组织 3~4mm。将胫骨假体由后向前进行压配，就像挤牙膏一样向前挤压骨水泥，减少后面难以取出多余的骨水泥。在进行这项操作时，可以用骨刀或骨凿这类工具辅助完成。胫骨假体坐上之后，打器可以先在后面使用，然后逐渐向前移动，使部件完全固定好。

去除多余的骨水泥；使用前方 90° 弯曲止血钳方便去除假体后方多余的骨水泥。确保内侧副韧带（MCL）后方没有多余的骨水泥，因为这是导致疼痛刺激的主要原因。在涂抹骨水泥之前，有经验的术者（NL）会在胫骨截骨面内侧缘周围垫上一层薄薄的纱布，但确定不要遮挡到需要涂抹骨水泥的截骨面上。一旦假体植入完成，将纱布向前抽出，就会很容易带出大部分内侧骨水泥。当然在去除纱布的过程中假体的牢固是很重要的。

转而进行股骨侧的清洗并拭干截骨面。向前牵开髌骨和软组织，以避免将其卡在假体下方。使用 8mm 间隔测试垫或小试模保护股骨假体不受金属胫骨底板的影响。在植入假体的后髁上涂上一层薄薄的骨水泥，确保其不会超出边缘，并在其余接触面涂上一层较厚的骨水泥。挤压涂抹骨

水泥，使骨水泥渗透到股骨远端髁的截骨面和后髁的截骨面的 3~4mm。注意小心后髁上的骨水泥，因为在植入过程中，骨水泥会被从后髁挤压出去导致很难取出。完全屈曲膝关节，首先使用较长的手柄插入并固定股骨假体，小心对准股骨截骨面。然后将膝关节保持伸直 70° 并进行敲打，直到与截骨面贴服。清除多余的骨水泥，但注意不要划伤关节假体表面。

重新放入活动平台的试模确认是否为所需厚度。这时候可以暂不取出，直到骨水泥凝固硬化。尽量不要在骨水泥凝固前插入聚乙烯衬垫，以防止活动平台装配过程中胫骨假体抬升。确保胫骨金属底板没有骨碎片和血迹。将聚乙烯垫片向后放入胫骨基座的凹口中，然后使用提供的插入器将活动衬垫进行固定。注意防止胫骨金属组件抬起，而不是聚乙烯衬垫的卡扣结构。

用脉压冲洗腔灌洗膝关节，检查有无骨水泥残渣和骨碎片，特别是正常活动过程中对内侧副韧带（MCL）及假体的固定平台周围反复检查，最后关闭伤口（图 4.11）。

总结

使用固定平台的 UKR 可为单间室骨关节炎患

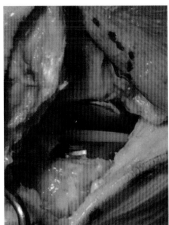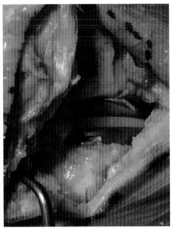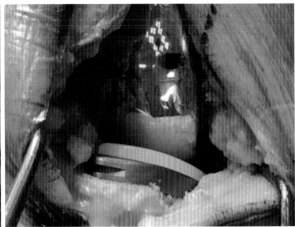

图 4.11 最后的植入物。注意留有 2mm 的松弛度（左图和中间图）。中间图和右图显示，在膝关节伸直和屈曲时，股骨髁的关节位于垫片上

者提供良好的镇痛效果。与全膝关节置换术相比，它改善膝关节的运动和功能，这是由于相对保留了本身的软组织和韧带结构[5]，使比较活跃的患者除了不能进行跑步，其他活动均能够恢复到之前的状态。然而，缺乏经验的术者，如果不遵照主要原则，结果可能会差很多。切记不要过度纠正内翻畸形。因为那样将加速侧间室骨性关节炎的进展，并导致早期 UKA 的失败转而去进行全膝关节置换作为补救。在这种情况下，主要表现为关节功能恢复不良，与假体本身无关。注意胫骨金属假体与胫骨截骨面的匹配关系，以防止植入假体的下沉。如果出现假体超出截骨面，尤其是在内侧副韧带（MCL）处，患者的疼痛刺激及耐受性会很差。整个膝关节活动过程中，应该有最佳对位关系，从而降低局部应力不均匀。这会直接影响假体的使用寿命并且造成假体的过早松动。

参考文献

[1] Liddle AD, Pandit H, Judge A, Murray DW, Liddle AD, Mrcs DP, et al. Optimal usage of unicompartmental knee arthroplasty: a study of 41 986 cases from the national joint registry for England and Wales. Bone Joint J [Internet]. 2015 [cited 2017 Aug 14];97:1506–1511. Available from: http://bjj. boneandjoint.org.uk/content/jbjsbr/97-B/11/1506. full.pdf.

[2] Brown NM, Sheth NP, Davis K, Berend ME, Lombardi A V., Berend KR, et al. Total knee arthroplasty has higher postoperative morbidity than unicompartmental knee arthroplasty: a multicenter analysis. J Arthroplasty [Internet]. 2012 Sep [cited 2017 Aug 10];27(8):86–90. Available from: http://www.ncbi. nlm.nih.gov/pubmed/22560653.

[3] Liddle AD, Judge A, Pandit H, Murray DW. Adverse outcomes after total and unicompartmental knee replacement in 101â€ˆ330 matched patients: a study of data from the National Joint Registry for England and Wales. Lancet [Internet]. 2014 [cited 2017 May 9];384:1437–1445. Available from: http://www.thelancet.com/pdfs/journals/lancet/PIIS0140-6736(14)60419-0.pdf

[4] Zimmer B. Persona ™ partial knee instrument system surgical technique. 1st ed. Warsaw: Zimmer Biomet; 2017.

[5] Parratte S, Pauly V, Aubaniac JM, Argenson JN. No long-term difference between fixed and mobile medial unicompartmental arthroplasty. Clin Orthop Relat Res [Internet]. Springer; 2012 Jan [cited 2017 Nov 24];470(1):61–68. Available from: http://www. ncbi. nlm.nih.gov/pubmed/21732024.

第五章　内侧活动垫片部分膝关节置换术的手术步骤

Michael Berend, David Murray

介绍

　　内侧活动垫片部分膝关节置换术（MB-PKA）在过去的 40 年里已经被广泛应用（图 5.1）[1-23]。使用活动式垫片植入物的目的是恢复正常的膝关节运动，通过增加植入物的顺应性而降低聚乙烯应力来减少聚合物磨损。然而，重要的是，活动垫片部分膝关节置换术（PKA）需要严格地符合适应证和较高的外科技术，而这些是部分膝关节置换术（PKA）临床成功和存活的关键因素。本章将回顾活动垫片部分膝关节置换术的非常重要的手术步骤[17, 18]。

适应证

　　内侧骨性关节炎（AMOA）是内侧部分膝关节置换术的主要适应证[1, 5, 7]。这是一种特定的关节炎类型，最初由古德费罗（Goodfellow）和怀特（White）等描述（JBJS-Br，1991）[5]。骨性关节炎应出现在骨关节内侧室、功能完整的前交叉韧带（ACL）和内侧副韧带（MCL）、功能完整的外侧室软骨中。这些标准最好用放射学方法来证明。股骨内侧髁或胫骨内侧平台的骨坏死也是内侧活动垫片部分膝关节置换术（MB-PKA）的指征。对于活动垫片部分膝关节置换术（MB-PKA），库西纳（Kozinn）和斯科特（Scott）[6]的禁忌证不适用，因此高达 50% 的膝骨关节炎可以

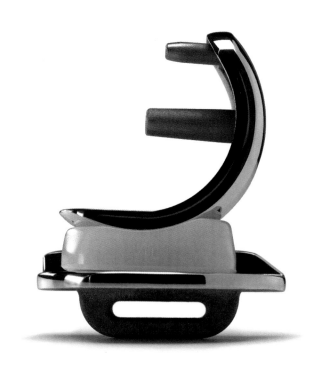

图 5.1　内侧活动垫片部分膝关节置换术（印第安纳州，华沙，Zimmer Biomet 牛津膝关节系统）。双柱股骨组件，带龙骨胫骨组件，可活动聚乙烯垫片

满足适应证[19]。

手术肢体体位

　　手术肢体用高至大腿的止血带固定，并由加垫的大腿后支撑物支撑（图 5.2）。这样可以让腿在手术过程中自由悬挂。应该将患者移到床的侧

图 5.2　患者在腘窝近侧采用加垫大腿支撑的吊腿技术使膝关节屈曲度超过 110°

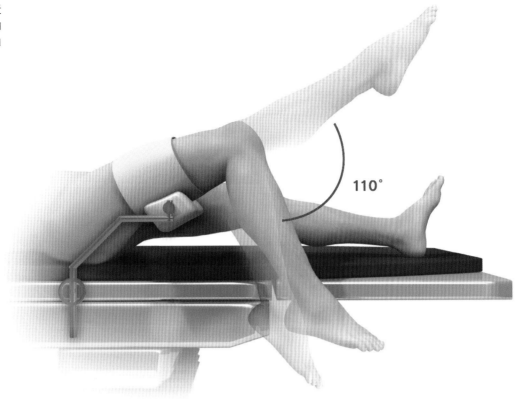

面，最终位置应该有大约 30° 的髋关节屈曲，这使得在手术过程中膝关节可以弯曲到大约 110°。应注意使大腿支撑脱离腘窝。当手术台折弯，非手术腿弯曲约 90° 时，非手术腿可在大腿后部下方的软垫支撑下自由悬挂。

暴露

在对腿部进行无菌准备后，用弹力绷带或抬高腿部驱血，并充气止血带。切口应从髌骨上缘内侧开始，略微倾斜至胫骨结节内侧。如果需要的话，可以在近端和远端进行延长。插入自锁式牵引器。进行内侧关节切开时，向上延伸至股骨内侧，向下延伸至胫骨结节。

深部解剖首先去除内侧半月板的前角和部分脂肪垫，不阻挡关节内视野，然后将自锁式牵引器插入关节中。剥离胫骨前软组织，可清楚看到关节表面。胫骨内侧不能剥离，以免损伤内侧副

韧带深层纤维。

应完成前交叉韧带、髌股关节表面和外侧关节表面的检查。从髁间棘、股骨内侧、胫骨前部和前交叉韧带下止点附近移除骨赘。

胫骨准备

胫骨假体放置的目标是纠正内翻、外翻和胫骨后倾 7°。旋转位置应与原始膝关节运动学的屈曲轴 / 平面一致。切除厚度应该是安装胫骨假体和 3~4mm 可移动垫片所需的最小厚度[9, 10]。这是通过胫骨髓外导向器和"勺子 / 夹子"系统实现的，该系统参照患者个体软骨厚度引导切除深度（图 5.3）。在胫骨水平切割过程中，应注意保护内侧副韧带（MCL）不受摆动锯的影响。锯切前插入一个薄的弯曲牵开器。

EM 胫骨切除导向器的位置与胫骨前嵴平行，呈中立位摆放，无内、外翻。导向器顶部的切除

图 5.3 胫骨髓外切除演示了决定切除深度的"勺子""G 夹"系统。胫骨后倾目标为 7°

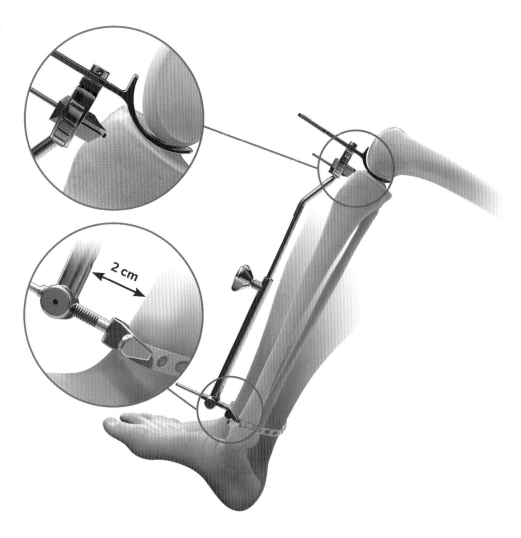

表面内置 7° 后倾（图 5.3）。以肥胖患者为例，倾向于矢状面上放置过多的后倾。在股骨后髁和胫骨内侧中间插入一个 1mm、2mm 或 3mm 的"勺子"器械。这样可以达到生理上的软组织张力。太紧会使胫骨切除不足，太松可能会过度切除目标深度。一个 3mm 或 4mm 的"G 夹"将勺子连接到胫骨切除导向器的顶部。然后在外侧针孔内将导杆固定在胫骨近端。在锯切过程中，柯氏夹具通常有助于稳定导轨。

在进行垂直切割之前，暴露胫骨内侧柱，并用透热（电灼法）在内侧柱做标记。垂直切除时应屈膝 40°~100°，与膝关节屈曲轴在同一平面（也可指向髂前上棘）。锯子可能会损坏 ACL 的一些纤维，但这无关紧要。为了保护腘窝内的神经血管结构，可以使用尖端钝化的锯片。

根据外科医生的喜好，水平切除可以用导向器或平坦的表面来完成，关键是水平。如果需要开槽导轨，则导轨的顶部切割面是模块化的，可以在设置深度并用开槽导轨替换后移除。同样，在这一点上，MCL 应该受到保护。一旦两次锯切都完成，用 Kocher 钳将胫骨切除。如果很难移除，伸直膝关节可能会有所帮助。将股骨导轨设置为适当的厚度，然后以屈曲时插入，以确保足够的胫骨切除深度。如果它完全是紧绷的，应该去除后内侧骨赘，并且应该从股骨后部去除少量软骨，直到导向器能够容易地插入为止。

股骨假体大小调整

股骨假体的大小可以根据患者的性别和身高初步选择（一般情况下，身材小的女性应该是小号的，而身材大的男性应该是大号的，其余的应该是中号的）。然后用与股骨植入物半径相同的股骨后方勺子进行确认。勺子的远端范围应该达到完整的股骨软骨的位置，而不是 AMOA 软骨丢失的地方。最后可以用胫骨大小进行检查：A 或 B 胫骨通常与小号股骨有关，C 或 D 胫骨通常与中等大号股骨相关，E 或 F 胫骨通常与大股骨相关。股骨植入物的大小指导股骨准备，一旦开始股骨钻孔就不应改变。

股骨准备

采用髓内连接的股骨引导系统（图 5.4）。中空 IM 杆插入到凹槽顶部上方 1cm 处的凹槽内侧。常见的错误包括插入孔的位置太低。股骨钻头导向器的后部插入股骨后髁和切除的胫骨表面之间，膝关节处于屈曲状态。

一个带有平行销钉的"连杆"连接了空心 IM 杆和钻头导向器，它将钻头导向器和钻孔位置设置为相对于 IM 管外翻 7°、屈曲 10°。钻头导向器的后脚应与完整的股骨后软骨相对。这将植入物的位置设置在屈曲状态，因为从股骨后部切除的软骨的量等于股骨植入物替换的量，从而使关节线保持在屈曲状态（图 5.4）。

该连接控制股骨导轨的方向，但不控制其内

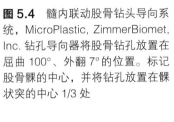

图 5.4　髓内联动股骨钻头导向系统，MicroPlastic, ZimmerBiomet, Inc. 钻孔导向器将股骨钻孔放置在屈曲 100°、外翻 7° 的位置。标记股骨髁的中心，并将钻孔放置在髁状突的中心 1/3 处

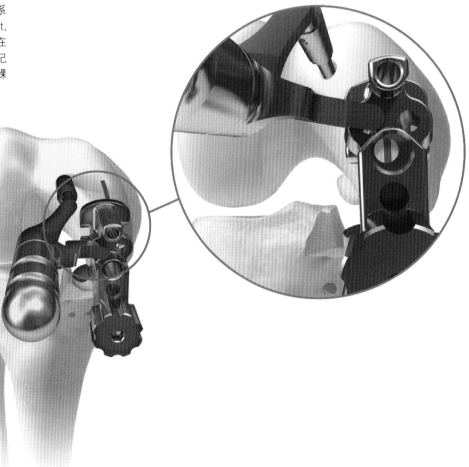

侧位置。它的位置应该调整，这样 6mm 的洞就在髁状突的中心或略有侧向。钻头导向器的上－内侧部分与最终的股骨植入物具有相同的形状，这允许调整位置以防止股骨突出。然后在股骨的中间 1/3 处钻 4mm 和 6mm 的股骨孔。插入股骨后髁导向器，取出股骨后髁。在此步骤中应注意保护 MCL 不受摆动锯的影响。

屈曲和伸直间隙平衡

后髁切除后，去除剩余的内侧半月板，然后用球磨机在 0-spigot 上成形股骨，将其插入紧靠股骨髁球中心的 6mm 钻孔中（图 5.5）。最初的铣削不会移除任何远端股骨，而是创建一个球形，以形成匹配股骨植入物的形状。所有剩余的股骨后内侧骨赘均应切除。

然后插入无龙骨的胫骨试模和股骨试模，并用校准的"触角规"评估屈曲和伸直间隙。在屈曲 110° 时评估屈曲间隙。去掉量规，然后插入较小的塞尺，测量 10°~20° 屈曲范围内的伸直间隙。伸展间隙不能在完全伸直时测量，因为后囊在伸直时很紧，目的是平衡韧带。屈曲和伸直之间的差值以毫米为单位计算。选择对应于屈曲和伸直

之间的数值差异的插口尺寸，并且再次铣削股骨远端。再次测量屈曲和伸直间隙以确保它们相等。有时需要第三次铣削来平衡间隙。

碰撞防护

对于任何 PKA，尤其是内侧 MB-PKA，应避免聚乙烯撞击剩余的骨赘。这减少了移动垫片的磨损和脱位。在试验过程中必须评估深屈和完全伸直时的撞击情况。器械的设计目的是帮助评估和减少撞击。开槽撞击导向器有助于评估和移除残留的后方骨赘。超过股骨后方假体范围的残留骨赘应该被移除（图 5.6）。

使用撞击导向器也可以减少伸直时对垫片的撞击，该撞击导向器以凹进的方式移除适量的股

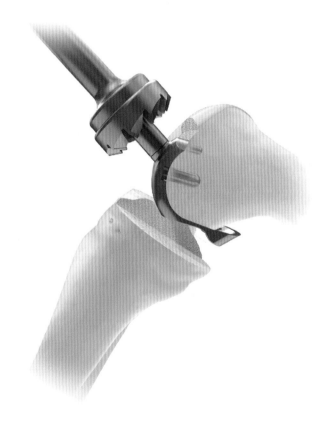

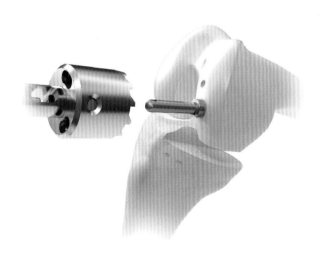

图 5.5 带插口和球磨机系统的股骨远端校准设备。Microplasty, Zimmer-Biomet

图 5.6 防止移动垫片撞击股骨前后骨赘

骨前部，以允许活动垫片在完全伸直时不接触保留的骨为宜。

胫骨准备

插入适当大小的胫骨、股骨和可移动垫片模板，应评估垫片撞击。垫片不应该接触模板壁。如果接触，胫骨垂直切除应该向外侧再做 1~2mm。取出垫片和股骨假体，并评估胫骨假体的大小。理想情况下，该部件应完全由皮质支撑，并且不应向外伸出皮质超过 1mm。胫骨内侧骨赘应该忽略，不要切除，因为 MCL 的深层纤维可能会受损。

胫骨试模的位置应该是正确的，这样它的后表面就可以使用拆卸钩与后皮质对齐，然后将其固定到位。在握住销子的同时，模板不会移动，龙骨槽是使用龙骨切割锯成形的。槽底部的任何骨屑都应用胶合镐清除。然后进行最后的试验，以确保假体匹配工作令人满意。

胫骨及股骨近端假体的骨水泥固定

硬化表面用钻头打孔，然后用充满抗生素的脉冲冲洗和干燥。我们使用水泥枪和骨刀将骨水泥加压到钻孔和胫骨龙骨槽中。胫骨首先被黏合，然后用神经钩和小吸引头去除多余的骨水泥。外科大功率前灯有助于评估关节的后部。

然后黏合股骨植入物，去除多余的骨水泥，然后用校准的测压计在 45℃ 的温度下对两个部件进行加压，直到骨水泥变硬。塞尺比所需的最终垫片大 1mm，有助于确保骨水泥加压和渗透。

垫片插入和闭合

最后插入垫片，膝关节弯曲 100°，然后膝关节伸直。发出"咔嗒"声可确保垫片插入，然后进行标准的关节囊周围麻醉和缝合。

非骨水泥固定

骨水泥固定和非骨水泥固定的适应证是相同的，除了在需要 XS 胫骨假体非常小的患者中，使用骨水泥固定是明智的[23]。这些非水泥部件没有被 FDA 批准在美国使用。

骨水泥固定和非骨水泥固定的手术技术基本相同，但也有一些重要的区别。在非骨水泥固定的股骨侧，必须小心不要损坏 6mm 的孔。尤其是不使用骨领去除器是明智的，因为它可能会损坏洞，而应使用咬骨钳。

胫骨准备时应特别小心，以尽量减少骨折的风险。应避免胫骨二次处理：如果难以插入股骨钻孔导板，应从股骨后部取出少量软骨，使关节线抬高约 1mm。垂直锯切不能太深，这可以通过先进行水平切割，然后插入垫片来阻止垂直切割过深。应使用开槽锯导板、非骨水泥显微成形模板和非骨水泥龙骨切割锯。应该手动插入胫骨模板，如果插不进去，就需要重复锯切一次，并使用水泥镐。无骨水泥的胫骨部分由引导器插入，胫骨假体和胫骨之间的软组织在假体安装之前被移除。应该使用轻型锤子。如果假体没有完全贴附，可以稍微翘一点，因为它会在术后稳定下来，可用轻锤和打器撞击股骨假体。

参考文献

[1] Berend KR, Lombardi AV Jr, Adams JB. Obesity, young age, patellofemoral disease, and anterior knee pain: identifying the unicondylar arthroplasty patient in the United States. Orthopedics. 2007;30(5 Suppl):19–23.

[2] Berend KR, Lombardi AV Jr, Mallory TH, Adams JB, Groseth KL. Early failure of minimally invasive unicompartmental knee arthroplasty is associated with obesity. Clin Orthop Relat Res. 2005;440:60–66.

[3] Price AJ, Waite JC, Svard U. Long-term clinical results of the medial Oxford unicompartmental knee arthroplasty. Clin Orthop Relat Res. 2005;435:171–180.

[4] Price AJ, Svard U. A second decade lifetable survival analysis of the Oxford unicompartmental knee

arthroplasty. Clin Orthop Relat Res. 2010 Aug 13. (Epub ahead of print).

[5] White S, Ludkowski PF, Goodfellow J. Anteromedial O\ostcoarthritis of the knee. JBJS. 1991,73Br:582–586.

[6] Kozinn SC, Scott R. Unicondylar knee arthroplasty. JBJS. 1989;71Am:145–150.

[7] Berend KR, Lombardi AV Jr, Hurst JM, Morris M, Indications for UKA, Is there any science, AAOS OLC presentation, Oct 2010.

[8] TF MG, Ammeen DJ, Collier JP, Currier BH, Engh GA. Rapid polyethylene failure of unicondylar tibial components sterilized with gamma irradiation in air and implanted after a long shelf life. J Bone Joint Surg Am. 2002;84–A(6):901–906.

[9] Small SR, Berend ME, Ritter MA, Buckley CA, Rogge RD. Metal backing significantly decreases tibial strains in a medial unicompartmental knee arthroplasty model. J Arthroplast. 2010;26(5):777–782.

[10] Small SR, Berend ME, Ritter MA, Buckley CA. Bearing mobility affects tibial strain in mobilebearing unicompartmental knee arthroplasty. Surg Technol Int. 2010;19:185–190.

[11] Psychoyios V, Crawford RW, O'Connor JJ, Murray DW. Wear of congruent meniscal bearings in unicompartmental knee arthroplasty: a retrieval study of 16 specimens. J Bone Joint Surg Br. 1998 Nov;80(6):976–982.

[12] Collier MB, Engh CA Jr, Engh GA. Shelf age of the polyethylene tibial component and outcome of unicondylar knee arthroplasty. J Bone Joint Surg Am. 2004;86-A(4):763–769.

[13] Hamilton WG, Collier MB, Tarabee E, McAuley JP, Engh CA Jr, Engh GA. Incidence and reasons for reoperation after minimally invasive unicompartmental knee arthroplasty. J Arthroplast. 2006;21(6 Suppl 2):98–107.

[14] McGovern TF, Ammeen DJ, Collier JP, Currier BH, Engh GA. Rapid polyethylene failure of unicondylar tibial components sterilized with gamma irradiation in air and implanted after a long shelf life. J Bone Joint Surg Am. 2002;84-A(6):901–906.

[15] Kendrick BJ, Longino D, Pandit H, Svard U, Gill HS, Dodd CA, Murray DW, Price AJ. Polyethylene wear in Oxford unicompartmental knee replacement: a retrieval study of 47 bearings. J Bone Joint Surg Br.2010;92(3):367–373.

[16] Price AJ, Svard U. A second decade lifetable survival analysis of the Oxford unicompartmental knee arthroplasty. Clin Orthop Relat Res. 2011;469(1):174–179. https://doi.org/10.1007/s11999-010-1506-2.

[17] Price AJ, Waite JC, Svard U. Long-term clinical results of the medial Oxford unicompartmental knee arthroplasty. Clin Orthop Relat Res. 2005;435:171–180.

[18] Svärd UC, Price AJ. Oxford medial unicompartmental knee arthroplasty. A survival analysis of an independent series. J Bone Joint Surg Br. 2001;83(2):191–194.

[19] Ritter MA, Faris PM, Thong AE, Davis KE, Meding JB, Berend ME. Intra-operative findings in varus osteoarthritis of the knee. An analysis of pre-operative alignment in potential candidates for unicompartmental arthroplasty. J Bone Joint Surg Br. 2004;86(1):43–47.

[20] Gulati A, Chau R, Pandit HG, Gray H, Price AJ, Dodd CA, Murray DW. The incidence of physiological radiolucency following Oxford unicompartmental knee replacement and its relationship to outcome. J Bone Joint Surg Br. 2009;91(7):896–902.

[21] Aleto TJ, Berend ME, Ritter MA, Faris PM, Meneghini RM. Early failure of unicompartmental knee arthroplasty leading to revision. J Arthroplast. 2008;23(2):159–163.

[22] Clarius M, Hauck C, Seeger JB, James A, Murray DW, Aldinger PR. Pulsed lavage reduces the incidence of radiolucent lines under the tibial tray of Oxford unicompartmental knee arthroplasty: pulsed lavage versus syringe lavage. Int Orthop. 2009;33(6):1585–1590. Epub 2009 Feb 14.

[23] Pandit H, Jenkins C, Beard DJ, Gallagher J, Price AJ, Dodd CA, Goodfellow JW, Murray DW. Cementless Oxford unicompartmental knee replacement shows reduced radiolucency at one year. J Bone Joint Surg Br. 2009;91(2):185–189.

第六章　膝关节外侧部分置换术的手术步骤

C. Batailler, Jacob Haynes, C. Bankhead, Kevin Fricka, E. Servien, William Hamilton, S. Lustig

介绍

　　单室性胫股关节骨性关节炎通常影响膝关节内侧室，但在 10% 的病例中，外侧室主要受累。对于单纯性外侧间室性关节炎患者，手术选择包括截骨术、全膝关节置换术或单室关节置换术。在某些情况下，与全膝关节置换术（TKA）相比，外侧单室膝关节置换术（UKA）可以提供更快的恢复和更好的功能。此外，它保留了骨质，可以很容易地改为 TKA。虽然目前的 10 年存活率大于 90%，但外侧 UKA 需要特定的适应证，而且仍然是一种技术要求很高的手术。内侧和外侧的生物力学差异解释了适应证和手术技术之间的差异。了解这些差异是至关重要的，这样才能在中长期随访中获得良好的结果。

适应证

　　外侧 UKA 的适应证应以临床和影像学标准为基础。外翻畸形和 / 或股骨外侧髁发育不良的病理性负重导致的外侧骨性关节炎是外侧 UKA 的历史指征（图 6.1）。目前的适应证包括伴有先天性膝外翻的疼痛性骨性关节炎、自发性股骨髁坏死，以及外伤后或外侧半月板切除术后外翻膝关节。外侧骨关节炎出现症状时，手术选择包括截骨术、单室关节置换术或全膝关节置换术。随

着最近的技术改进和现代植入物，外侧 UKA 的适应证已经扩大，而且比内侧 UKA 的严格程度要低[1]。此外，许多外翻膝在负重时也存在动态内翻力矩。如果外翻小于 15°，则在站立状态施加在膝关节上的负荷将通过内侧间室传递。因此，术后对外侧室的作用力很低，因此对假体的作用力也很小。

　　年龄不应该是一个绝对的限制因素，在某些适应证（例如创伤后），可以建议对 60 岁以下的患者进行外侧 UKA[2, 3]。股骨远端和 / 或胫骨高位产生内翻的截骨术可以用来治疗年轻和活跃的患者由于外翻畸形引起的外侧骨性关节炎。然而，产生内翻的截骨术比产生外翻的截骨术要求更高。此外，与胫骨高位内翻畸形截骨术相比，产生内翻的截骨术的结果和存活率通常更难预测。据报道，截骨术后的恢复时间比 UKA 要长得多。由于这些原因，即使在 60 岁以下的患者中，外侧 UKA 也是首选。此外，UKA 仍然是老年人口（85 岁及以上）的绝佳选择。

　　超重的患者也不是严格的禁忌。虽然 UKA 的早期报告认为肥胖是相对的禁忌证，但其他研究并未发现身体质量指数（BMI）与预后之间的相关性[4, 5]。UKA 的使用寿命似乎更与运动有关，而不是 BMI。

　　前交叉韧带（ACL）应该是正常的或重建的。然而，临床上存在中度的前松弛并不妨碍外侧

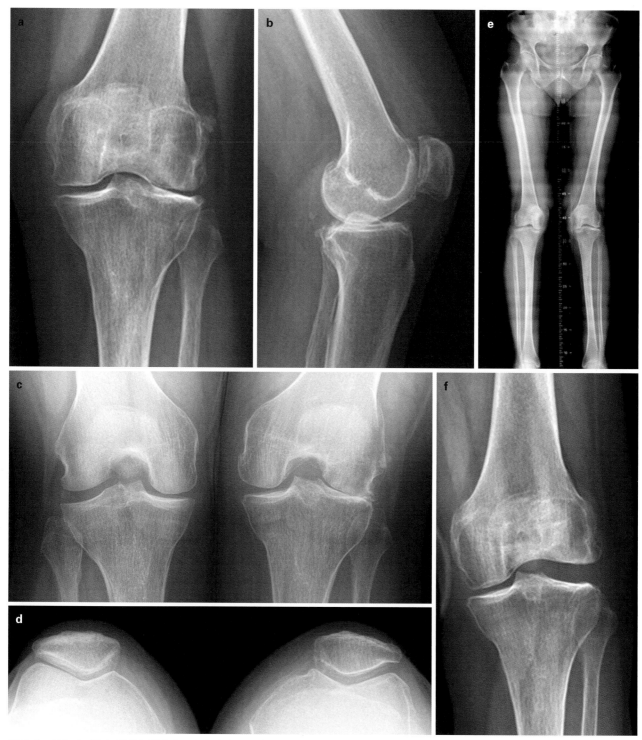

图 6.1 外翻畸形和股骨外侧髁发育不良所致的胫股外侧骨性关节炎。(a) 左膝正位 X 线显示胫股外侧骨性关节炎 3 期 (Kellgren–Lawrence 分级)，没有内侧平移，也没有明显的内侧骨性关节炎。(b) 左膝关节侧位片显示前平移不足，后碟形凹陷缺失，提示前交叉韧带损伤。(c) 髌骨轴位观：左膝显示胫股外侧骨性关节炎进展期。(d) 屈膝 30° 髌骨观：无明显髌股骨性关节炎。(e) 全长双侧立位 X 线片。HKA 角为 188°。(f) 在有内翻应力的 X 线片上，膝外翻的这种变形很容易被还原

UKA 的使用。临床和侧位 X 线片对松弛程度进行了评估，并对其进行了前向应力分析。从应力角度看，前移位大于 10mm 或后方碟形凹陷，反映了 ACL 的损伤，可以作为外侧 UKA 时进行 ACL 重建的指征[6]。

对于外侧 UKA，术前畸形应限制在 194° 的胫股角（总外翻小于 14°）。如果临床检查不容易做到可还原性，可以通过正位 X 线片和内翻应力来判断。不需要完全矫正，因为目的是证明关节内磨损引起的部分畸形得到纠正，而不是整个畸形，并证明没有因内侧室内翻应力而塌陷。

术前活动范围必须正常或接近正常，屈曲大于 100°，伸直不超过 10°。

内侧或髌股间室有骨性关节炎的临床或放射学征象是外侧关节置换术的禁忌证。然而，对于年龄超过 70 岁，有时显的合并症和低活动水平的无症状性髌股骨性关节炎患者也可以行外侧 UKA。此外，外侧骨赘切除可以与 UKA 一起进行，缓解外侧髌股骨性关节炎患者疼痛。

我们认为任何形式的炎性关节炎都是外侧 UKA 的绝对禁忌证，因为剩余的间室可能会迅速退化。

术前计划

临床检查

在膝关节的临床检查中，外科医生必须评估膝关节的活动范围和可矫正性。如果活动范围不好，或外翻畸形不可减少，则禁用外侧 UKA。在内翻应力测试过程中，外翻畸形应该是可以完全或几乎完全矫正的。对疼痛的评估也是至关重要的。内侧或前室疼痛被认为是外侧 UKA 的禁忌证。在冠状面和矢状面也应仔细评估关节的稳定性。应特别注意创伤后外翻膝关节的冠状面稳定性的评估。对前交叉韧带的评估应谨慎，因为膝关节关节炎的疼痛和肿胀可能会限制轴移试验。

放射影像 / 成像

X 线分析系统包括膝关节正位片、侧位片、双侧立位全身片，内、外翻应力片和屈膝 30° 时的轴位片。45° PA 屈位也非常有助于显示在 AP 位未被认识的外侧间室关节炎（图 6.2）[7]。

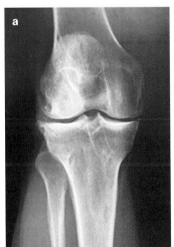
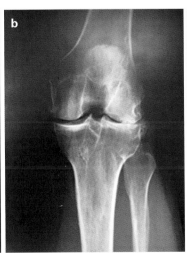
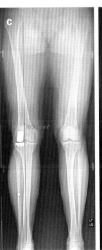
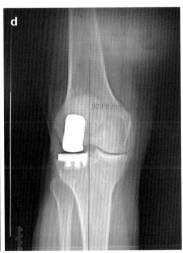

图 6.2　正侧位和屈曲正侧位显示第 4 期（凯尔格伦和劳伦斯）胫股关节炎，无外翻畸形。（a）站立正位片。（b）PA 屈位片。术后全长位和站立位 X 线片显示膝关节外侧部分置换术的假体对假体位置良好，全身 X 线片上没有过度矫正的证据。一种避免过度矫正和进行性内侧关节炎的表面修复术。（c）术后全长 X 线片。（d）术后站立 AP 片

术前 X 线片应评估下肢外翻畸形、可矫正性、前交叉韧带功能不全的征象（胫骨前移大于10mm，胫骨后方塌陷），髌股关节间隙变窄。AP切面上的胫股半脱位也表明 ACL 功能不全，因此是 UKA 的禁忌证。术前 X 线片对于确定膝关节外翻的来源至关重要。存在 4 种不同的情况：

· 继发于髋关节病变的外翻膝。

· 真实的胫骨外翻角度所致的轴向偏差。

· 中、重度外侧髁发育不良。

· 与外侧半月板切除后遗症或胫骨平台或外侧髁骨折有关的创伤后外翻膝。

前两种情况很少见，而且首选的治疗方法很少是外侧 UKA（最好是 TKA 或截骨术）。外侧髁状突发育不良是最常见的指征，但需要特别考虑。根据髁状突发育不良的严重程度，必须调整股骨假体的位置。当髁状突发育不良严重时，最好不要通过抬高胫骨植入物来匹配，而是使用位于更远端和更后方的股骨假体。这项技术在冠状面和矢状面矫正了原始位置的发育不良。此选择可以避免创建关节线差异并恢复解剖关节空间。在外伤后或半月板切除后外翻膝关节，不需要考虑股骨发育不良。相反，外科医生应该预见到较差的骨质量，并考虑可能植骨或在横断面上使用加强螺钉的需要。在胫骨外侧平台有粉碎性骨折和凹陷的情况下，推荐使用螺钉或钢板来加强软骨下骨（图 6.3）[8]。

有时，当临床上有关于前交叉韧带功能的问题时，就需要做磁共振成像（MRI）。

患者期望

外侧骨性关节炎通常比内侧骨性关节炎耐受性好。因此，如果患者年轻且活跃，了解他们为什么要接受外侧 UKA 是很重要的。如果主要动机是回归高水平的体育活动，那么外侧 UKA 不是最合适的解决方案。顽固性疼痛和日常生活能力的严重限制是手术的唯一理由，特别是对于年轻和活跃的患者。术前准备包括保持活动范围以防止术后膝关节挛缩的风险，以及在手术前锻炼股四头肌的力量。

手术技术

麻醉与手术定位

该手术既可以在全身麻醉下进行，也可以在硬膜外麻醉下进行。患者仰卧在标准的手术台上，有一个定位器，可以根据外科医生的喜好将膝关节弯曲并保持在 90°，并使用或不使用止血带。

方法

作者最喜欢的入路是外侧髌骨旁入路，尽管有些作者使用了内侧髌骨旁入路[9]。

切口上限在髌骨上极，远端界线在胫骨粗隆外侧关节线以下 2cm。然后使用外侧、股中或股下入路打开关节囊。髂胫束不会从其远端附着点处剥离。另外切除髌骨外侧 1/4 可以改善显露（图6.4）。髌骨将被拉向内侧，以使显露成为可能。在视觉效果不佳的情况下，切口可以向近端延伸。胫骨结节截骨术通常不需要很好地显露。

然后检查髌股间室和前交叉韧带，以确认单独的外侧室骨性关节炎。

髁间窝内的任何骨赘都应移除，以避免后期撞击 ACL。相反，位于股骨外侧髁上的骨赘应该在手术期间得到保留，以帮助股骨假体的最终定位。事实上，股骨假体应该尽可能位于外侧，有时与外侧骨赘接触。在截骨前，确定并标记股骨髁前部和胫骨平台前部之间的前接触点是很重要的。此标记表示股骨部件的前界。

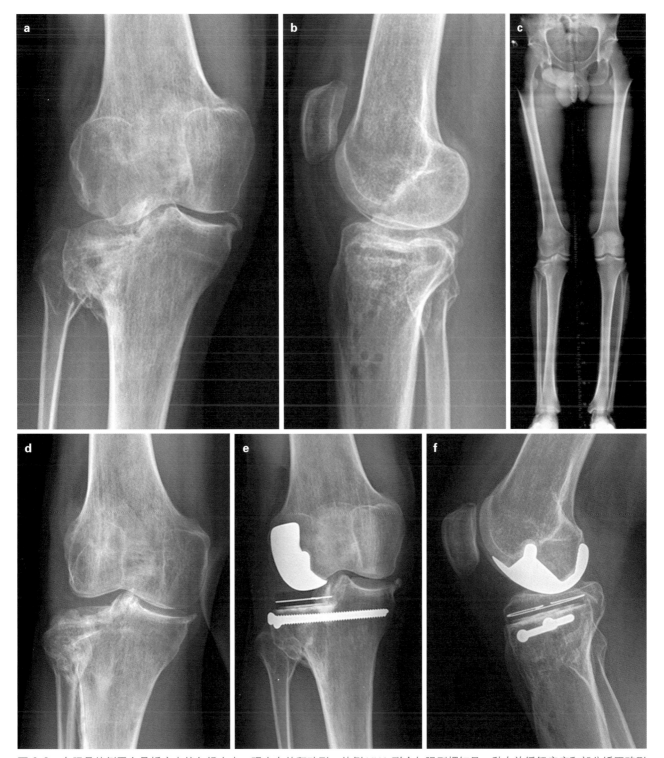

图 6.3 有胫骨外侧平台骨折病史的年轻患者，现在有外翻畸形。外侧 UKA 联合加强型螺钉是一种有效缓解疼痛和部分矫正畸形的好方法。（a）右膝的正位片。（b）右膝的侧位片。（c）双侧全长立位 X 线片。HKA 角为 189°。（d）在有内翻应力的 X 线片上，这种畸形仍然是可纠正的。（e）外侧 UKA 与加强螺钉的正位片。（f）带加强螺钉的外侧 UKA 侧位图

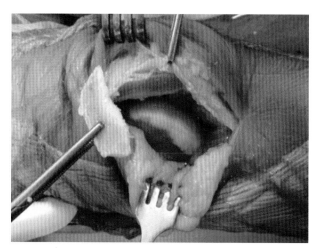

图6.4 额外切除髌骨外侧 1/4 和去除脂肪垫外侧部分可以改善显露情况

小贴士

·去除脂肪垫的外侧部分，以改善暴露，便于髌骨活动。

·如果显露困难，进行部分外侧小关节切除术。

·保留股骨髁外侧骨赘。

胫骨切除

胫骨外侧缘的松解应该是最小的。对周围韧带结构的保护在 UKA 中是必不可少的，并保证在韧带平衡测试中发挥作用。

胫骨轴通常是正常的（90°）。如果外科医生使用发育不全的外侧髁作为胫骨切除的参考，将导致胫骨外翻切除。因此，胫骨切除应在髓外引导下进行，以获得距胫骨轴线 90°的切除。进行最小的胫骨切除（最大 4mm）是非常重要的，因为股骨一侧最常受到外侧骨性关节炎的影响。小范围的胫骨切除使外科医生能够维持胫骨皮质的强大支撑，同时保持近端较大的接触区。如果外科医生想要保持一定程度的外翻，就不应该用胫骨切除，而应该用股骨切除。在我们的经验中，没有迹象表明有胫骨外翻切除或过多胫骨切除。胫

骨切除的斜度应按照外侧室的自然斜度，以避免屈曲（前斜度）过紧，并保护 ACL（高后斜度）。

矢状切开要精确，操作要慎重。应该注意保护胫骨结节，靠近它们，但不损伤它们。胫骨外侧平台由于"螺钉复位"机制而发生外旋转，所以矢状切割线会有一些内旋转，从而穿过髌腱，然后髌腱就会挡住锯片的方向。一些外科医生建议切断髌腱，而包括作者在内的其他外科医生则建议小心地保护髌腱，使这个矢状切面沿着选定的线徒手进行（图 6.5）。在这个矢状切面中，不超过预定的远端切除极限也很重要。如果不这样做，可能会导致负重过程中胫骨外侧平台的继发性骨折。

股骨切除

实施股骨切割的具体技术取决于假体，但不

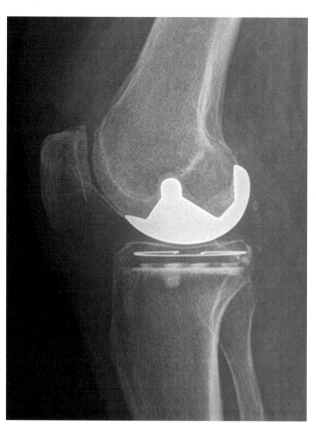

图6.5 股骨髁部发育不良的外侧 UKA 术中，股骨植入物不应按照股骨解剖结构，而应比自然髁部更远和更向后方，如此侧位图所示

同的植入物的原理和主要步骤是相似的。

　　股骨远端的切割可以在髓内导向器的帮助下进行，也可以通过依赖于胫骨切除的切割导向器进行。这种股骨远端切除应该是最小的，以允许股骨远端植入物填补股骨的磨损。然后可以使用专用间隔块检查屈伸间隙。接下来，一旦设置了植入物旋转，剩余的股骨切割（后部切割和侧角）将用大小合适的切割块完成。

　　如果患者表现为股骨髁发育不良，股骨植入物不应以现在的股骨解剖结构为标准，而应放置在更远端和更后方，以增大发育不全的髁（图6.6）。后方切除应最小，以填补后方缺失，并在屈曲和伸直时获得相同的间隙。采用这种方法，股骨表面植入物可用于补充和填补外侧髁突发育不良的 UKA。

小贴士

　　·胫骨切除应该是最小的（最大 4mm）。
　　·胫骨切口的坡度应再现原坡度。可以沿关节线放置一枚针，探测胫骨平台的前缘和后缘，代表解剖学上的倾斜度。
　　·胫骨矢状切口应内旋并横跨髌腱。

　　切割块的适当旋转是至关重要的。股骨切割块的外侧应按照髁状突的外侧，以避免伸直时过度的内旋转。

　　切割块的大小是通过在股骨髁上的解剖中心位置和垂直于切除的胫骨平台的长轴之间寻找最佳折中来确定的。股骨假体的前缘（以及切割块的前缘）应该位于手术开始时确定的前接触点的标记处。该点位于通过进行远端切割而形成的软骨 - 骨界面后方 1~2mm 处。风险在于选择过大的股骨假体。当在两个相似的装配尺寸之间进行选择时，外科医生应该选择较小的尺寸，以避免将植入物放在太靠前的位置，使其与髌骨沟相撞击。

　　一旦完成后方和斜角切除，并移除切割导向器，就必须去除后方骨赘，以获得最佳屈曲，并避免在高屈曲状态下与聚乙烯垫片发生后方撞击。

小贴士

　　·股骨切口应向远端，以补偿股骨磨损。
　　·股骨髁发育不良，股骨植入物不应以现在的股骨解剖结构为标准，而应放置在更远端和更后方，以增大发育不全的髁。
　　·股骨切割导向器的旋转应遵循股骨髁的自然旋转。
　　·由于有撞击髌骨的风险，应避免过大的股骨假体。

植入物的定位

　　胫骨的大小是在所有切割完成后选择的。假体应该最大限度地覆盖胫骨，在冠状面或矢状面都不会有任何突出。在调整胫骨大小和骨床制备的过程中，将腿放在内旋或懒散体形的 4 个位置可以更好地暴露胫骨外侧平台。

　　植入物在外侧 UKA 中的位置是获得良好效果的关键。定位时必须考虑到膝关节伸直时的"螺旋归位"机制。在膝关节屈膝 20° 到完全伸直之间，胫骨发生外旋（伴随着相应的胫骨平台上股骨的内旋），导致两个十字韧带收紧，从而锁定膝关节。这种运动被称为"螺旋归位"机制[6]。由于这一现象，即使在屈曲状态下良好的股骨内固定位置也可能导致伸直时过度的内旋转，并对胫骨隆起造成撞击（图 6.7）。

　　因此，胫骨植入物应尽可能靠近胫骨隆起，内旋角度应为 10°~15° [10-12]。另外，股骨屈曲时的位置应扩大侧向旋转，并应偏向外侧。股骨植入物应尽可能位于外侧，几乎在外侧骨赘上，以获得与胫骨的理想接触，而不会撞击胫骨隆起

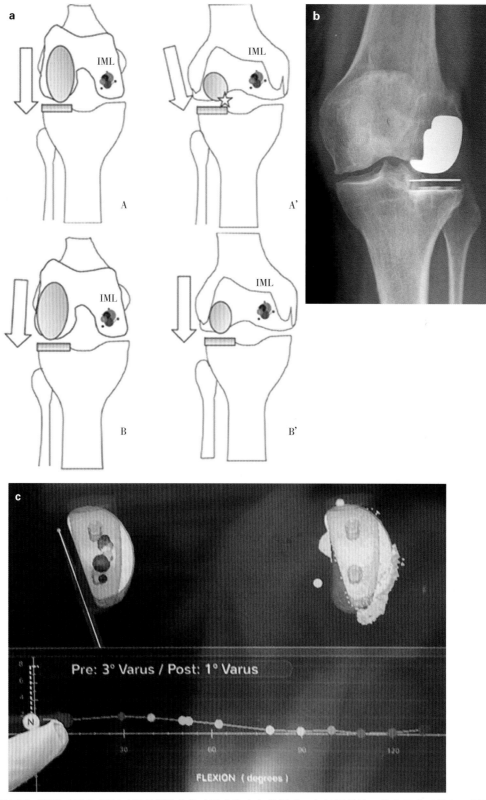

图 6.6（a）显示出"螺旋归位"机制对股骨假体定位（屈曲伸直）的影响。如果股骨植入物在屈曲时位于股骨髁的中心，则在伸直时股骨植入物与胫骨棘突之间存在撞击的风险。相反，如果股骨假体在屈曲时尽可能向外侧放置，则股骨假体在伸直时会居中于胫骨假体上，而不会受到撞击。（b）左膝正位图，显示"螺旋归位"机制。在屈曲状态下良好的股骨内固定位置可能会导致伸直时过多的内旋转，并对胫骨棘突造成撞击。（c）在机器人辅助 UKA 过程中，"螺旋归位"机制很容易识别。这张在机器人辅助的人工关节置换术中规划的图片显示了两种植入物在屈曲状态下的位置，以及旋转时的差异

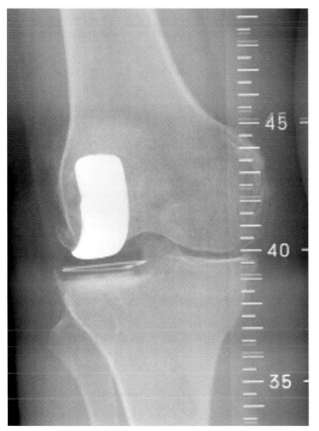

图 6.7　在 17 年随访的左侧 UKA 的正位上，股骨植入物尽可能位于外侧骨赘上

（图 6.6 和图 6.8）。在假体试验过程中，检查股骨假体是否在伸直时撞击胫骨隆起是很重要的，这可以归因于屈曲时缺乏外旋。在伸直和屈曲时，股骨假体的内侧应与胫骨假体的中部一致。

测试部件还允许外科医生测试屈曲 - 伸直间隙，并选择合适的聚乙烯垫片高度。由于股骨发育不良，聚乙烯垫片通常比内侧厚。然而，为了避免内侧间室过高的压力，不能过度矫正外侧 UKA 的畸形。外侧人工关节置换术的理念是只矫正关节磨损（表面处理），尊重任何关节外的结构畸形（而不是完全矫正畸形）。因此，在手术结束时，外科医生应该通过在屈曲 15° 时进行内翻应力测试来确认外侧存在残余松弛。如果没有进行韧带松解，这是保证假体欠矫正的最好方法。

对于确定部件的放置，首先插入胫骨植入物，然后插入股骨部件。插入胫骨假体之后或股骨假体之后，再插入聚乙烯垫片。

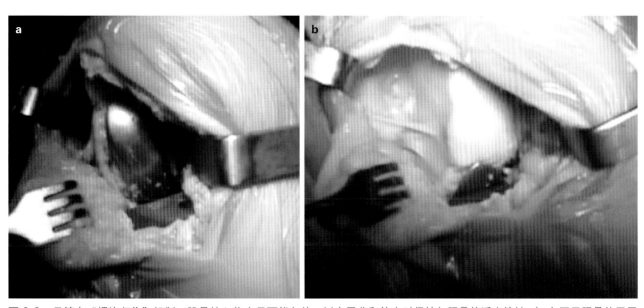

图 6.8　尽管有"螺旋归位"机制，股骨植入物应尽可能向外，以在屈曲和伸直时保持与胫骨的适当接触。(a）图示胫骨处于屈曲状态下的假体。(b）图示胫骨处于伸直状态下的假体

小贴士

· 假体在外侧 UKA 中的定位必须考虑到"螺旋归位"机制。

· 胫骨假体的内旋角度应为 10°~15°。

· 股骨假体应尽可能位于外侧，几乎位于外侧骨赘上。

· 屈曲时股骨假体的外侧旋转应被扩大。

· 绝对避免畸形矫治过度，只矫正关节磨损。

关闭

从外侧关节手术开始到伤口闭合都是在膝关节屈曲状态下进行的。伤口对齐通常不需要特殊处理，所以开布利什（Keblish）技术是没有必要的。根据外科医生的喜好，如果需要，可以使用引流管。一些外科医生在术后放置一个止痛泵，特别是在使用股神经阻滞麻醉的情况下。

术后康复

外侧 UKA 术后的处理和康复与全膝关节置换术相似。血栓栓塞预防对于减少深静脉血栓形成（DVT）的发生率很重要[13, 14]，尽管里德尔（Liddle）等[15]发表的结果显示，与接受 TKA 的患者相比，UKA 术后 DVT 的发生率较低。阿司匹林通常用于一般风险患者，而华法林或 Xa 因子抑制剂用于高危患者。在手术当天，患者可以承受全部重量，并被指示走动。在门诊进行手术的患者由康复科的护士或理疗师进行评估。出院回家前，患者必须证明能够走动和顺利排尿，并对股四头肌有完整的运动控制。辅助设备，通常是拐杖或助行器，在手术后使用 1~2 周，以帮助行走期间的稳定性。门诊理疗课程和家庭锻炼计划的重点是加强股四头肌和活动范围的锻炼。此外，最近的文献表明，UKA 术后患者可能不需要

正式的术后物理治疗[16]。

并发症

尽管采用了所有措施来确保最佳结果，但外侧 UKA 术后确实会出现并发症。最常见的并发症包括其他间室骨性关节炎的早期进展和假体松动[17]。术前未能发现内侧间室的关节炎改变和肢体过度矫正成内翻畸形，是早期进展为症状性胫股内侧骨性关节炎的最常见原因。与内侧 UKA 相比，外侧 UKA 术后胫骨假体松动可能较少。由于膝外翻的站立状态存在动态内翻力矩，因此对外侧室和假体的应力较小。良好的假体位置和细致的骨水泥技术是减少这种并发症的重要因素。另外两个并发症与植入物的大小和位置有关。第一种是伸膝时股骨假体在胫骨棘上的内旋撞击。这种现象是由于胫股外侧间室的"螺旋归位"机制导致的外侧 UKA 所特有的。通过在屈曲状态下向外旋转股骨假体，并确保胫骨假体有足够的内旋，可以避免这种并发症。第二个植入物特有的并发症是膝关节屈曲时股骨假体前部撞击髌骨外侧面。当股骨假体过大，导致滑车沟外侧有一个突出的植入物时，就会发生这种情况。理想情况下，股骨假体的前缘应该位于关节软骨和软骨下骨的交界处或稍微后方。应在关节安装前对最终植入物的位置进行彻底评估，以评估"螺旋归位"机制的完整性，并确保股骨假体没有与髌骨或胫骨棘发生撞击。聚乙烯的磨损率非常低，在一项检索研究中，现代固定垫片植入物的平均磨损率为 0.07mm/a[18]。复发性关节出血是一种罕见的并发症，可在内侧或外侧 UKA 以及全膝关节置换术后观察到。关节置换术和第一次关节出血之间的平均间隔已被证明长达 20 个月[19]。保守治疗是最初的治疗方法；然而，一些患者进展到需要手术干预。关节假体之间增生的滑膜撞击是最常见的原因，需要完全切除滑膜[20, 21]。与接受 TKA 的患者相比，接受 UKA 的患者的主要并发症，包括感染、中风、心肌梗死和肺栓塞的发生率较低[15]。

结果

文献显示，通过正确的患者选择和手术技术，UKA 的 10 年存活率超过 90%，与 TKA 相当[22, 23]。由于胫股关节炎通常影响内侧间室，评估外侧关节置换术结果的研究较少。早期的研究表明，外侧 UKAS 的临床存活率高于内侧 UKAS。最近的研究显示，类似的植入物生存曲线长达 22 年[22, 24]。使用活动平台假体治疗外侧 UKA 的失败率很高，据报道脱位的发生率高达 10%，而固定平台植入物显示出更高的植入物存活率。活动平台植入物不推荐用于外侧髁关节置换术[22]。术前诊断为骨关节炎或外侧室骨坏死而行外侧 UKA 的患者比因创伤后关节炎接受外侧 UKA 的患者预后更好[25, 26]。

结论

外侧单室人工关节置换术是 UKAS 的少数，在胫股骨性关节炎的部分膝关节置换术中所占比例不到 10%[22]。正确的患者选择，正确的植入物大小选择和位置，避免术后外翻畸形的过度矫正对于确保良好的患者预后至关重要。将外侧人工关节置换术作为表面处理而不是畸形矫正，有助于将进行性内侧间室关节炎的并发症降至最低（图 6.2）。考虑到外侧室的移动性较大，应该使用固定平台假体。与内侧单室人工关节置换术相比，外侧 UKA 在合适的患者中显示出稍好的假体存活率和预后。严格把握适应证可以提高患者对外侧单室人工关节置换治疗外侧胫股关节炎的手术满意度和植入物存活率。

参考文献

[1] Servien E, Ait Si Selmi T, Neyret P, Verdonk P. How to select candidates for lateral unicompartmental prosthesis. Curr Orthop Pract. 2008;19:451–458.

[2] Swienckowski JJ, Pennington DW. Unicompartmental knee arthroplasty in patients sixty years of age or younger. J Bone Joint Surg Am. 2004;86-A(Suppl 1):131–142.

[3] Lustig S, Lording T, Frank F, Debette C, Servien E, Neyret P. Progression of medial osteoarthritis and long term results of lateral unicompartmental arthroplasty: 10 to 18 year follow-up of 54 consecutive implants. Knee. 2014;21(Suppl 1):S26–S32.

[4] Argenson JN, Chevrol-Benkeddache Y, Aubaniac JM. Modern unicompartmental knee arthroplasty with cement: a three to ten-year follow-up study. J Bone Joint Surg Am. 2002;84-A:2235–2239.

[5] Berger RA, Meneghini RM, Jacobs JJ, Sheinkop MB, Della Valle CJ, Rosenberg AG, et al. Results of unicompartmental knee arthroplasty at a minimum of ten years of follow-up. J Bone Joint Surg Am. 2005;87:999–1006.

[6] Ollivier M, Abdel MP, Parratte S, Argenson JN. Lateral unicondylar knee arthroplasty (UKA): contemporary indications, surgical technique, and results. Int Orthop. 2014;38:449–455.

[7] Rosenberg TD, Paulos LE, Parker RD, Coward DB, Scott SM. The forty-five-degree posteroanterior flexion weight-bearing radiograph of the knee. J Bone Joint Surg Am. 1988;70(10):1479–1483.

[8] Lustig S, Parratte S, Magnussen RA, Argenson JN, Neyret P. Lateral unicompartmental knee arthroplasty relieves pain and improves function in posttraumatic osteoarthritis. Clin Orthop Relat Res. 2012;470:69–76.

[9] Sah AP, Scott RD. Lateral unicompartmental knee arthroplasty through a medial approach: surgical technique. J Bone Joint Surg Am. 2008;90(Suppl 2 Pt 2):195–205.

[10] Pennington DW, Swienckowski JJ, Lutes WB, Drake GN. Lateral unicompartmental knee arthroplasty: survivorship and technical considerations at an average follow-up of 12.4 years. J Arthroplast. 2006;21:13–17.

[11] Berend KR, Kolczun MC 2nd, George JW Jr, Lombardi AV Jr. Lateral unicompartmental knee arthroplasty through a lateral parapatellar approach has high early survivorship. Clin Orthop Relat Res. 2012;470:77–83.

[12] Servien E, Fary C, Lustig S, Demey G, Saffarini M, Chomel S, et al. Tibial component rotation assessment using CT scan in medial and lateral unicompartmental knee arthroplasty. Orthop Traumatol Surg Res. 2011;97:272–275.

[13] Griffin T, et al. Unicompartmental knee arthroplasty for the treatment of unicompartmental osteoarthritis: a systematic study. ANZ J Surg. 2007;77(4):214–221.

[14] Haas SB, et al. Venous thromboembolic disease after total hip and knee arthroplasty. J Bone Joint Surg

Am.2008;90(12):2764–2780.

[15] Liddle AD, Judge A, Pandit H, Murray DW. Adverse outcomes after total and unicompartmental knee replacement in 101,330 matched patients: a study of data from the National Joint Registry for England and Wales. Lancet. 2014 Oct 18;384(9952): 1437–1445. Erratum in: Lancet. 2015 Feb 28;385(9970): 774.

[16] Fillingham YA, Crizer M, Culvern C, Bohl DD, Lonner JH, Della Valle CJ. Formal physical therapy may not be essential following unicompartmental knee arthroplasty: a randomized clinical trial. American association of hip and knee surgeons annual meeting, 2017.Podium Presentation: Paper #55.

[17] Bertani A, et al. Unicompartmental-knee arthroplasty for treatment of lateral gonarthrosis: about 30 cases. Midterm results. Rev Chir Orthop Reparatrice Appar Mot. 2008;94(8):763–770.

[18] Kendrick BJ, et al. Polyethylene wear in Oxford unicompartmental knee replacement: a retrieval study of 47 bearings. J Bone Joint Surg Br. 2010;92(3):367–373.

[19] Worland RL, Jessup DE. Recurrent hemarthrosis after total knee arthroplasty. J Arthroplast. 1996;11(8):977–978.

[20] Asanuma K, et al. Recurrent hemarthrosis after unicompartmental knee arthroplasty. Orthopedics.2011;34(9):e578–e580.

[21] Ohdera T, et al. Recurrent hemarthrosis after knee joint arthroplasty: etiology and treatment. J Arthroplast.2004;19(2):157–161.

[22] Argenson JN, et al. Long-term results with a lateral unicondylar replacement. Clin Orthop Relat Res.2008;466(11):2686–2693.

[23] Engh GA. Orthopaedic crossfire – can we justify unicondylar arthroplasty as a temporizing procedure?in the affirmative. J Arthroplast. 2002;17(4 Suppl 1):54–55.

[24] Gacon G. Differences between lateral and medial unicompartmental prostheses. Eur J Orthop Surg Traumatol. 1995;5(3):223.

[25] Parratte S, et al. Unicompartmental knee arthroplasty for avascular osteonecrosis. Clin Orthop Relat Res.2007;464:37–42.

[26] Sah AP, Scott RD. Lateral unicompartmental knee arthroplasty through a medial approach. Study with an average five-year follow-up. J Bone Joint Surg Am.2007;89(9):1948–1954.

第七章　老年患者的部分膝关节置换术

Alexandre Lunebourg, Bill Jiranek

什么是老年患者

　　对于"老年患者"的定义可能众说纷纭，全世界的平均寿命是 72 岁，发达国家的平均寿命略高（美国为 79 岁，日本为 85 岁）[1]。在所有国家，女性的生存率都略高于男性。许多内科医生都认为，对于膝关节置换术而言，"高龄"的合理定义等于或大于 70 岁。这意味着"老年患者"平均还能再活 10~15 年。这表明，单髁关节置换术的必要寿命需要在 10~15 年之间，才能为患者提供无翻修功能。有几项研究表明单髁关节置换术具有良好的长期功能[2-4]。与 TKA 相比，PKA 的翻修率更高，因此也受到了批评，但最近的研究表明，在 75 岁以上患有膝关节内侧室骨关节炎的患者中，UKA 的存活率与 TKA 相当（平均 8 年，最大随访 16 年）[5]。

为什么作者要对老年患者做 PKA，与全膝关节置换术相比有什么优势

　　由于人口增长、人口老龄化、大众期望、经济增长、对保健干预措施的投资以及改善诊断和治疗，对肌肉骨骼保健的需求预计将大幅增加[6]。预期寿命的增加将导致老年（> 70 岁）患者的数量增加。这组患者希望保持活跃和健康。预期寿命的增加和活动的增加意味着有症状的膝骨关节炎的数量会增加。除了越来越多的老年人（> 70 岁）更活跃的患者外，有证据表明，有症状的 OA 患者中有很大一部分（高达 80%）成角畸形（一个腔室比另一个腔室更易受累），这使他们成为单髁关节置换术的潜在候选方案[7]。

　　与全膝关节置换术相比，部分膝关节置换术的潜在优势包括更快的康复，住院时间缩短或不延长，功能和运动学更接近自然膝关节，以及降低主要并发症的风险[8, 9]。最近里德尔（Liddle）等报道称，接受 TKR 治疗的患者有更高的并发症风险；他们发生静脉血栓栓塞、心肌梗死或深部感染的可能性是正常人的 2 倍，发生中风的可能性是正常人的 3 倍，需要输血的可能性是正常人的 4 倍[10]。因此，这些患者在手术后的 30 天内死亡的可能性是正常人的 4 倍，在 8 年内死亡的可能性大约是正常人的 15%。住院时间更长，TKR 后再住院的可能性比 UKA 后更大[10]。因此，由于 PKA 比 TKA 危害小，在老年患者中进行 PKA 可能是一个有价值的选择。这些发现在西曼（Siman）等的比较回顾性研究中得到了证实。这表明 75 岁以上接受 UKA 治疗的患者，由于其创伤较小，同时保持可比的并发症和中期存活率，与 TKA 相比，其初期恢复更快[11]。

　　最近有几篇文章表明，就临床结果和生存率而言，PKA 可能是 70 岁或 70 岁以上患者的首选[5, 12-14]。豪伊森（Howieson）等在一项基于 13 项研究的 Mate 分析中显示，70 岁或 70 岁以上进行单髁关节成形术的患者具有良好的 KSS 结

果（72~95）和良好的 KSS 功能（56~92）。法布尔·奥布雷斯（Fabre-Aubrespy）显示，PKA 有一个更高的"遗忘关节"得分。

因此，PKA 在老年患者中是一个有价值的解决方案，因为它有可能降低发病率和死亡率，并在有限的翻修率下改善功能。但是，对于年轻患者，适应证、植入物类型、手术技术和患者的准备仍然是取得良好效果的重要部分。

单髁关节置换术的另一个重要理由是经济性。戈马维（Ghomrawi）等使用 Markov 决策分析模型证明，在美国，65 岁以上的患者单髁关节置换比全膝关节置换更具经济效益[15]。另一份来自美国的报告也表明，PKA 的成本比 UKA 的成本显著降低[16]。英国的一份报告指出，与 TKA 相比，单髁关节成形术的成本显著降低，功能效果增加[17]，而 PKA 的成本更低在比利时的另一个 Markov 分析模型中得到了证明[18]。芬兰的一份报告得出结论，单髁关节置换术与 TKA 比没有经济效益，但确实表明，老年患者的 PKA 比年轻患者的 PKA 更具经济效益[19]。

应该什么时候给老年患者做 PKA

很明显，所有关节置换术的寿命都是有限的。在老年患者中，所需的寿命较短，并且植入物在患者生命结束前发挥功能的可能性比年轻患者高。如果存活率可以接受，那么降低的成本和发病率以及增加的功能表明，在适当选择的患者中，部分膝关节置换术可能是更好的关节置换术。

理想的候选者是了解单髁关节置换术的优缺点并愿意接受稍微高一点的翻修机会的人。自从库西纳（Kozinn）和斯科特（Scott）32 年前的文章[20]以来，该手术的禁忌证清单已经减少。潘迪特（Pandit）等。将库西纳（Kozinn）和斯科特（Scott）标准应用于一组患者，发现体重超过 82kg、髌股关节存在软骨钙沉着症或骨暴露与他们组的较差结果无关，不应被视为禁忌证。

患者选择

详细的病史对于选择正确的 PKA 患者很重要，疼痛的性质和位置可以确定。将疼痛定位到某一特定区域可能是一个确定的信号，例如，如果患者指向内侧关节线，则为内侧间隔 DJD。对膝关节疼痛的普遍描述表明，PKA 可能不是正确的解决方案。疼痛的描述随着活动和症状的起起落落而恶化，这是退变性骨性关节炎很好的描述。近期关节镜下半月板部分切除术的病史往往是诱发因素，这些患者往往心烦意乱。有时轻微的创伤会导致疼痛明显加重。患者经常注意到成角畸形增加（图 7.1a）。外科医生应注意术前可实现多少被动矫正，因为这通常与手术时可实现的矫正相对应（图 7.1b）。

了解患者对非手术治疗的反应可能有助于确定关节成形术的成功。关节内注射利多卡因和类固醇不能缓解疼痛，应促使提供者寻找其他疼痛源，如髋关节或脊柱的疼痛。患者开始股四头肌训练计划后症状减轻表明患者已经遵守了训练计划，这对确定患者在其病情中的活动非常重要。70 岁以上的患者往往难以保持平衡，无论患者是否接受手术，使用倾斜板和单腿站立练习的治疗程序都非常有帮助。

体格检查对于确认病史中记录的症状很重要。应始终评估患者的步态，以检查是否有关节痛，角度不对正，是否有推力以及髋部或踝部异常，例如特伦德伦堡（Trendelenburg）移位或脚的扁平结节畸形。虽然尚不能完全确定可以用 PKA 治疗的冠状角畸形的程度，但许多专家认为 > 20° 内翻或外翻畸形可能不适用于 PKA。PKA 可能难以矫正矢状屈肌挛缩 > 10°。内翻外翻检查通常可以提供对侧隔室磨损程度的线索，但是如果外科医生不确定，可以进行应力 X 线检查。如果较少受累一侧的关节表面基本正常，则尽管存在骨赘，但仍可进行单髁关节置换术，并取得良好的效果[21]。

外科医生在确定患者是否为 PKA 的候选者

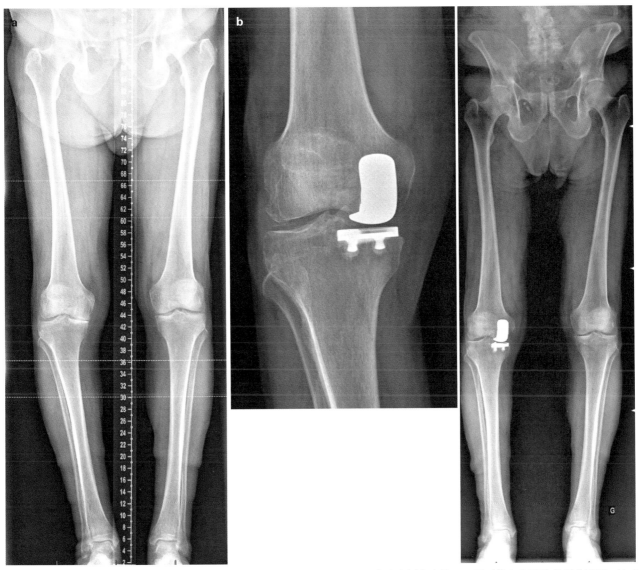

图 7.1 （a）1 例有半月板切除病史的 82 岁男子的术前 X 线片，其表现为膝盖内侧疼痛数月，同时伴有右膝关节屈曲畸形。（b）术后 1 年随访 X 线片。在内侧单髁关节置换术后，患者主诉右膝关节无明显疼痛且下肢伸直功能较术前明显改善

时，应仔细考虑影像学检查。需要一系列平扫的 AP、侧位和全长片。当然，负重 AP X 线片很重要，40° 屈曲的 PA 屈曲线片非常有助于区分股骨髁的后部磨损，特别是在外侧。如果外科医生关心对侧关节软骨的状况，可以使用铅防护手套对畸形施加力，进行应力 X 线检查。

在共享决策模型中，如果患者是单髁关节成形术的合理候选者，则应向患者提供此选项以及与 TKA 相关的风险 / 益处。如果患者在接受适当教育后对 PKA 不感兴趣，则不应谨慎地试图说服他们。

一旦决定手术，外科医生应仔细考虑患者的合并症，并在手术前优化任何可改变的危险因素，同时考虑这些合并症是否排除门诊手术指征。

老年患者 PKA 的技巧

确定"老年患者"的骨质量对于确定植入物的选择很重要。尽管目前正在为 PKA 开发无骨水泥植入物，但对于"老年患者"而言，骨水泥固

定是首选。因为有证据表明，80岁以上患者的免疫功能有所下降，因此，在这些患者中，混合抗生素骨水泥是合理的。

一些报告质疑薄的（厚度＜7mm）全聚乙烯胫骨组件的疗效，明智的做法是在所有"老年患者"中考虑金属支撑胫骨组件，但肯定是在严重骨质疏松的患者中。在骨量减少的情况下，骨科医生应小心放置胫骨上的假体，以避免胫骨中的应力"上升"导致骨折。

"老年患者"可以解决的畸形程度肯定不高于其他患者，内翻或外翻畸形大于20°在大多数情况下应该用TKA来解决。

膝关节置换术中的新技术（导航、患者专用器械、机器人技术）目前还不能证明其有效性。虽然人们对机器人辅助PKA以提高精确度非常感兴趣，但在目前的随访中，这并没有导致临床结果的改善。

内侧单髁关节成形术是目前最常见的PKA，内侧单髁关节成形术与外侧单髁关节成形术的比例在5∶1~10∶1。髌股关节置换术（PFA）的发生率可能低于外侧单髁关节置换术，尽管对于患有孤立性髌股关节炎的"老年患者"，如果操作得当，它可以是一个发病率低、功能好的手术。

门诊手术是否适合有PKA的老年患者

PKA门诊手术在美国和欧洲北部国家广泛开展。几年来，门诊手术在中欧的应用越来越多，主要是出于经济原因。同时，门诊手术是有效和安全的，临床效果可以接受[22]。为了实现既定和充分的标准化方案，纳入和排除标准以及患者和多学科团队心态的改变是实施门诊手术的关键因素。关于老年患者，赫斯特德（Husted）等研究了住院时间和患者满意度的预测因素，结果表明，髋关节和膝关节置换术后，年龄大被认为是延长住院时间的危险因素[23]。然而，伯杰（Berger）等。报道称，患者年龄、体重和BMI似乎不是门诊膝关节置换术的限制因素[24]。因此，虽然对老年人住院时间还有

争论，但重要的是要考虑到围绕老年患者和术前准备（关节分级、物理治疗、血红蛋白、营养和医疗状况）、术中管理（多模式镇痛、止血带、氨甲环酸、可的松）的所有因素，术后处理（早期动员、预防深静脉血栓形成）仍是关键。

结论

与年轻患者相比，老年患者对植入物的使用寿命要求较低，对手术的耐受性较低，活动度较年轻患者有所下降，可能是PKA的理想适应证。如果通过良好的患者选择、适当的植入物，使翻修率持续下降，则PKA会比TKA节省大量成本，以及获得良好的手术技术。

参考文献

[1] World Health Statistics 2016: Monitoring health for sustainable development goals. Paris: World Health Organization; 2016.p.3–12.

[2] Emerson RH, Higgins LL. Unicompartmental knee arthroplasty with the oxford prosthesis in patients with medial compartment arthritis. J Bone Joint Surg Am. 2008;90(1):118–122.

[3] Berger RA, Meneghini RM, Jacobs JJ, Sheinkop MB, Della Valle CJ, Rosenberg AG, Galante JO.Results of unicompartmental knee arthroplasty at a minimum of ten years of follow-up. J Bone Joint Surg Am. 2005;87(5):999–1006.

[4] Argenson JN,Blanc G,Aubaniac JM,Parratte S.Modern unicompartmental knee arthroplasty with cement: a concise follow-up, at a mean of twenty years, of a previous report. J Bone Joint Surg Am. 2013;95(10):905–909.

[5] Fabre-Aubrespy M, Ollivier M, Pesenti S, Parratte S, Argenson JN.Unicompartmental knee arthroplasty in patients older than 75 results in better clinical outcomes and similar survivorship compared to total knee Arthroplasty.A matched controlled study.J Arthroplasty. 2016;31(12):2668–2671. https://doi.org/10.1016/j.arth.2016.06.034. Epub 2016 Jun 29.

[6] Iorio R, Robb WJ, Healy WL, Berry DJ, Hozack WJ, Kyle RF, et al. Orthopaedic surgeon workforce and volume assessment for total hip and knee replacement

in the United States: preparing for an epidemic. J Bone Joint Surg Am. 2008;901:598–605.

[7] Riddle DL, Jiranek WA, Neff RS, Whitaker D, Hull JR, Extent of tibiofemoral osteoarthritis before knee arthroplasty: multicenter data from the osteoarthritis initiative. Clin Orthop Relat Res. 2012;470(10):2836–2842. https://doi.org/10.1007/s11999-012-2328-1. Epub 2012 Mar 27.

[8] Newman J, Pydisetty RV, Ackroyd C. Unicompartmental or total knee replacement the 15-year results of a prospective randomised controlled trial. J Bone Joint Surg (Br). 2009;91-B:52–57.

[9] Lim JW,Cousins GR,Clift BA,Ridley D,Johnston LR.Oxford Unicompartmental knee arthroplasty versus age and gender matched total knee arthroplasty–functional outcome and survivorship analysis. J Arthroplast. 2014;29(9):1779–1783.

[10] Liddle AD, Judge A, Pandit H, Murray DW. Adverse outcomes after total and unicompartmental knee replacement in 101 330 matched patients: a study of data from the National Joint Registry for England and Wales. Lancet 2014 Jul 7. [Epub ahead of print].

[11] Siman H, Kamath AF, Carrillo N, Harmsen WS, Pagnano MW, Sierra RJ. Unicompartmental knee arthroplasty vs total knee arthroplasty for medial compartment arthritis in patients older than 75 years: comparable reoperation, revision, and complication rates. J Arthroplast. 2017;32(6):1792–1797.

[12] Tadros BJ, Dabis J, Twyman R. Short-term outcome of unicompartmental knee arthroplasty in the octogenarian population. Knee Surg Sports Traumatol Arthrosc. 2017 Jul 25. https://doi.org/10.1007/s00167-017-4639-y. [Epub ahead of print].

[13] Iacono F, Raspugli GF, Akkawi I, Bruni D, Filardo G, Budeyri A, Bragonzoni L, Presti ML, Bonanzinga T, Marcacci M. Unicompartmental knee arthroplasty in patients over 75 years: a definitive solution? Arch Orthop Trauma-Surg.2016;136(1):117–123.https://doi.org/10.1007/s00402-015-2323-6. Epub 2015 Sep 8.

[14] Howieson A, Farrington W. Unicompartmental knee replacement in the elderly: a systematic review. Acta Orthop Belg. 2015;81(4):565–571.

[15] Ghomrawi HM, Eggman AA, Pearle AD. Effect of age on cost-effectiveness of unicompartmental knee arthroplasty compared with total knee arthroplasty in the U.S. J Bone Joint Surg Am. 2015;97(5):396–402.

[16] Shankar S, Tetreault MW, Jegier BJ, Andersson GB, Della Valle CJ. A cost comparison of unicompartmental and total knee arthroplasty. Knee. 2016;23(6):1016–1019.

[17] Willis-Owen CA, Brust K, Alsop H, Miraldo M, Cobb JP. Unicondylar knee arthroplasty in the UK National Health Service: an analysis of candidacy, outcome and cost efficacy. Knee. 2009;16(6):473–478.

[18] Peersman G, Jak W, Vandenlangenbergh T, Jans C, Cartier P, Fennema P. Cost-effectiveness of unicondylar versus total knee arthroplasty: a Markov model analysis. Knee. 2014;21(Suppl 1):S37–S42.

[19] Koskinen E, Eskelinen A, Paavolainen P, Pulkkinen P, Remes V. Comparison of survival and costeffectiveness between unicondylar arthroplasty and total knee arthroplasty in patients with primary osteoarthritis: a follow-up study of 50,493 knee replacements from the Finnish Arthroplasty register. Acta Orthop. 2008;79(4):499–507.

[20] Kozinn SC, Scott R. Unicondylar knee arthroplasty. J Bone Joint Surg Am. 1989;71-A:145–150.

[21] Markhardt BK, Li G, Kijowski R. The clinical significance of osteophytes in compartments of the knee joint with normal articular cartilage. AJR Am J Roentgenol. 2018;210(4):W164–W171.

[22] Kort NP, Bemelmans YFL, Schotanus MGM. Outpatient surgery for unicompartmental knee arthroplasty is effective and safe. Knee Surg Sports Traumatol Arthrosc. 2017;25(9):2659–2667. https://doi.org/10.1007/s00167-015-3680-y. Epub 2015 Jul 1.

[23] Husted H, Holm G, Jacobsen S. Predictors of length of stay and patient satisfaction after hip and knee replacement surgery: fast-track experience in 712 patients. Acta Orthop. 2008;79(2):168–173.

[24] Berger RA, Kusuma SK, Sanders SA, Thill ES, Sporer SM. The feasibility and perioperative complications of outpatient knee arthroplasty. Clin Orthop Relat Res. 2009;467(6):1443–1449.

第八章　股骨－胫骨部分膝关节置换术的功能及生存率

Alfredo Lamberti, Lorenzo Filippone, Russell Windsor, Andrea Baldini

登记表的结果分析

根据不同国家的登记，单髁膝关节置换术（UKA）的结果有很大的差异。在澳大利亚骨科协会国家关节置换登记处（AOANJRR）[1]中，根据对 UKA 的 5894 次翻修记录，UKA 治疗原发性骨关节炎 16 年的累积翻修率为 23.4%。翻修的主要原因是松动（39.9%）、疾病进展（31.3%）和疼痛（8.9%）。影响 UKA 疗效的主要因素是年龄，随着年龄的增加，其翻修率逐渐降低。此外，在这个登记表中，女性的翻修率明显较高。与内侧和外侧 UKA 相比，翻修率没有差异。

在英国国家联合登记处（NJR）[2]中，据报告，在 13 年时，UKA 的翻修率是所有类型膝关节置换术的观察率的 2.8 倍。有人观察到，女性第一次翻修的可能性略低于男性，但一般而言，来自较年轻年龄组的患者更容易翻修，而不考虑性别。相反，与相当年龄的男性患者相比，女性患者更适合使用经改良的单髁植入物。在髌骨股骨种植体存活率中观察到相反的模式。

根据瑞典膝关节置换登记（SKAR）[3]，自 2014 年以来，UKAs 的使用在减少了多年之后有了很大的增加，现在占了主要膝关节置换术的 7%（6.7% 内侧，0.3% 外侧）。在 2006—2015 年期间，SKAR 共报告了 1598 次 UKAs 翻修，与前 20 年相比，翻修率有所提高，主要是因为风险较高的年轻患者比例相对较高。在 91% 的病例中，选

择进行翻修的植入物是 TKA，而失败的 UKAs 中只有 0.3% 的病例用第二次 UKA 进行了翻修。与 NJR 相比，男性的翻修风险高于女性，即使不显著。据报道，翻修感染的风险比 TKA 低得多，而且需要用稳定的植入物、关节融合术或截肢进行翻修。

新西兰联合登记处（NZJR）[4]报告了 1999 年 1 月至 2016 年 12 月对 10 474 个注册 UKA（8%）的 853 次翻修。另外 90 个有第二次翻修，14 个有第三次翻修，1 个有第四次翻修。853 人中有 691 人（81%）被翻修为 TKA，162 人（19%）被翻修为 UKA。UKA 转换为 TKA 后，牛津大学 6 个月平均得分与翻修后的初级 TKA 相似。在 17 年期间截至 2017 年 7 月，单室平均膝关节得分为 39.67（标准差 7.2，范围 3~48）。

UKA 与肥胖

肥胖症历来被认为是 UKA 的禁忌证，因为它可能导致不良的临床结果和增加的翻修率[5-7]。最近的研究继续支持肥胖作为 UKA 的禁忌证[8, 9]。博纳蒂（Bonutti）等[8]。报告称，与非肥胖患者相比，肥胖患者在 24 个月的最低随访后失败率高 12.5%。坎迪尔（Kandi）等[9]回顾 1823 名肥胖和 1019 名病态肥胖患者的大型国家数据库发现，与非肥胖患者相比，肥胖患者的主要并发症风险高出 2 倍（分别为 5.3% 和 2.3%），病态肥胖患者的

主要并发症风险比非肥胖患者高出 3 倍（分别为 7.2% 和 2.3%），分别在术后 90 天内。然而，最近的一些研究拓宽了 UKA 的适应证，包括 BMI 较高的患者[10-14]。卡瓦尼亚克（Cavaignac）等[10]的报告称，在平均 12 岁的随访中，发现体重指数超过或低于 32 的患者 UKA 生存率没有差异。默里（Murray）等[11]的报告称，在平均 5 年的随访中，没有发现失败率和 BMI 之间的关联。在塔博尔（Tabor）等进行的一项研究中[14]，根据体重指数分层并随访 20 年的 82 例患者中的 100 例 UKAs，肥胖患者的翻修率下降了，这是自相矛盾的。艾默生（Emerson）等还观察到，BMI 增加的患者的移动轴承设计翻修率降低[15]。在普拉特（Plate）等最近的一项研究中[13]，在 746 例（672 例）医疗机器人辅助 UKAs 患者中，BMI 对 TKA 的翻修手术率没有负面影响。

股骨－胫骨置换术伴髌骨关节炎

膝关节前疼痛和髌股关节骨性关节炎（PFJ）通常被认为是 UKA 的禁忌证[5]。然而，许多研究表明，膝关节前疼痛和 PFJ 内侧 OA 的存在都不会在短期内影响移动承载 UKA 后的功能结果[16-20]。潘迪特（Pandit）等[20]在一系列的长期随访中，牛津移动平台 UKA（OUKA）报道了 PFJ。比尔德（Beard）等对膝关节前疼痛或 OA 进展的一些进行了翻修[17]。研究膝前疼痛或 PFJ-OA 的影像学证据对牛津移动平台 UKA 患者预后的影响，发现髌股内侧退行性变患者的预后与未退行性变患者相似。然而，膝关节外侧 PFJ-OA 术后 2 年的功能转归较差[16, 17, 19, 21-23]。

汉密尔顿（Hamilton）等[18]，最近分析了 677 名患者中全层软骨丢失的 805 例 UKA，对 PFJ 内侧影响 74 例（9.2%），外侧影响 13 例（1.6%），双侧影响 38 例（4.7%），滑车影响 161 例（20%）；全层软骨丢失在内侧或外侧，滑车处有相反的全层软骨丢失 96 例（11.9%）。他们发现，术前膝关节疼痛，PFJ 内侧的影像学改变，髌骨内侧或滑车

骨暴露，都不会影响植入物 15 年生存率或 10 年良好的功能，即使是在下楼梯时，术前膝关节疼痛患者与术前膝关节内侧或外侧是否有损伤患者的翻修率无显著差异（4%）。

PFJ 侧面的损伤有一个更复杂的分析：在一些文献中，它与整体功能结果或生存率不相关，但通常与下楼梯时的一些性能下降有关。柯南（Konan）和哈达德（Haddad）[24]证明髌骨软骨损伤的存在与早期和持续的膝前疼痛有关；然而，这似乎在 18 个月的随访中得到了解决。出现外侧或中央 PFJ 软骨病变与膝关节评分和功能下降有关。

庞加龙（Pongcharon）和鲁提瓦朗孔（Reutiwa-rangkoon）[25]比较了在移动平台 UKA 术后有和没有严重髌骨外侧关节炎的患者，他们发现在内侧 OUKA 术后两组的前膝疼痛、疼痛评分和功能评分没有差异，重度髌骨外侧关节炎患者的膝关节评分明显低于非重度髌骨外侧关节炎患者。

宋（Song）等[26]，比较了接受内侧 UKA 的 PFJ-OA 患者和非 PFJ-OA 患者的预后；在 5.4 年（3.1~10.2）的中位随访中，在膝关节前疼痛、HSS 评分或活动范围方面，组间无显著性差异。伯杰（Berger）等[27]。在他们的 10 年随访研究中，包括多个 UKA 设计，报告了与髌股和/或邻近的胫股间隔相关的相对较低的失败率，范围为 3%~9%。Foran 等[28]报道了大多数患者的髌股或邻近的胫股室退行性变进展的影像学证据，对临床预后影响最小。同一组报道 51 个内固定平台 UKAs 中只有 2 个因为进行性 PFJ 变性而被翻修。

关于为什么 PFJ 损伤不影响 UKA 后的功能或生存率的一个常见解释是，在大多数人中，它是无症状的。在 34~55 岁之间的人群中，据报道，无症状放射性骨关节炎的发生率为 30%，尸检研究表明，几乎所有未报告膝关节疼痛的老年人都存在明显的骨关节炎[29]。诺布尔（Noble）和汉布伦（Hamblen）[30]报告了 100 具年龄 > 65 岁的随机挑选尸体中 79% 的 PFJ-OA 发生率。因此，在膝关节置换年龄内的大多数人中，包括伴有疼痛的内侧 OA 的人，PFJ 损伤可能是无症状的，因此

不会影响 UKA 的结果。因为 UKA 前膝关节疼痛的存在与 PFJ 的状态无关，它可能与内侧 OA 有关，在 UKA 后也会消失[19]。

内侧 UKA

许多研究表明了良好的中期临床结果，独立设计是一个移动或固定轴承的内侧 UKA[31]。在一项对 402 名患者 511 个膝关节进行的 10 年结果研究中，使用移动平台 OUKA，报告膝关节平均评分从术前的 51.5 分（26~68）显著提高到术后的 90.2 分（72~100），膝关节活动度从 105.5°（85°~135°）增加到 130.9°（110°~140°）[31]。阿根森（Argenson）等[32]，报道了 147 例患者中 160 个内侧金属支撑固定平台 UKAs，平均随访 20 年。膝关节协会（KSS）的平均膝关节和功能评分分别为 91 分（50~100）和 88 分（45~100）。术前平均活动屈曲度从 119°（85°~135°）增加到最后一次随访时的 127°（80°~145°）。同样，在 53 个采用全聚乙烯胫骨设计的内侧 UKAs 中，曼佐蒂（Manzotti）等，报道的平均 KSS 膝关节和功能评分分别为 80.1 分和 84.7 分，平均随访 14.7 年，膝关节活动度为 120.6°[33]。与 TKA 相比，UKA 治疗内侧骨关节炎的功能结果仍存在争议。蒂蓬（Thienpont）等[34]，对 51 例 UKA 患者和 50 例 TKA 患者进行回顾性比较，结果与术后 1 年忘记关节评分相似。里德尔（Liddle）等[35]，在一项对英格兰和威尔士国家联合注册处 14 076 名匹配患者的研究中，报告说 UKA 在牛津膝关节评分和 EQ 5D 方面的得分在短期内高于 TKA，在术后 6 个月时满意度更高，并发症发生率更低。孙（Sun）等[36]，在一项随机对照研究中表明，与固定平台 TKA 相比，移动平台 UKA 的并发症发生率更低，临床效果相似，即使其系列中的 OUKA 翻修率为 25%。尽管如此，纽曼（Newman）等[37]，在 15 年的 UKA 中显示出持续的更好的结果，没有更大的失败率。从生存率和功能结果来看，UKA 治疗缺血性坏死（AVN）也取得了良好

的效果。布鲁尼（Bruni）等[38]，报道了 84 例因骨坏死行内侧 UKA 治疗的患者，平均 KSS 为 87.1，平均 WOMAC 评分为 12，10 年生存率为 89%。黑塞（Heyse）等[39]，报告从术前的 85±30 增加到 173±27，28 膝最新随访的平均 WOMAC 评分为 7.7，10 年生存率为 93.1%。帕拉特（Parratte）等[40]，报告 31 例患者中 96% 的植入物在 12 年内存活，并且只有一次针对无菌性松动的 TKA 修正。7 年 KSS 膝关节评分平均为 95 分，功能评分平均为 88 分。

中长期研究表明，在大量数据中，UKA 治疗内侧 OA 的 10 年生存率高达 95% 左右[32, 33, 41, 42]。

福斯特·霍瓦思（Forster-Horváth）等[43]，显示 2 年生存率为 97.9%，5 年生存率为 94.1%，10 年生存率为 91.3%。

对几种固定平台假体（Zimmer I 和 II，Marmor，St Georg，Brigham）存活率的研究表明，10 年存活率在 80%~93.7% 之间。OUKA 设计单位的一系列研究表明，10 年内累计存活率为 98%[44]。普莱斯等[42]。在一个独立的中心进行的一系列研究中，有 92% 的患者在 15 年内存活。在这个系列中（和其他的 OUKA 系列一样），在胫骨附近发现了高比率的放射线，尽管这些线的意义尚不确定。阿根森（Argenson）等[32]，报道了金属支撑的固定平台 Miller Galante UKA 在 20 年时有 74% 的种植体存活率。他们报告说，翻修的两个最常见的原因是关节炎的进展在未受累的隔间（65%）和聚乙烯磨损（25%）。TKA 的平均修改时间为 13 年（3 个月至 21 年）。类似的结果也被报道为固定轴承装置与全聚乙烯胫骨组成部分[41]。然而，这些结果与使用的假体相关：最近的一项随机研究报告，与同种的金属支持版本相比，使用全聚乙烯胫骨组件的 UKA 存活率非常低[45]。全聚乙烯胫骨组的 10 年生存率为 56.5%［95% 可信区间（CI）31.9~75.2］，而金属支持组为 93.8%［95% 可信区间（CI）77.3~98.4］（P < 0.001），尽管 10 年的风险相对较低（全聚乙烯和金属支持组分别为 7 和 16）。在现有文献的基础上，对于固定或移动

平台的 UKA 在长期生存率或临床疗效方面是否有更好的结果还没有达成共识。虽然移动平台植入物具有很高的早期平台脱位率，但聚乙烯磨损仍然是固定平台装置的长期并发症（尽管在没有感染或骨溶解迹象的患者中，在聚乙烯磨损的情况下，更换垫片可能是一个成功的过程）。帕拉特（Parratte）等[46]，报道了 79 个固定平台 UKA 与 77 个移动平台 UKA 的回顾性比较，表明至少 15 年随访时的翻修率无显著差异（移动平台组 77 个膝中有 12 个进行了翻修，而固定平台组 79 个膝中有 10 个进行了翻修，P=0.44）。同样，孔法洛涅里（Confalonieri）等[47]，报道 UKA 和格里森（Gleeson）等的两种设计在临床结果上没有差异[48]。报道了一项前瞻性非随机研究，对 91 例接受固定（57 膝）或移动平台 UKA 治疗的患者进行了研究[47]。由于一些平台脱位，移动平台组的翻修率较高，但这一差异不显著。同样，两组的布里斯托尔或牛津膝关节评分均无显著差异，尽管布里斯托尔评分的疼痛成分有利于固定轴承植入物（P=0.014）。

在当代实践中，讨论的重点是比较 UKA 和 TKA 的结果。一项来自芬兰联合登记处的 27 年数据研究比较了 4713 例 UKA 患者在原发性 OA（平均 64 岁；平均 6 年随访）和 83 511 例 TKA 患者（平均 6 岁）的生存率 70 年，平均随访 6 年[49]。UKA 的 5 年生存率为 89%，10 年生存率为 81%，15 年生存率为 70%，而 TKA 的 5 年生存率分别为 96%，93% 和 88%，UKA 的长期生存率低于经年龄和性别调整的胶结 TKA（危险比 2.2；P < 0.001）[49]。作者承认，由于 UKA 和 TKA 患者的适应证、植入物设计和人口统计学的差异，直接使用关节置换登记簿比较生存率报告可能不够充分。尽管有这些限制，他们得出的结论是 UKA 有优势，但翻修的风险仍然较高比预期的要多。2014 年，里德尔（Liddle）等[50]，报告了从英格兰和威尔士总联合登记处提取的匹配 UKA 或 TKA 患者的不良事件发生率。他们的结论是，UKA 较高的翻修 / 再手术率应与较低的并发症发生率、再入院率和死亡率相平衡。根据他们的分析，如果接受 TKA 治疗的

100 名患者接受了 UKA 治疗，那么在手术后的前 4 年内，死亡人数将减少 1 人，再次手术的人数将增加 3 人。

外侧 UKA

外侧 UKA 比内侧 UKA 更少见，因为它约占所有膝关节置换手术的 1%。一些研究表明，固定平台 UKA 代表了孤立性股胫外侧间室疾病的最佳解决方案[52-55]。史密斯（Smith）等[55]，报道了 41 例侧位 UKAs 的至少 5 年随访，平均总 KSS 从 100 分变为 159 分，平均 OKS 从 20 分变为 37 分，平均 WOMAC 从 36 分变为 22 分。阿根森（Argenson）等[56]，回顾了 39 例外侧骨水泥金属支持的 UKA 患者，平均随访 12.6 年，膝关节和功能评分分别为 88 分和 78 分，10 年生存率为 92%，16 年生存率为 84%。萨（Sah）等[54]，报道了 45 例 5 年时 49 个 UKAs，KS、FS 由术前 39、45 分增加到术后 89、80 分，平均 5.2 年，翻修率为 0。卢斯蒂格（Lustig）等[53]，报道了 52 例（54 侧）膝关节炎患者，KSS 膝关节平均评分 95 分，功能评分 82 分，10 年生存率 98.08%。未对磨损、感染或髌股关节炎进行矫正。

另一方面，带有移动平台的外侧 UKA 与高脱位率有关[57]。冈瑟（Gunther）等[58]，报道了 21% 的整体故障率和 10% 的平台脱位率。为此，本文介绍了一种新型的带圆顶胫骨组件（ODLPKR）和双腔移动平台的 OUKA。通过这种修改，韦斯顿·西蒙斯（Weston Simons）等[59]，平均随访 4 年时，报道了 1.5% 的平台脱位，8 年时总的矫正率为 92%。使用同样的圆顶植入物，阿尔通塔什（Altuntas）等[60]，在 64 例侧方 UKA 中，随访 3 年，无脱位发生，96.9% 的种植体存活。沃克（Walker）等[61]，对牛津穹顶外侧 UKA 和保留十字韧带的 TKA 进行了比较研究，结果显示 96% 的存活率，术前 OKS 平均得分 29，在最后一次复查时提高到 43。纽曼（Newman）等[62]，报道了任何 ODLPKR 部件（包括被更换的平台）的 7% 翻

修率；在最后的随访中，术前 26 的平均 OKS 提高到 42。马尔森（Marson）等[63]，在最后一次复查中报道了生存率为 92%，平均 OKS 为 36.6。

年轻患者的 UKA

至今仍认为年轻是 UKA 的相对禁忌证[5]。据报道，用于内侧室的 OUKA 具有良好的长期疗效，10 年后的存活率高达 98%，20 年后的存活率高达 91%[44]。基于这些令人兴奋的结果，UKA 的适应证已经扩展到对术后体力活动水平有较期望的年轻和更活跃的患者[64]。沃克（Walker）等[65]，证明绝大多数年轻人（60 岁以下）和活动患者在接受移动平台内侧 UKA 治疗后能够恢复到高水平的常规体力活动：术后 4.4 年的最终复查时，恢复活动率为 93%。UCLA 评分从术前的 3.3 ± 1.5[2-9] 显著提高到最后复查时的 6.8 ± 1.5（2~10）（$P < 0.001$）。双侧或单侧 UKA 患者术后 UCLA 评分无统计学差异。双侧 UKA 患者术后平均 UCLA 评分为 6.8 ± 1.6（3~10），单侧 UKA 患者术后平均评分为 6.6 ± 1.1（5~9）。根据术后 UCLA 评分，62% 的患者活动度高，定义为 UCLA 评分 ≥ 7 分。在这组患者中，最常见的活动是骑自行车（85%）、长距离散步（57%）、游泳（52%）和徒步旅行（45%）。此外，29% 的患者积极参加高强度运动，如足球（10%）、下坡滑雪（9%）、网球（5%）或慢跑（5%）。

费舍尔（Fisher）等，在 76 例患者中，术后 18 个月恢复活动率为 93%（66 例）。霍珀（Hopper）等，在 37 名患者中，OUKA 术后 22 个月的恢复活动率为 96.7%[67]。费尔茨（Felts）等[68]，62 例 60 岁以下（平均年龄 54.7 岁；平均体重指数 28kg/m²）的患者，使用带骨水泥金属胫骨托盘的模块化假体（美国华沙齐默尔米尔加兰特）进行 65 次 UKAs。在 11.2 ± 5 年的最后随访中，IKS 膝关节和功能评分明显改善。研究结束时，KOOS 的平均得分为疼痛项目 100 分（范围 21~100）中的 86 分，症状项目 100 分（范围 27~100）中的 83 分，日常生活项

目 100 分（范围 21~100）中的 80 分，运动项目 100 分（范围 0~100）中的 66 分，生活质量项目 100 分（范围 30~100）中的 78 分。该系列中有 26 名患者（40%）的加州大学洛杉矶分校得分等于或高于 8 分，对应于自行车、高尔夫、舞蹈或反复撞击膝盖的运动（网球和跑步）。对 90% 的患者来说，他们的膝盖不再限制他们的身体或娱乐活动。卡普兰 - 梅尔分析（Kaplan-Meier）生存分析显示 12 年生存率为 94%（95%CI，0.87~0.96）。比斯瓦斯（Biswas）等[69]，分析 85 例固定平台内侧单室人工关节置换术，平均年龄 49 岁，平均年龄 4.0 岁（2~12 岁），术前膝关节功能评分平均由 49 分提高到 95.1 分，UCLA 活动度评分平均为 7.5 分（5~9 岁）。估计 10 年存活率为 96.5%。

老年患者的 UKA

在老年患者中，UKA 可能是 TKA 的一个很好的替代方案。因为它代表了一个创伤不太大的手术，它在这个人群中是理想的，因为发病率低，失血少，恢复快，与 TKA 相比，UKA 在老年人中的研究表明，与 TKA 相比，UKA 具有手术创伤小、功能恢复快等优点[70]。在 UKA 和 TKA 之后，亚科诺（Iacono）等在普通人群中进行的大量研究显示了良好的可比结果[71]。在平均 9 年的随访中，显示了良好的功能结果，75 岁以上患者的失败率只有 3%，只有一次修正。92.6% 的患者根据 KSS 评分评定关节良 / 优。普鲁什库夫（Tadros）等[72]，最近的研究表明，80 岁以上的患者术后 1 年 OKS 和 EQ-5D 评分显著改善，术后 2 年仍有显著改善。80 岁组在 2 年时的平均满意率为 91.3%（标准偏差为 12.1），高于其他两组年轻患者。LOS 为 4.5 天（SD 为 2.2），比年轻组稍长。77 岁的队列存活率为 90%。费舍尔（Fisher）等，对 70 岁以上（平均 76 岁）患者进行回顾性分析，比较 UKA 和 TKA 的短期疗效。与 TKA 组相比，接受 UKA 治疗的患者在 1 年和 2 年时膝关节社会评分（KSS）有所改善。运动范围在所有

时间点都是优越的。英格尔（Ingale）等[73]，比较了牛津3期UKA在80岁组和年轻组的功能结果。目标KSS在80岁组和年轻组之间没有任何差异。所有年龄组的功能性KSS评分比较，但在1年随访中，80岁组的评分改善明显低于年轻组。然而，在3岁和5岁时没有差别。西曼（Siman）等[74]，比较75岁及以上患者120例UKA（106例）和188例TKA（170例）的治疗方法。UKA组和TKA组的平均临床随访时间分别为3.5±1.8年和4.6±2.2年。UKA患者手术时间明显缩短，住院时间缩短，术中估计失血量减少，术后输血量减少，术后活动度增加，出院时活动度增加。UKA和TKA的5年生存率估计值（无修正）分别为98.3%（95%CI，94.4~100）和98.8%（95%CI，96.7~100），UKA和TKA的5年无并发症生存率估计值分别为90.8%（95%CI，82.2~96.1）和87.0%（95%CI，81.4~92.2）。在最后的随访中，UKA和TKA的KSS没有差别[75]。比较2001—2013年执行UKA或TKA的70岁患者的平均住院时间：UKA组的平均住院时间为4天，而TKA组为7天（P=0.000）。术前疼痛KSS和总评分UKA组与TKA组无显著性差异（分别为6.61比6.05，P=0.219和37.58比36.43，P=0.328），术前功能评分UKA组明显优于TKA组（55.65比51.10，P=0.000）。1年时，TKA组的KSS疼痛评分明显优于对照组（41.08比44.14，P=0.009）。然而，在3年和5年的随访中没有显著差异（分别为P=0.314和P=0.064）。在随访3年前，UKA组的KSS（功能）仍明显改善，但在5年研究的任何时候都没有显著差异。在大多数并发症类型中，UKA组并发症较少。12年时，在602份UKAs记录中，38份（6.30%）需要修订（95%CI，10.47~11.13），而在602份TKAs记录中，只有18份（2.99%）需要修订（95%CI，11.08~11.44）。Fabre Aubrespy等[76]，根据年龄、性别、体重指数和术前膝关节社会评分（KSS），最近修订了101例接受UKA的患者，将他们与TKA组一一配对。末次随访时，UKA组患者KSS优于TKA组（KSS功能分别为

82.8±12.2和79.2±13.1，KSS膝关节88.2±8.9和82.3±12.5，P=0.000 5）。在UKA组中，KOOS的膝关节遗忘率也较高（42%对25%，P=0.01）。在16年生存期时，两组因任何原因的无翻修率相似（91.8%对94.6%）。

结论

自20世纪60年代首次设计以来，UKA已经经历了许多设计上的进步，事实上，大多数文献都显示了可接受的临床结果和通过该手术获得的存活率。虽然登记数据显示生存率低于TKA，但纯数据并没有进入外科医生推荐的修正手术的单个触发点。这在不明原因疼痛的患者中尤其值得注意。外科医生一般来说，与TKA相比，UKA患者不高兴时，可能更早就建议更快地进行翻修，因为在逻辑上，外科医生意识到他或她可以很容易地进行手术。不满意的TKA患者只能翻修为类似或更复杂的TKA，这一概念可能会产生更大的惯性，外科医生建议翻修。然而，生存率数据表明，UKA能提供非常可接受的生存率，在年轻患者中，UKA可能代表骨保存的首次置换。

临床数据表明，如果患者是UKA的候选患者，髌股关节炎在很大程度上可以被忽略。然而，很少有人会争辩说，完全破坏的髌股关节会使外科医生更认真地考虑做TKA而不是UKA。虽然一些数据支持肥胖患者的成功结果，但也许体重指数＞35或40的非常肥胖的患者在很长一段时间内会因为有松动的风险而成为相对禁忌证，数据较少。当然，每个外科医生可能会对数据进行不同的解释，并为这些患者形成各自的适应证。

UKA确实主要是指内侧骨性关节炎。在这种情况下，固定或移动平台组件的表现似乎同样出色。然而，对于外侧UKA，数据支持使用固定平台植入物。数据可能继续显示，牛津系统的新聚乙烯改性改善，但目前的建议是使用固定平台设计治疗外侧关节骨性关节炎。

应继续为更年轻、更活跃的患者收集数据。

在 45~65 岁年龄组中，不太推荐采用胫骨上部和股骨远端截骨术来进行 UKA。虽然数据显示转换为全膝关节置换术可能不具有手术挑战性，但根据 UKA 模型和失败原因，仍存在胫骨平台骨丢失的问题。也许，更多的无骨 UKA 设计数据将作为一种未来首选的固定方法，这将有利于年轻人，并有望减少胫骨或股骨部件松动的发生率。

UKA 在很早以前就是这项技术的极好应用。在老年人中推荐这种手术可以基于各医院麻醉科的专业水平和他们对区域麻醉的熟练程度。在对关节置换术患者普遍采用全身麻醉的医院，UKA 绝对是一种并发症率较低的手术。同时，较短的住院时间和较低的手术强度可以为这些患者，特别是那些有医疗并发症的患者提供更安全的选择。

参考文献

[1] Australian Orthopaedic Association National Joint Replacement Registry (AOANJRR). Hip, knee & shoulder arthroplasty: 2017 annual report.Adelaide: AOA; 2017.

[2] 14th Annual Report of the National Joint Registry for England, Wales, Northern Ireland and the Isle of Man. National Joint Registry.http://www.njrcentre.org.uk. 2017.

[3] The Swedish Knee Arthroplasty Register – Annual Report 2017. http://www.knee.se, http://www.gangbar. se. 2017.

[4] The New Zealand Joint Registry Seventeen Year Report (January 1999–December 2016). http://www.nzoa.org. nz. NZOA; 2017.

[5] Kozinn SC, Scott R. Unicondylar knee arthroplasty. J Bone Joint Surg Am. 1989;71(1):145–150. PubMed PMID: 2643607.

[6] Berend KR, Lombardi AV Jr, Mallory TH, Adams JB, Groseth KL. Early failure of minimally invasive unicompartmental knee arthroplasty is associated with obesity. Clin Orthop Relat Res. 2005;440:60–66. PubMed PMID: 16239785.

[7] Heck DA, Marmor L, Gibson A, Rougraff BT. Unicompartmental knee arthroplasty. A multicenter investigation with long-term follow-up evaluation. Clin Orthop Relat Res. 1993;286:154–159. PubMed PMID: 8425338.

[8] Bonutti PM, Goddard MS, Zywiel MG, Khanuja HS, Johnson AJ, Mont MA. Outcomes of unicompartmental knee arthroplasty stratified by body mass index. J Arthroplast. 2011;26(8):1149–1153. PubMed PMID: 21256695.

[9] Kandil A, Werner BC, Gwathmey WF, Browne JA. Obesity, morbid obesity and their related medical comorbidities are associated with increased complications and revision rates after unicompartmental knee arthroplasty. J Arthroplast. 2015;30(3):456–460. PubMed PMID: 25453628.

[10] Cavaignac E, Lafontan V, Reina N, Pailhe R, Wargny M, Laffosse JM, et al. Obesity has no adverse effect on the outcome of unicompartmental knee replacement at a minimum follow-up of seven years. Bone Joint J. 2013;95-B(8):1064–1068. PubMed PMID: 23908421.

[11] Murray DW, Pandit H, Weston-Simons JS, Jenkins C, Gill HS, Lombardi AV, et al. Does body mass index affect the outcome of unicompartmental knee replacement? Knee. 2013;20(6):461–465. PubMed PMID: 23110877.

[12] Naal FD, Neuerburg C, Salzmann GM, Kriner M, von Knoch F, Preiss S, et al. Association of body mass index and clinical outcome 2 years after unicompartmental knee arthroplasty. Arch Orthop Trauma Surg. 2009;129(4):463–468. PubMed PMID: 18414881.

[13] Plate JF, Augart MA, Seyler TM, Bracey DN, Hoggard A, Akbar M, et al. Obesity has no effect on outcomes following unicompartmental knee arthroplasty. Knee Surg Sports Traumatol Arthrosc. 2017;25(3):645–651. PubMed PMID: 25863681.

[14] Tabor OB Jr, Tabor OB, Bernard M, Wan JY. Unicompartmental knee arthroplasty: long-term success in middle-age and obese patients. J Surg Orthop Adv. 2005;14(2):59–63. PubMed PMID: 16115429.

[15] Emerson RH Jr, Hansborough T, Reitman RD, Rosenfeldt W, Higgins LL. Comparison of a mobile with a fixed-bearing unicompartmental knee implant. Clin Orthop Relat Res. 2002;404:62–70. PubMed PMID: 12439239.

[16] Beard DJ, Pandit H, Gill HS, Hollinghurst D, Dodd CA, Murray DW.The influence of the presence and severity of pre-existing patellofemoral degenerative changes on the outcome of the Oxford medial unicompartmental knee replacement. J Bone Joint Surg. 2007;89(12):1597–1601. PubMed PMID: 18057359.

[17] Beard DJ, Pandit H, Ostlere S, Jenkins C, Dodd CA,Murray DW. Pre-operative clinical and radiological assessment of the patellofemoral joint in

unicompartmental knee replacement and its influence on outcome. J Bone Joint Surg. 2007;89(12):1602–1607. PubMed PMID: 18057360.

[18] Hamilton TW, Pandit HG, Maurer DG, Ostlere SJ,Jenkins C, Mellon SJ, et al. Anterior knee pain and evidence of osteoarthritis of the patellofemoral joint should not be considered contraindications to mobilebearing unicompartmental knee arthroplasty: a 15-year follow-up. Bone Joint J. 2017;99-B(5):632–639. PubMed PMID: 28455472.

[19] Liddle AD, Pandit H, Jenkins C, Price AJ, Dodd CA, Gill HS, et al. Preoperative pain location is a poor predictor of outcome after Oxford unicompartmental knee arthroplasty at 1 and 5 years. Knee Surg Sports Traumatol Arthrosc. 2013;21(11):2421–2426. PubMed PMID: 23000922.

[20] Pandit H, Hamilton TW, Jenkins C, Mellon SJ, Dodd CA, Murray DW. The clinical outcome of minimally invasive phase 3 Oxford unicompartmental knee arthroplasty: a 15-year follow-up of 1000 UKAs. Bone Joint J. 2015;97-B(11):1493–1500. PubMed PMID: 26530651.

[21] Goodfellow JW, O'Connor J.Clinical results of the Oxford knee. Surface arthroplasty of the tibiofemoral joint with a meniscal bearing prosthesis. Clin Orthop Relat Res. 1986;205:21–42. PubMed PMID: 3698380.

[22] Pandit H, Jenkins C, Gill HS, Smith G, Price AJ, Dodd CA, et al. Unnecessary contraindications for mobile-bearing unicompartmental knee replacement. J Bone Joint Surg. 2011;93(5):622–628. PubMed PMID: 21511927.

[23] Thompson SA, Liabaud B, Nellans KW, Geller JA.Factors associated with poor outcomes following unicompartmental knee arthroplasty: redefining the"classic"indications for surgery.J Arthroplast. 2013;28(9):1561–1564.PubMed PMID: 23523214.

[24] Konan S, Haddad FS.Does location of patellofemoral chondral lesion influence outcome after Oxford medial compartmental knee arthroplasty? Bone Joint J. 2016;98-B(10 Supple B):11–15. PubMed PMID: 27694510. Pubmed Central PMCID: 5047133.

[25] Pongcharoen B, Reutiwarangkoon C.The comparison of anterior knee pain in severe and non severe arthritis of the lateral facet of the patella following a mobile bearing unicompartmental knee arthroplasty. Springer-plus.2016;5:202. PubMed PMID: 27026898.Pubmed Central PMCID: 4769708.

[26] Song EK, Park JK, Park CH, Kim MC, Agrawal PR, Seon JK.No difference in anterior knee pain after medial unicompartmental knee arthroplasty in patients with or without patellofemoral osteoarthritis. Knee Surg Sports Traumatol Arthrosc. 2016;24(1):208–213.PubMed PMID: 25274099.

[27] Berger RA, Meneghini RM, Jacobs JJ, Sheinkop MB, Della Valle CJ, Rosenberg AG, et al. Results of unicompartmental knee arthroplasty at a minimum of ten years of follow-up. J Bone Joint Surg Am.2005;87(5):999–1006. PubMed PMID: 15866962.

[28] Foran JR, Brown NM,Della Valle CJ,Berger RA,Galante JO.Long-term survivorship and failure modes of unicompartmental knee arthroplasty. Clin Orthop Relat Res. 2013;471(1):102–108. PubMed PMID: 22895691. Pubmed Central PMCID: 3528926.

[29] Kumm J, Tamm A, Lintrop M, Tamm A.The prevalence and progression of radiographic knee osteoarthritis over 6 years in a population-based cohort of middle-aged subjects. Rheumatol Int.2012;32(11):3545–3550. PubMed PMID: 22083615.

[30] Noble J, Hamblen DL.The pathology of the degenerate meniscus lesion. J Bone Joint Surg.1975;57(2):180–186. PubMed PMID: 1173585.

[31] Faour-Martin O,Valverde-Garcia JA,Martin-Ferrero MA,Vega-Castrillo A, de la Red Gallego MA, Suarez de Puga CC, et al. Oxford phase 3 unicondylar knee arthroplasty through a minimally invasive approach:long-term results. Int Orthop. 2013;37(5):833–838. PubMed PMID: 23503637. Pubmed Central PMCID: 3631504.

[32] Argenson JN,Blanc G,Aubaniac JM, Parratte S.Modern unicompartmental knee arthroplasty with cement: a concise follow-up, at a mean of twenty years, of a previous report. J Bone Joint Surg Am.2013;95(10):905–909. PubMed PMID: 23677357.

[33] Manzotti A,Cerveri P,Pullen C,Confalonieri N.A flat all-polyethylene tibial component in medial unicompartmental knee arthroplasty: a long-term study. Knee. 2014;21(Suppl 1):S20–S25. PubMed PMID: 25382363.

[34] Thienpont E, Opsomer G, Koninckx A, Houssiau F. Joint awareness in different types of knee arthroplasty evaluated with the forgotten joint score. J Arthroplast. 2014;29(1):48–51. PubMed PMID: 23688851.

[35] Liddle AD, Pandit H, Judge A, Murray DW. Patientreported outcomes after total and unicompartmental knee arthroplasty: a study of 14,076 matched patients from the National Joint Registry for England and Wales. Bone Joint J. 2015;97-B(6):793–801. PubMed PMID: 26033059.

[36] Sun PF, Jia YH. Mobile bearing UKA compared to fixed bearing TKA: a randomized prospective study. Knee.

2012;19(2):103–106. PubMed PMID: 21345681.

[37] Newman J, Pydisetty RV, Ackroyd C. Unicompartmental or total knee replacement: the 15-year results of a prospective randomised controlled trial. J Bone Joint Surg. 2009;91(1):52–57. PubMed PMID: 19092004.

[38] Bruni D, Iacono F, Raspugli G, Zaffagnini S, Marcacci M.Is unicompartmental arthroplasty an acceptable option for spontaneous osteonecrosis of the knee? Clin Orthop Relat Res. 2012;470(5):1442–1451. PubMed PMID: 22278850. Pubmed Central PMCID: 3314777.

[39] Heyse TJ, Khefacha A, Fuchs-Winkelmann S, Cartier P.UKA after spontaneous osteonecrosis of the knee: a retrospective analysis. Arch Orthop Trauma Surg. 2011;131(5):613–617. PubMed PMID: 20734200.

[40] Parratte S, Argenson JN, Dumas J, Aubaniac JM.Unicompartmental knee arthroplasty for avascular osteonecrosis. Clin Orthop Relat Res. 2007;464:37–42. PubMed PMID: 17589365.

[41] O'Rourke MR, Gardner JJ, Callaghan JJ, Liu SS, Goetz DD, Vittetoe DA, et al. The John Insall award: unicompartmental knee replacement: a minimum twenty-one-year followup, end-result study. Clin Orthop Relat Res. 2005;440:27–37. PubMed PMID: 16239780.

[42] Price AJ, Waite JC, Svard U. Long-term clinical results of the medial Oxford unicompartmental knee arthroplasty. Clin Orthop Relat Res. 2005;435:171–180. PubMed PMID: 15930935.

[43] Forster-Horvath C, Artz N, Hassaballa MA, Robinson JR, Porteous AJ, Murray JR, et al. Survivorship and clinical outcome of the minimally invasive Uniglide medial fixed bearing, all-polyethylene tibia, unicompartmental knee arthroplasty at a mean follow-up of 7.3years. Knee. 2016;23(6):981–986. PubMed PMID: 27506988.

[44] Murray DW, Goodfellow JW, O'Connor JJ.The Oxford medial unicompartmental arthroplasty: a ten-year survival study. J Bone Joint Surg. 1998;80(6):983–989. PubMed PMID: 9853489.

[45] Hutt JR, Farhadnia P, Masse V, LaVigne M, Vendittoli PA.A randomised trial of all-polyethylene and metal-backed tibial components in unicompartmental arthroplasty of the knee. Bone Joint J. 2015;97-B(6):786–792. PubMed PMID: 26033058.

[46] Parratte S, Pauly V, Aubaniac JM, Argenson JN. No long-term difference between fixed and mobile medial unicompartmental arthroplasty. Clin Orthop Relat Res. 2012;470(1):61–68. PubMed PMID: 21732024. Pubmed Central PMCID: 3237998.

[47] Confalonieri N, Manzotti A, Pullen C. Comparison of a mobile with a fixed tibial bearing unicompartimental

knee prosthesis: a prospective randomized trial using a dedicated outcome score. Knee. 2004;11(5):357–362. PubMed PMID: 15351409.

[48] Gleeson RE, Evans R, Ackroyd CE, Webb J, Newman JH. Fixed or mobile bearing unicompartmental knee replacement? A comparative cohort study. Knee. 2004;11(5):379–384. PubMed PMID: 15351413.

[49] Niinimaki T, Eskelinen A, Makela K, Ohtonen P, Puhto AP, Remes V. Unicompartmental knee arthroplasty survivorship is lower than TKA survivorship: a 27-year Finnish registry study. Clin Orthop Relat Res. 2014;472(5):1496–1501. PubMed PMID: 24249531. Pubmed Central PMCID: 3971215.

[50] Liddle AD, Judge A, Pandit H, Murray DW. Adverse outcomes after total and unicompartmental knee replacement in 101,330 matched patients: a study of data from the National Joint Registry for England and Wales. Lancet. 2014;384(9952):1437–1445. PubMed PMID: 25012116.

[51] Scott RD. Lateral unicompartmental replacement: a road less traveled. Orthopedics. 2005;28(9):983–984. PubMed PMID: 16190078.

[52] Argenson JN, Parratte S, Bertani A, Aubaniac JM, Lombardi AV Jr, Berend KR, et al. The new arthritic patient and arthroplasty treatment options. J Bone Joint Surg Am. 2009;91(Suppl 5):43–48. PubMed PMID: 19648624.

[53] Lustig S, Elguindy A, Servien E, Fary C, Munini E, Demey G, et al. 5- to 16-year follow-up of 54 consecutive lateral unicondylar knee arthroplasties with a fixed-all polyethylene bearing. J Arthroplast. 2011;26(8):1318–1325. PubMed PMID: 21414745.

[54] Sah AP, Scott RD. Lateral unicompartmental knee arthroplasty through a medial approach. Study with an average five-year follow-up. J Bone Joint Surg Am. 2007;89(9):1948–1954. PubMed PMID: 17768191.

[55] Smith JR, Robinson JR, Porteous AJ, Murray JR, Hassaballa MA, Artz N, et al. Fixed bearing lateral unicompartmental knee arthroplasty –short to midterm survivorship and knee scores for 101 prostheses. Knee. 2014;21(4):843–847. PubMed PMID: 24831525.

[56] Argenson JN, Parratte S, Bertani A, Flecher X, Aubaniac JM. Long-term results with a lateral unicondylar replacement. Clin Orthop Relat Res. 2008;466(11):2686–2693. PubMed PMID: 18574650. Pubmed Central PMCID: 2565025.

[57] Argenson JN, Komistek RD, Aubaniac JM, Dennis DA, Northcut EJ, Anderson DT, et al. In vivo determination of knee kinematics for subjects implanted with a unicompartmental arthroplasty.J Arthroplast.

2002;17(8):1049–1054. PubMed PMID: 12478517.

[58] Gunther TV, Murray DW, Miller R, Wallace DA, Carr AJ, O'Connor JJ, et al. Lateral unicompartmental arthroplasty with the Oxford meniscal knee. Knee. 1996;3:33–39.

[59] Weston-Simons JS, Pandit H, Kendrick BJ, Jenkins C, Barker K, Dodd CA,et al.The mid-term outcomes of the Oxford domed lateral unicompartmental knee replacement. Bone Joint J. 2014;96-B(1):59–64. PubMed PMID: 24395312.

[60] Altuntas AO, Alsop H, Cobb JP.Early results of a domed tibia, mobile bearing lateral unicompartmental knee arthroplasty from an independent centre. Knee. 2013;20(6):466–470. PubMed PMID: 23274066.

[61] Walker T, Gotterbarm T, Bruckner T, Merle C, Streit MR.Total versus unicompartmental knee replacement for isolated lateral osteoarthritis: a matched-pairs study. Int Orthop. 2014;38(11):2259–2264. PubMed PMID: 25112651.

[62] Newman SDS, Altuntas A, Alsop H, Cobb JP. Up to 10 year follow-up of the Oxford domed lateral partial knee replacement from an independent centre. Knee 2017 Sep 30. PubMed PMID: 28974402.

[63] Marson B, Prasad N, Jenkins R, Lewis M. Lateral unicompartmental knee replacements: early results from a district general hospital. Eur J Orthop Surg Traumatol. 2014;24(6):987–991. PubMed PMID: 23842661.

[64] Callaghan JJ. Unicompartmental knee replacement: introduction: where have we been? Where are we now? Where are we going? Clin Orthop Relat Res. 2005;430:272–273. PubMed PMID: 15662335.

[65] Walker T, Streit J, Gotterbarm T, Bruckner T, Merle C, Streit MR. Sports, physical activity and patientreported outcomes after medial unicompartmental knee arthroplasty in young patients. J Arthroplast. 2015;30(11):1911–1916. PubMed PMID: 26088397.

[66] Fisher N, Agarwal M, Reuben SF, Johnson DS, Turner PG. Sporting and physical activity following Oxford medial unicompartmental knee arthroplasty. Knee. 2006;13(4):296–300. PubMed PMID: 16809040.

[67] Hopper GP,Leach WJ.Participation in sporting activities following knee replacement: total versus unicompartmental. Knee Surg Sports Traumatol Arthrosc. 2008;16(10):973–979. PubMed PMID: 18696051.

[68] Felts E, Parratte S, Pauly V, Aubaniac JM, Argenson JN.Function and quality of life following medial unicompartmental knee arthroplasty in patients 60 years of age or younger. Orthop Traumatol Surg Res. 2010;96(8):861–867. PubMed PMID: 21087906.

[69] Biswas D, Van Thiel GS, Wetters NG, Pack BJ, Berger RA, Della Valle CJ.Medial unicompartmental knee arthroplasty in patients less than 55 years old: minimum of two years of follow-up. J Arthroplast. 2014;29(1):101–105. PubMed PMID: 23731786.

[70] Yang KY, Wang MC, Yeo SJ, Lo NN. Minimally invasive unicondylar versus total condylar knee arthroplasty–early results of a matchedpair -comparison. Singap Med J. 2003;44(11):559–562. PubMed PMID: 15007494.

[71] Iacono F, Raspugli GF, Akkawi I, Bruni D, Filardo G, Budeyri A, et al. Unicompartmental knee arthroplasty in patients over 75 years: a definitive solution? Arch Orthop Trauma Surg. 2016;136(1):117–123. PubMed PMID: 26350386.

[72] Tadros BJ, Dabis J, Twyman R.Short-term outcome of unicompartmental knee arthroplasty in the octogenarian population. Knee Surg Sports Traumatol Arthrosc. 2017;25 PubMed PMID: 28744756.

[73] Ingale PA, Hadden WA.A review of mobile bearing unicompartmental knee in patients aged 80 years or older and comparison with younger groups. J Arthroplast. 2013;28(2):262–267.e2. PubMed PMID: 22819378.

[74] Siman H, Kamath AF, Carrillo N, Harmsen WS, Pagnano MW, Sierra RJ. Unicompartmental knee arthroplasty vs total knee arthroplasty for medial compartment arthritis in patients older than 75 years: comparable reoperation, revision, and complication rates. J Arthroplast. 2017;32(6):1792–1797. PubMed PMID: 28215968.

[75] Lim JW, Cousins GR, Clift BA, Ridley D, Johnston LR. Oxford unicompartmental knee arthroplasty versus age and gender matched total knee arthroplasty–functional outcome and survivorship analysis. J Arthroplast. 2014;29(9):1779–1783. PubMed PMID: 24805827.

[76] Fabre-Aubrespy M, Ollivier M, Pesenti S, Parratte S, Argenson JN.Unicompartmental knee arthroplasty in patients older than 75 results in better clinical outcomes and similar survivorship compared to total knee arthroplasty. A matched controlled study. J Arthroplast. 2016;31(12):2668–2671. PubMed PMID: 27480824.

第九章 髌股关节置换术：适应证、手术技术和结果

David Barrett, Arun Mullaji

前言

髌股关节置换术与膝关节胫股关节的内侧部分和外侧部分手术一样，其为孤立性髌股关节炎提供了一种微创的手术方法。

与单髁手术的早期工作类似，髌股关节置换术（PFA）早期也遇到了一些挫折，但最近对髌股关节的了解有所进展，导致了髌股关节表面置换的设计和技术的改变。髌股关节的发育可分为三代。最初，第一代设计是高度可变的，并且由于一些技术原因很早就失败了。第二代系统试图通过使用前1/3膝关节置换作为髌股关节置换的设计来解决早期高失败率的问题。这些第二代系统减少了植入相关的失败，但往往因为修正软组织相关问题而需要翻修，如弹响和积液。随后，随着对髌股关节运动剖面的更详细了解，第三代髌股关节设计已经开发出来，并对前两代髌股关节置换术高失败率历史进行了早期改进。尽管发生了这些变化，但许多外科医生仍然对孤立的髌股关节置换术持谨慎态度，所进行的髌股置换术例数仍远低于髌股置换术的适应证例数。

与全膝关节置换术的总发生率相比，髌股关节置换术的数量仍然较低[1]。适合做这个手术的患者人数相对较高[2]；然而，髌股关节置换术的例数较文献记载的孤立的髌股关节病例数要低很多。国家关节注册表数据显示，当外科医生缺乏经验或不习惯这种技术操作时，髌股关节置换术的翻修率明显高于单髁置换和全膝关节置换术[3]。

从历史上看，髌骨股骨关节置换早期会因技术问题（如弹响、半脱位、关节积液和软组织疼痛）或进展为胫股关节炎而进行翻修[4-6]。证据显示：对于使用第三代假体，更准确的患者指征和患者选择，可出现髌股关节成形术的翻修率与全膝关节置换术相似，但其提供了显著功能改善和患者膝关节运动改善，尤其对于相当年轻的患者。

通常情况下，患者早期出现髌股关节炎的原因是髌股关节轨迹不良，这导致膝关节这一特定部位的加速磨损。患者的年龄通常在40~55岁，但仍有原始的良好胫股关节。髌股关节置换术的吸引力在于在保留交叉韧带完整的情况下，仅对受影响的关节部分进行表面置换。如果膝盖有效运动正常，髌骨关节成形术可能作为一个45岁患者的中间解决方案，可以持续观察12或15年或更久，在接近60岁时，如果他们有股胫关节炎的发生，全膝关节置换是合适的和可接受的。

适应证

患者选择和适当适应证的作用是首先了解疾病的关键，但也避免了早期进展为胫股关节炎，早期翻修为全关节置换术的病例。适用于髌股关节置换术的患者当然应该经历所有的保守治疗，包括物理治疗、药物治疗、注射、活动矫正以及减肥。在发生主要关节骨性关节炎时，应筛选患者的危

险因素，包括肥胖和胫股关节立线异常[7]。髌股关节疼痛的特征判断是困难和复杂的，但患者的详细病史将显示，高屈曲或髌股关节负荷（如跪、蹲、上下楼梯）会加重疼痛。外科医生应确保排除神经性疼痛或复杂的区域疼痛综合征以及继发性疼痛或转归性疼痛。肌腱炎和炎性关节病可表现为膝关节前方疼痛或膝关节前方不适。

髌骨关节炎患者的病史可能包括长期的膝关节前方疼痛或不适，尤其是在十几岁和20岁出头时。许多患者会有髌骨解剖紊乱或异常，并可能出现复发性髌骨外侧脱位或半脱位。许多人以前做过多次手术，由于以前的软组织操作或瘢痕，可能会影响髌骨股骨置换术的选择。偶尔会有严重的髌骨外伤史，这将导致创伤后关节炎仅限于髌股关节。在没有明确的放射学或影像学研究证实髌骨关节炎的情况下，提示退行性疾病的症状的治疗应谨慎，并重新检查症状的原因[8]。

髌股关节置换术不是治疗髌骨或膝关节前方疼痛，而是骨对骨的孤立型髌股关节炎的一种补救手术。

在检查方面，外科医生应特别注意关节的运动范围和髌股捻发音，髌骨的位置与髌骨上下极，和横向轨迹不良的存在或横向半脱位，患者对引起髌骨移位的担忧。患者对疼痛的定义和不适的定位以及对髋关节和踝关节的检查也很重要，以排除牵涉痛的可能性，但同时也要分析可能导致继发性髌骨轨迹不良和加速磨损的立线和旋转不良的可能性。在这些病例中，注意髌骨倾斜和记录膝盖周围的瘢痕区域是有意义的。

所需要的影像学研究通常很简单，传统的四位X线片在评估髌骨关节炎的首选中具有重要意义。重要的X线片是站立长腿胫股正位片、侧位片和45°斜位片。最重要的是30°髌骨切线位片，外科医生应确保放射技师提供的是30°的切线位片，而不是更常用、更容易实现的45°位片。X线片可判断滑车的形态和滑车是否在正常范围或发育不良[10]。此外，外科医生应该测量髌骨高度，这是髌韧带长度或缩短的滑车的反映[11]。髌骨高

度的评估对于确保术后髌骨与滑车吻合，减少弹响或半脱位的风险尤为重要。这一系列的X线检查将排除胫骨骨关节炎的可能性，并应评估胫股关节力线。胫股关节对位不齐伴肥胖是关节炎从髌股关节向主关节进展的因素之一，影响到早期翻修[10]。总的来说，X线检查应确认髌股关节内骨与骨的接触，髌股关节置换术不适用于早期磨损或髌股关节疼痛，而在膝关节这部分关节的骨与骨的接触及骨性关节炎的终末期行髌股关节置换术。

虽然X线检查是影像学研究的主要评估指标，但MR扫描将显示软骨丢失的程度，并可测量胫骨结节/滑车沟（TT/TG距离）。超过15mm被认为是不正常的，Caton-Deschamps比值是髌骨上极或下极的指标。一些外科医生发现骨扫描有助于显示骨炎症和过度负重，但关节镜可能没有评估髌股关节的作用，因为如果要进行髌股关节成形术，骨与骨的接触应该在X线片上清晰可见。

单独髌股关节置换术有正确适应证的患者（图9.1和图9.2）可分为3组。

发育异常的髌股关节

这些患者因髌股关节对位和旋转不良而导致在其一生中髌股关节的负荷增加或过大。因此，其在45~55岁时髌股关节即出现过早磨损。在女性中更常见的是髌股力学紊乱和滑车解剖异常或发育不良。这些患者是非常适合孤立髌股置换术，因为他们有异常解剖和过度负荷导致过早且孤立髌股关节磨损，同时具有良好胫股关节，不存在胫股关节对位不良或肥胖的风险因素，还有很低的概率发展为胫股关节磨损。对于髌股关节高度紊乱或运动异常的患者，在进行髌股关节置换术时，除了要解决髌股关节旋转不良的问题外，可能还需要进行副韧带手术。

创伤后髌股关节炎的患者

这些患者遭受了髌股关节的直接创伤，因此

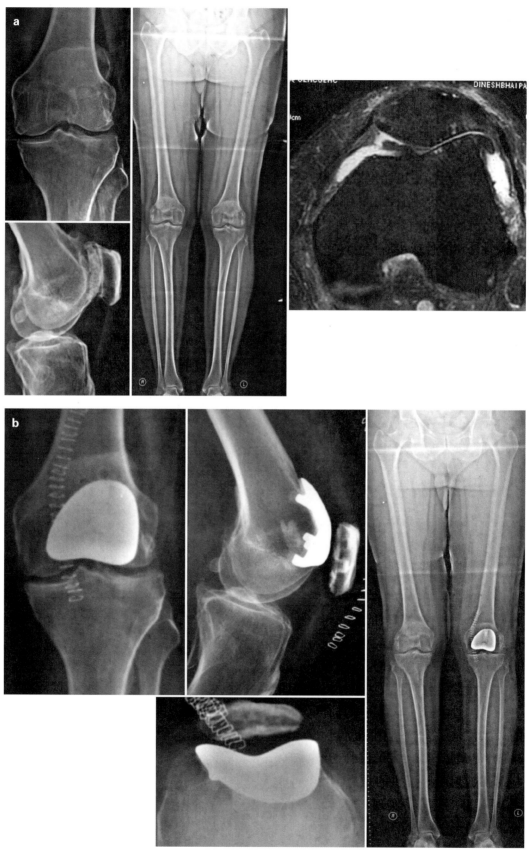

图 9.1（a）1 例 61 岁男性患者术前的 X 线片和磁共振扫描图像，该患者有单独髌股关节炎，力线正常，胫股关节未受影响。
（b）髌股关节置换术后的 X 线片

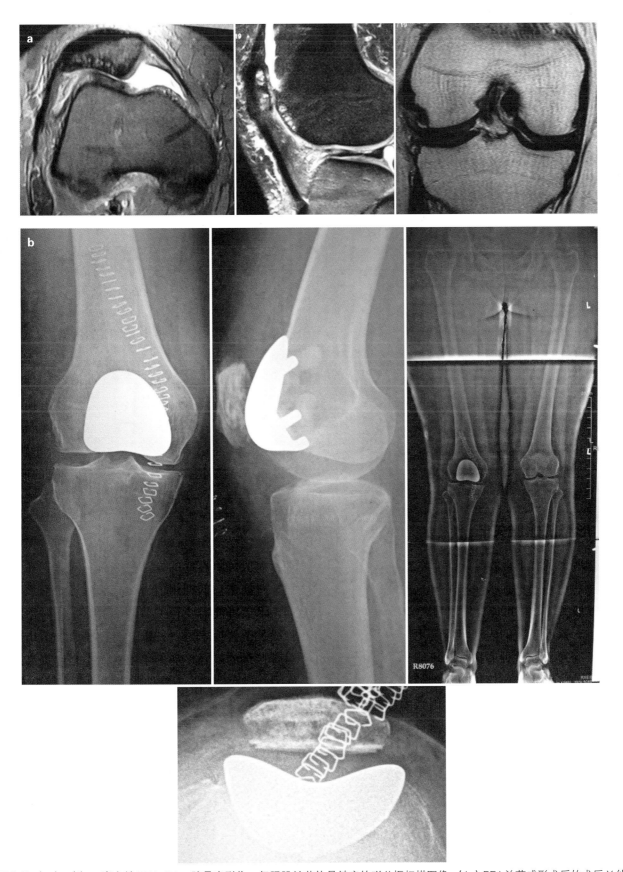

图 9.2（a）1 例 46 岁女性 PFJ–OA，髌骨半脱位，但胫股关节软骨健康的磁共振扫描图像。（b）PFJ 关节成形术后的术后 X 线片。（c）PFJ 关节置换术后 1 年近全方位运动的临床照片

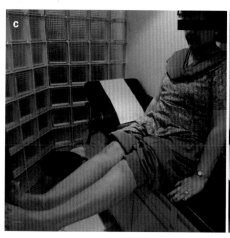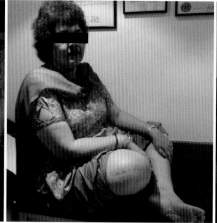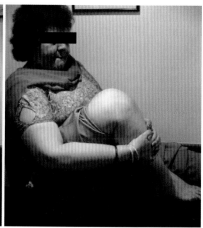

图 9.2（续）

存在关节的孤立性创伤后骨性关节炎，胫股关节相对完好。他们可能有正常的力线或解剖结构。这些患者也是髌股关节置换术的好病例，因为他们的胫骨股骨关节进展的危险因素很少。警告：外科医生应当记住，患者遭受髌股关节的创伤和以前手术重建骨折的髌骨或遭受一定程度的肌腱瘢痕，由于损伤可能有低洼髌骨，这对髌股关节成形术是禁忌的。

正常形态的髌股关节炎

这些患者有正常的髌骨股骨关节排列和形态，但单独患有过早的髌股关节炎。这些患者由于正常的髌股关节对位可能会发展为广义胫股关节炎，事实上，髌股关节的表现可能是更广义磨损模式的第一个迹象，这种磨损模式可能会在以后进一步发展。这些患者应该进行仔细的筛选，那些有肥胖或胫股关节对合不良危险因素的患者是继发性胫股关节炎的高危人群。虽然这些患者可能对外科医生很有吸引力，因为在不需要矫正对位不正的情况下，手术很容易，但他们确实是胫股关节炎进展的高风险，导致需要较早翻修。

手术技术

随着我们对髌股关节运动学和髌骨动态运动的了解的增加，近年来髌股关节置换术的手术技术已经出现了一些渐进式的变化。

手术技术本身分为两种对立的方法，无论是使用标准的全膝关节置换术技术将滑车组件放置和定位在沿标准解剖标志进行全膝关节置换术的膝置换的前 1/3，还是利用髌股运动学的新知识，定位于患者的骨性轮廓，复制现有的滑车轨迹，在滑车解剖结构中定位一种更小、更窄的假体。遵循患者自身的解剖结构，不参照标准的关节置换术标志。

在接受治疗前，患者应该应用了所有保守的治疗髌股关节疼痛的方法，也应该对他们在髌股关节置换术后的期望值进行咨询。患者应该认识到，术后可能需要行关节翻修手术，同时治疗髌骨股关节置换术是一种以避免在髌股关节出现骨对骨接触的减轻疼痛的手术，而不是以提高运动能力，或允许跑步或其他体育活动一个解决方案。患者也应该受到告知随着时间的推移，可能需行全膝关节置换的可能。髌骨股关节置换术同时进行韧带转移手术的可能性，取决于术前测量髌骨的高度或胫骨结节偏移量，这可能需要通过胫骨结节移位或内侧髌股韧带重建来达到。外科医生应该能够在评估 X 线片和髌骨高度的基础上，在手术前就韧带手术的可能性做出决定。10%~15% 的患者接受髌股关节成形术，因为轨迹不良将需要某种形式的附加韧带手术。

皮肤切口通常是中线纵切口，但许多患者会有以前的韧带稳定或其他与髌股关节畸形有关的手术史，外科医生应该根据膝盖周围的切口选择合适的切口。典型的入路为内侧髌股入路，但如果髌股关节外侧有明显的畸形或追踪不良，仍有一些人主张采用外侧髌股入路。无论是内侧入路还是外侧髌旁入路，建议采用中线切口，因为这种入路在后期行关节置换手术或术中更改为关节置换术是可行的。

大多数手术入路是内侧入路，关键是保留VMO，这是髌股关节置换术的关键和重要的稳定因素。应特别注意经此入路的髌股内侧韧带，需要在闭合时进行修复。通常情况下，外侧轨迹不良会导致加速磨损，也有一些人支持外侧入路。外侧髌股入路具有保持内侧髌股韧带和执行外侧松解术的优点[12]。它也允许直接进入髌股关节最磨损的部分，但髌骨的半脱位从这个角度看更困难，对于习惯这种方法的外科医生来说可能更困难。目前最流行的方法是内侧髌旁入路。

在下一阶段进行髌骨准备，早期髌骨准备允许髌骨半脱位，这样容易进入外侧沟，处理关节，使滑车准备更容易。除了检查胫股关节是否有进展性磨损外，外科医生还应注意髌股关节的磨损程度和情况，这将使外科医生了解任何重新调整或重新定位手术的必要性。髌骨可能通过使用电刀处理，将髌骨周围的滑膜和脂肪组织移除至上下骨肌交界处的水平。这一行为允许更容易地活动髌骨，一些外科医生指出，这可能会产生髌骨的"去神经"，尽管这一事实几乎没有科学证据。选择的髌骨钮可能是简单的穹顶类型，也可能是一个更复杂的偏置穹顶或解剖设计，这允许更多的生理重建。髌骨重建的位置应由患者的自然髌骨的顶端位置决定，以保持自然髌骨前倾，并有助于髌骨运动轨迹的稳定。因此，患者自然前倾的顶点被标记，随后用摆动锯对髌骨进行处理，以去除随后的聚乙烯重铺所占用的骨厚度，而聚乙烯穹顶的顶端与患者的自然顶点位于同一位置。这种顶点引导的定位可能因髌骨外侧或髌骨

表面的骨赘而导致聚乙烯穹顶内侧偏移。用锯子截骨可以使这些骨赘被移除，从而减轻外侧韧带的压力，同时避免骨表面暴露。髌骨厚度在12mm以下是不可取的，因为如果髌骨被切割到小于12mm，髌骨骨折的情况就会增加。如果要使用内嵌髌骨，这种问题就很少出现，但是嵌入的髌骨应该直接位于髌骨的顶端。

滑车的制备是髌股关节置换术中最具争议的部分。对于最佳植入，外科医生仍分为两组。这两种技术的共同之处将是滑膜、脂肪和滑车周围骨赘，及滑车外侧重要突出的骨赘去除。这些应该被移除，主要是为了使滑车的形状和形态可视化，避免任何软组织张力或由骨赘引起的侧位畸形。对于属于全膝关节置换科的医生来说，髌股关节置换对齐关键是使用Whiteside's线、上髁线或后髁线来定位滑车切割夹在滑车上的正确位置。随后，用锯片做前部切口，通常为3°外旋，并在滑车最上半部分关节软骨上方的前皮质处退出。随后的远端植入物可能会在股骨髁间切迹处产生毛刺。手术需要注意的是在准备滑车前应该清除这些髁间棘上骨赘，因为这可能导致外科医生在稍后阶段的滑车定位方面误入歧途。滑车种植体的大小取决于修整后滑车表面的覆盖，种植体的长度取决于种植体的鼻子在髁间棘顶部，种植体的最上半部分延伸到滑车上方的关节软骨线。滑车种植体的大小取决于滑车的切口表面的覆盖，其长度取决于安装在髁间顶部的植入物的鼻子，植入物的最上半部分延伸到滑车上方的关节软骨线。重要的是，滑车组件不能太短，因为这将在屈膝时出现髌骨关节面与其发生撞击。

最近，外科医生们改变了他们对髌股关节置换的态度，并采用了一种单独的髌骨置换方法，他们将使用自然的患者解剖结构来产生更个性化的滑车排列，将植入物放置在患者自身滑车的自然解剖中，以避免软组织撞击。因此，滑车的大小是通过测量从滑车顶端到前皮质关节面末端的不同的过程来实现的。然后在滑车关节软骨上得到正确的大小，植入物的旋转和外翻倾斜取决于

患者自身的解剖结构，即患者的滑车轨迹以及现有滑车肩部的内外旋转。准备通常是不用手的或通过机器人导航，以允许对组织的精确去毛刺，这一精确的准备允许在患者自己的滑车的骨软骨轮廓内安置滑车植入物。这样，避免了过多的软组织压力，软组织疼痛和撞击的概率也较小，因为滑车和周围膝关节的表面是匹配的。测试植入物插入滑车，在手术期间评估髌股关节和髌股关节轨迹。股四头肌和内侧支持带作用可由外科医生近距离拉起的四肌腱上的夹子来再现，并临时缝合修复VMO肌至股四头肌腱，以复制其追踪效果。髌骨追踪在这一点上应该是规范的，髌骨倾斜或半脱位应由外科医生在关闭前加以处理，这可能需要重建MPFL、外侧支持带松解，或胫骨结节移位，这取决于术前评估时所做的各种骨和肌腱测量。应注意确保滑车植入物的鼻子被安全地埋在髁间中，以避免膝盖从屈曲到伸展时对髌骨假体的任何撞击或锁定，并应确保滑车足够长，完全伸展或过伸时包裹髌骨。

滑车假体远侧位置应埋在髁间窝内，既避免髌骨撞击，又避免前交叉韧带撞击。髁间窝常因骨赘变形，因此，在评估髁间窝的原始解剖和确保远侧假体置入髁间窝之前，应特别注意去除骨赘。这种希望达到髁间窝位置情况在镶嵌技术中是常见的，并代表滑车假体的第一定位点位置。

滑车假体的第二个定位点也是固定技术和镶嵌技术共同的地方，它是滑车关节软骨起始最近部分和边缘，是髌骨的入口点。重要的是，植入物到达滑车关节部的全部范围，以确保它在屈曲开始时与髌骨接合。因此，这是在定位滑轮组件时需要注意的两个主要问题，也是镶嵌技术和镶嵌技术的共同之处。在这两种技术中，外翻和内翻的方向也是共同的，应该遵循自然股骨滑车切迹的方向。争论的焦点之一是滑车假体的外部/内部旋转，正是在这一点上，两组意见不同。滑车假体旋转错位可建议使用标准的全膝关节置换技术，涉及区域解剖标志。

全膝关节置换术技术需要平衡、屈曲和伸展

间隙，如果胫骨截骨垂直于胫骨上方的长轴，以补偿胫骨平台内翻，当膝关节屈伸时，股骨组件就会向外旋转。其特点是，这是大约3°的外旋，其特点是受旋转的"大钢琴"标志的影响[13]。滑车切迹表面的"大钢琴"标志的出现与外旋约3°呈正相关[14]。如果旋转较小，而全膝关节前截骨缺乏类似的旋转，则产生一个"蝶形"，显示与上髁轴相关的外旋0°[14]。因此，使用后髁或上髁线结合内嵌技术的外科医生将其外部旋转约3°作为现有全膝关节置换理念的基线，而前截骨的方向将"锁定"髌股关节的旋转。然而，髌股关节重建并不是全膝关节置换术的1/3，就像单间室重建的理念并不等同于膝关节置换的理念一样。因此，已经发展出一种替代的理念来定位滑车的旋转通路，使其与患者现有滑车的外侧轮廓相匹配。滑车为了配合患者现有的解剖可能出现更明显的外旋。这使滑车与髌骨轨迹相匹配，理论上减少了术后软组织并发症和软组织疼痛的可能。采用这种新理念的外科医生倾向于使用镶嵌技术，在机器人的帮助下或使用高速磨钻对膝盖进行手术，从而使患者的滑车轮廓得到改善。

两组之间的争论和滑轮部件定位的两种理念之间的争论还在继续，但基本上有几个注意事项。

应避免内旋，因为这将产生髌骨轨迹不良和异常软组织张力。自然滑车是滑车植入物定位的开始，人工滑车应遵循患者的自然滑车和对合。采用较老的全膝关节对齐理念，应避免过度的外部旋转，因为这可能会失去对髌骨轨迹的控制；外侧松解增加，使外侧软组织更紧，以适应滑车的新位置。当嵌体与原生滑车相匹配时，外侧的需要较低。然而，在滑轮定位方面，应该遵循一些指南。

（1）滑车植入物的远端尖端不能太高，应位于髁间窝内，以避免撞击。

（2）该组件的三角形区域应该是一致的或稍低于相邻的关节软骨。

（3）种植体近端边缘不应在股骨远端前部刻痕。

（4）选内嵌滑车时，植入物外侧和内侧缘应有旋转，以提供一个与现有股骨关节面匹配关节面。

大约10%的髌股关节表面置换有可能进行结节手术。结节可向多个方向移动，但髌股关节置换术的禁忌证是髌骨下段，其中髌腱因先前的创伤或手术而形成瘢痕或纤维化，Caton-Deschamps比小于0.8时髌骨向下拉入髁间窝。这是髌股手术的禁忌证，在任何必要的髌股关节置换术之前，髌骨肌腱的延长应该被视为一个单独的手术。结节最常见的是向远端或内侧移位，以解决髌股关节畸形，但如果过度内移，则有增加髌股关节磨损危险[15]。因此，内移和可视化应以使髌骨下降为目标，使其能够在伸直开始时与近端滑车接触，而内移应具有同样的情况。减少髌股关节接触的前路手术与髌股关节置换术无关，可能不会产生明显的压缩力降低[16]。

一旦任何所需的韧带手术和植入测试到位，应评估髌骨组件关节和轨迹。为了达到最大的延伸，这个过程应该是平滑的和渐进的；孤立性髌股关节炎患者常出现复发。髌骨的运动在进入滑车切迹时应该是平滑的，随着外侧和内侧支持带的活跃并随后变得松弛，随后的进展应该是平稳的，不需要撞击或跳跃。当髌骨穿过滑车，穿过髁间窝，到达股骨内侧和外侧髁时，不应有突然的移动或咔嗒声。

如果明显有抓持或侧向倾斜运动，髌骨横向倾斜或滑行，则可能需要进行横向延长（如Z形切口）。在这里，侧方松解不同于外科医生描述的全膝关节置换术的外侧松解。髌股关节手术可能需要侧方松解术，而全膝关节置换术的外侧松解被认为是引起关注的原因，这表明股骨组件的外旋是失败的。在髌股关节外科手术中，它可能与组织的紧密性和无法应付重新排列有关。因此，外侧延长最好能使外侧支持带纤维继续其控制髌骨运动的功能。

切口关闭可以是常规依赖于内侧支持带所需张力，如果需要的话可行双排纽修复，以稳定髌股关节。

术后康复和功能重建是髌股关节置换术的关键。鼓励患者在手术当天负重，并离床走几步以鼓励早期活动。然而，许多患者有肌肉损耗，并有肌肉力量和耐力的问题。物理治疗应该集中在增加这些肌肉纤维的强度和肌肉纤维的改善，特别是VMO和下肢肌。在手术时，在关节周围组织中注射一种减轻疼痛的"鸡尾酒"药物，对于减轻疼痛和使这些患者能够尽早活动起来，是非常重要的。

结果

孤立髌股关节置换术的临床疗效和植入物存活时间取决于种植体的设计、手术技术和患者的选择。髌股关节置换术的早期失败通常与髌骨畸形和不稳定有关。孤立髌股关节置换术后髌骨畸形的发生率镶嵌设计假体（17%~35%）明显高于裱贴设计假体（1%）[17-20]。镶嵌式滑车组件的旋转是基于固有的滑车倾斜，这种倾斜倾向于将该组件相对于股骨前后轴进行内旋转，从而导致髌骨不稳的发生率较高[21]。然而，内置型滑车假体组件的植入，通过切除前滑车表面到股骨前皮质，将滑车组件垂直于股骨前后轴，从而改进了髌骨轨迹[21]。髌股关节置换术的晚期失败可归因于胫股关节炎的进展。研究报告显示，在髌股关节置换术后5~15年内，由于胫股关节炎进展而导致的翻修率为12%~25%[22-24]。此外，与以滑车发育不良为主要指征的患者相比，以原发性骨性关节炎为主要指征的患者的翻修风险要大得多[23-25]。费希特（Feucht）等[26]在对PFA的嵌入假体与镶入假体的配对分析中，两种第二代滑车假体组件在临床结局上没有显著差异，但与嵌入滑车组件的胫骨OA进展较小。

PFA的成活率差距取决于是嵌入型的还是镶入型的假体。较老的嵌入式种植体设计有更大的风险需要翻修，因为自然滑车和滑车植入物不同的表面解剖，以及取决于自然滑车倾斜出现的旋转不良。根据澳大利亚国家联合登记处公布的数据，5年累计翻修率，嵌入假体大于20%，镶入假体不足10%[18]。胡格沃斯特（Hoogervorst）等[27]在对33例Richards Ⅱ型PFA假体的回顾性分析中，10年生存率为73%，其中21%的假体在平均5.5年后被翻修为全膝关节置换（TKA）。狄（Dy）等[28]在一项Meta分析报告中，与TKA相比，PFA治疗的孤立性髌股关节炎更容易发生并发症，需要再次手术或翻修。然而，他们进一步报道说，第二代PFA植入物与TKA相比，在临床结局、再手术、翻修或并发症方面没有显著性差异，这意味着植入设计对使用PFA的患者的临床结局和生存率有重要影响[28]。

先前的髌股手术，低级别的髌骨关节炎和相关的胫股关节炎的患者在单独行PFA手术后有不良的结果[29, 30]。髌股畸形如高位髌骨和滑车发育不良是孤立性髌股关节炎的常见表现，获得最佳的旋转是PFA成功的关键[31]。临床结果和长期生存率已经显著地提高了使用现代一代的镶入型PFA假体，并且在年轻患者中，PFA手术已经成为一种具有成本效益的保留关节手术[32]。然而，适当的患者和植入物选择和精细的手术技术在PFA患者中的重要性怎么强调都不为过。

并发症

髌骨不稳

早期翻修的大部分原因是持续或反复出现髌骨不稳定，其症状是退让和撞击。反复积液也可能导致持续不稳定。在术后阶段，需要明白过度的外侧松解可能最终导致外侧不稳定，因为髌股外侧韧带是用来维持广泛的外侧稳定[12, 33]。偶尔，由于发育不良而患上骨性关节炎的患者，当他们失去骨性关节炎的摩擦和不适时，他们的不稳定性就会再次出现。随后的髌股关节重建可能暴露了先前尝试的外侧松解或内侧髌股韧带重建所造成的不稳定性。第三代髌股关节重建关节不

会显著地造成髌骨不稳定，因为髌股关节重建的理念已经脱离了20世纪80年代末至90年代不断深化的滑车槽设计中"捕捉"髌骨的愿望。因此，髌骨的稳定性取决于髌股关节周围的排列和软组织张力[34]。避免反复松弛是关键，并取决于外科医生对髌股关节周围的软组织手术有很好的了解。韧带重建手术应作为膝关节术前评估的一部分进行评估。髌骨假体松动是髌股关节置换术中一种非常罕见的并发症，通常表现为内翻畸形和轨迹不良的后遗症，导致灾难性的髌骨后穿和聚乙烯磨损。

主要关节退变或关节炎的发病是一种术后并发症，其可能发生在髌股关节表面置换后的早期。避免这种情况的关键是注意胫股对合，以及肥胖，这是重要的危险因素。

结论

总之，髌股关节置换术在骨科领域提供了一种令人兴奋的可能性，这与最近在髌骨运动学和假体制造方面的知识增长有关，并出现了第三代技术。

髌股关节的运动学和动力学形式得到了更多的理解，越来越多的证据表明，滑车植入物应用在患者自然解剖学中的定位，而不是使用标准的膝关节算法，这可能会在软组织疼痛和髌股关节轨迹方面提供更好的结果。虽然历史上的翻修率仍然很高，但有证据表明，这些较新的技术正在使髌股关节成形术能够接近膝关节内其他间隔假体（如内侧和外侧假体）的翻修率。了解滑车放置的复杂性和影响复杂关节的争议是外科医生进行这一手术的关键。然而，结果是非常令人愉快的，获得一个长久的和康复良好的髌股关节置换术的寿命和功能是值得的。

参考文献

[1] Lidgren L, Robertsson O. Annual Report 2006-The Swedish knee arthroplastyRegister.www.knee.nko.se/

English/online/uploadedFiles/107_SKAR2006_Englv2.pdf. Accessed 20 May 2007.

[2] McAlindon TE, Snow S, Cooper C, Dieppe PA. Radiographic patterns of osteoarthritis of the knee joint in the community: the importance of the patellofemoral joint. Ann Rheum Dis. 1992;51(7):844–889.

[3] National Joint Registry 14th Report 2017. www.njrreports.org.uk.

[4] Ackroyd CE, Newman JH, Evans R, Eldridge JD, Joslin CC. The Avon patellofemoral arthroplasty: ive-year survivorship and functional results. J Bone Joint Surg Br. 2007;89(3):310–315.

[5] Nicol SG, Loveridge JM, Weale AE, Ackroyd CE, Newman JH. Arthritis progression after patellofemoral joint replacement. Knee. 2006;13(4):290–295.

[6] Parvizi J, Stuart MJ, Pagnano MW, Hanssen AD. Total knee arthroplasty in patients with isolated patellofemoral arthritis. Clin Orthop Relat Res. 2001;392:147–152.

[7] Lonner J. Patellofemoral arthroplasty. J AAOS. 2007;15(8):495–506.

[8] Leadbetter WB, Seyler TM, Ragland PS, Mont MA. Indications, contraindications, and pitfalls of patellofemoral arthroplasty. J Bone Joint Surg Am. 2006;88:122–137.

[9] Staubli HU, Durrenmatt U, Porcellini B, Rauschning W. Anatomy and surface geometry of the patellofemoral joint in the axial plane. J Bone Joint Surg Br. 1999;81-B(3):452–458.

[10] Tecklenburg K, Dejour D, Hoser C, Fink C. Bony and cartilaginous anatomy of the patellofemoral joint. Knee Surg Sports Traumatol Arthrosc. 2006;14:235–240.

[11] Biedert RM, Albrecht S. The patellotrochlear index: a new index for assessing patellar height. Knee Surg Sports Traumatol Arthrosc. 2006;14:707–712.

[12] Desio SM, Burks RT, Bachus KN. Soft tissue restraints to lateral patellar translation in the human knee. Am J Sports Med. 1998;26(1):59–65.

[13] Cui WQ, Won YY, Baek MH, Kim KK, Cho JH. Variations of the 'grand-piano sign' during total knee replacement. J Bone Joint Surg Br. 2006;88-B(11):1441–1447.

[14] Schoettle PB, Zanetti M, Seifert B, Pirrmann WA, Fucentese SF, Romero J. The tibial tuberosity trochlear groove distance; a comparative study between CT and MRI scanning. Knee. 2006;13:26–31.

[15] Paley D. Sagittal plane knee considerations. In: Paley D, editor. Principles of deformity correction. Rev ed. Berlin: Springer; 2005. p. 509–569.

[16] Fulkerson JP. Monograph series 29: common patellofemoral problems. Rosemont: American Academy of Orthopaedic Surgeons; 2005.

[17] Lonner JH. Patellofemoral arthroplasty: pros, cons, and design considerations. Clin Orthop Relat Res. 2004;428:158.

[18] Australian Orthopaedic Association National JointReplacement Registry (AOANJRR). https://aoanjrr.dmac.adelaide.edu.au/en/home; 2010.

[19] Tauro B, Ackroyd CE, Newman JH, et al. The Lubinus patellofemoral arthroplasty. A ive- to ten-year prospective study. J Bone Joint Surg (Br). 2001;83(5):696.

[20] Kamath AF, Slattery TR, Levack AE, et al. Trochlearinclination angles in normal and dysplastic knees. J Arthroplast. 2013;28(2):214.

[21] Lonner JH, Bloomield MR. The clinical outcome of patellofemoral arthroplasty. Orthop Clin North Am.2013;44(3):271–280.

[22] Kooijman HJ, Driessen AP, van Horn JR. Long-term results of patellofemoral arthroplasty. A report of 56 arthroplasties with 17 years of follow-up. J Bone Joint Surg Br. 2003;85(6):836–840.

[23] Odumenya M, Costa ML, Parsons N, et al. The Avon patellofemoral joint replacement: ive-year results from an independent centre. J Bone Joint Surg Br. 2010;92(1):56–60.

[24] Nicol SG, Loveridge JM, Weale AE, et al. Arthritis progression after patellofemoral joint replacement. Knee. 2006;13(4):290–295.

[25] Dahm DL, Kalisvaart MM, Stuart MJ, Slettedahl SW. Patellofemoral arthroplasty: outcomes and factors associated with early progression of tibiofemoral arthritis. Knee Surg Sports Traumatol Arthrosc. 2014;22(10):2554–2559.

[26] Feucht MJ, Cotic M, Beitzel K, Baldini JF, Meidinger G, Schöttle PB, Imhoff AB. A matched-pair comparison of inlay and onlay trochlear designs for patellofemoral arthroplasty: no differences in clinical outcome but less progression of osteoarthritis with inlay designs. Knee Surg Sports Traumatol Arthrosc. 2017;25(9):2784–2791.

[27] Hoogervorst P, de Jong RJ, Hannink G, van Kampen A. A 21% conversion rate to total knee arthroplasty of a irst-generation patellofemoral prosthesis at a mean follow-up of 9.7 years. Int Orthop. 2015;39(9):1857–1864.

[28] Dy CJ, Franco N, Ma Y, Mazumdar M, McCarthy MM, Gonzalez Della Valle A. Complications after patello-femoral versus total knee replacement in the treatment of isolated patello-femoral osteoarthritis. A meta-analysis. Knee Surg Sports Traumatol Arthrosc. 2012;20(11):2174–2190.

[29] Willekens P, Victor J, Verbruggen D, Vande Kerckhove M, Van Der Straeten C. Outcome of patellofemoral arthroplasty, determinants for success. Acta Orthop Belg. 2015;81(4):759–767.

[30] deDeugd CM, Pareek A, Krych AJ, Cummings NM, Dahm DL. Outcomes of patellofemoral arthroplasty based on radiographic severity. J Arthroplast. 2017;32(4):1137–1142.

[31] Moidi A, Veravalli K, Jinnah RH, Poehling GG. Association and impact of patellofemoral dysplasia on patellofemoral arthropathy and arthroplasty.Knee. 2014;21(2):509–513.

[32] Chawla H, Nwachukwu BU, van der List JP,Eggman AA, Pearle AD, Ghomrawi HM. Cost effectiveness of patellofemoral versus total knee marthroplasty in younger patients. Bone Joint J.2017;99-B(8):1028–1036.

[33] Cohen ZA, Henry JH, McCarthy DM, Mow VC,Ateshian GA. Computer simulations of patellofemoral joint surgery. Am J Sports Med. 2003;31(1):87–98.

[34] Feller JA, Amis AA, Andrish JT, Arendt EA, Erasmus PJ, Powers CM. Surgical biomechanics of the patellofemoral joint. Arthroscopy. 2007;23(5):542–553.

第十章 双间室膝关节置换术

Francesco Benazzo, Alfred J. Tria, Matteo Ghiara, Dexter K. Bateman, Stefano Marco Paolo Rossi, Jared S. Preston, Dominick V. Congiusta

引言

双间室人工膝关节置换术（BCR）是对髌股关节及内侧或外侧胫股关节的一种修复。该方法自20世纪80年代开始实施，并在包括单髁（UKA）和髌股关节假体（PFA）[1, 2] 的部分膝关节置换术的基础上逐步发展。BCR 允许保留交叉韧带和增加运动，并能改善本体感觉[3]。王等对8例BCR患者的小规模研究发现[4] 这些患者的步态和膝关节力学与健康对照者相当。然而，钟等[5] 在直接比较了行 BCR 或全膝关节置换术（TKA）的患者在术后1年时，发现他们具有类似的膝关节肌力和体能表现（定时上移、爬楼梯和6min步行试验）。

双间室人工膝关节置换术（BCR）可以使用两个完全独立的种植体，用于髌骨和胫股关节处，也可以使用一个单一的股骨组件与髌骨和胫骨表面结合，在两个隔室之间建立固定关系[6]。对884例患者早期 BCR 设计的 Meta 分析显示，并发症发生率为30%，并在3.7年时有7.2% 的人工关节需要翻修[7]。技术挑战依然存在，使得 BCR 比标准 TKA 更难执行。然而，最近随着器械和假体设计方面的改进，人们重新对双间室人工膝关节置换术产生了兴趣，BKA 可作为年轻、活跃的双室性关节炎患者的替代手术。

手术技术

为了简化手术技术，使其类似 TKA，已经研制了一种单件股骨假体。这个手术可以通过有限的、微创的手术入路或标准的关节切开术来完成。这种方法有两种技术：一种使用标准的"现成"股骨假体，另一种使用定制的假体。

标配技术

胫骨切除是使用髓外定位系统进行的，这是参照胫骨干（图10.1）第一次矫正内翻或外翻。深度设置在内侧关节面最深点下方2mm处。胫骨后倾要在5°~7°，以与已存在的胫骨坡度相匹配。要注意，胫骨的后倾偶尔会超过10°，尤其是东方人。后倾最好不要增加到9°以上。如果这一角度比自然后倾小，屈曲间隙将会比较紧，需要进行一些调整，以实现屈伸间隙平衡。

胫骨切除在垂直和水平截骨都是用电锯完成的。销钉要插入切割导向器，以保护其余的胫骨面免受任何内切。胫骨截骨完成后，将一个间隔器置于膝关节屈曲90°位和伸直位。这时，这两个差距应该是相等的。最常见的表现是由于之前存在屈曲挛缩，伸直间隙小于屈曲间隙，这可以通过增加股骨远端截骨来纠正。当屈曲间隙小于伸直间隙时，可使胫骨的后倾增加到8°或9°，就能实现在不影响伸直间隙的情况下增加屈曲间隙。

评估完间隙后，将前后股骨轴（AP轴）画在股骨表面作为旋转参考，并在 AP 轴底部的后交

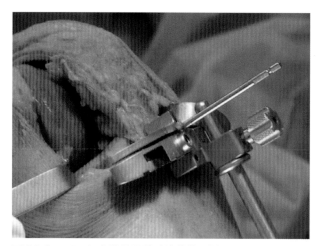

图 10.1　BCR 标准假体胫骨髓外截骨导板

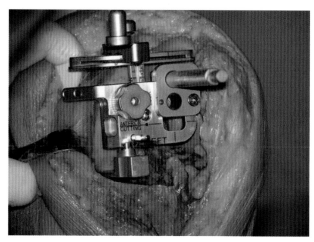

图 10.2　插入髓内参考棒后使用股骨前方截骨导板

叉韧带插入上方的股骨管上形成一个髓内孔。股骨前方截骨是用一种仪器进行的，该器械插入髓内棒并与 AP 轴平行（图 10.2）。切割是对股前皮质的处理，类似于传统 TKA 的截骨。股骨远端截骨是用另一种锁定在髓内棒上的仪器完成的（图 10.3）。在内侧设置截骨深度使其等于屈曲间隙，并参照股骨外侧皮质确定远端截骨的角度，使假体与外侧皮质和股骨外侧髁软骨表面齐平。远端截骨很关键，很难确定到精确的深度。

股骨远端截骨完成后，再次检查屈曲和伸直间隙，以确保其平衡。如果可以接受，股骨内侧髁的大小是参照前后的厚度。在股骨远端截骨表面放置一个垫块，并参考股骨内侧髁的宽度和股骨外侧皮质的位置（图 10.4）。这是独特的双室手术，是另一个步骤，不是典型的 TKA。最后完成的是股骨侧的截骨。选择胫骨假体大小，并将试模插入膝关节。将髌骨表面用摆动锯片或旋转刀片修整，在髌骨面上放置镶嵌的髌骨假体。

通过一个完整的运动范围，以评估膝关节的髌骨轨迹和股骨内髁与胫骨关节面假体的关系。原先的骨面被截除，所有的部件同时被胶结在一起。

需要让切口封闭，敷料避免过厚，这样就可以在手术当天开始运动。患者均于术后院内接受抗凝治疗 2~3 天后出院。

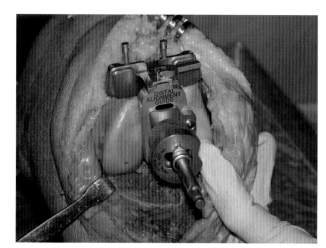

图 10.3　股骨远端截骨导向器

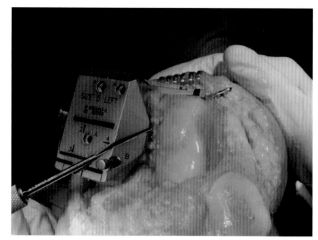

图 10.4　切割块上插入保护股骨外侧髁的导针

定制假体技术

定制技术需要在术前行膝关节 CT 检查。定制仪器是同时制作的，可应用于股骨髁表面，以勾勒假体的接触区域，并指出需要摘除的软骨区域（图 10.5）。股骨和胫骨假体，是在股骨侧软骨表面被摘除，胫骨侧完成计划切除深度后，制作成与膝关节的骨表面相匹配的假体（图 10.6）。胫骨

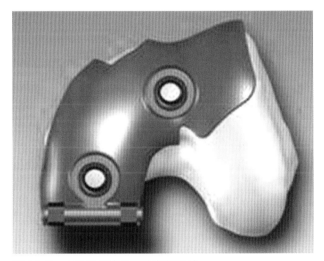

图 10.5 去除股骨软骨面的定制器械

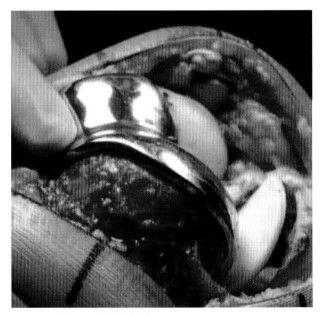

图 10.6 凝固后的定制假体

截骨完成后，评估屈伸间隙，以确定适当的间距和平衡。再次安装髌骨假体，然后所有的部件都被胶结。

组合的双间室假体

通过结合两个小的植入物，累计单间室和髌股关节的双间室关节炎可以在不牺牲韧带和影响关节间隙的情况下得到治疗。选择合适的适应证是成功的关键，并结合 UKA 和髌股关节置换的选择，特别是由于关节间隙狭窄（而不是胫骨畸形）的胫股关节炎合并存在外侧髌骨小关节炎、整个髌股关节炎（对合不佳）或创伤性髌股关节炎的患者。

组合假体的优点是可以同时治疗内侧和外侧胫股关节炎和髌股关节炎，而单块设计仅适用于治疗内侧和髌骨关节炎。

肢体重建和匹配的髌股轨迹是外科治疗的基本目标。市场上有各种各样的单室（测量切除和重铺，固定 / 移动板）和髌股假体设计；虽然没有固定的规则，但手术医生通常更喜欢结合来自同一制造商的设计，而不仅是为了理论方法的一致性（测量切除与重塑），更是为了尊重患者的个体特点（髁严重磨损时再行置换）。

必须重视每种假体特有的外科技术，如果加入髌股关节（PFJ），其原则将保持不变。为了避免金属构件在不同平面上的接触，必须在股骨和滑车之间保持一定的软骨厚度，以避免滑行表面的不光滑和不连续。此外，虽然对更换垫片的顺序没有一致的意见，但大多数外科医生更喜欢在更换第二个间室之前，先用单室骨瓣假体来重新排列肢体，以优化髌骨的轨迹。

手术技术

内侧单室手术入路包括微创的内侧入路，它能清楚地暴露两个间室，最后从一个小的股内侧斜肌和股四头肌腱的间隙进入，或者是股下入路。

然而，股下入路，特别是对于男性或创伤后髌骨僵硬性骨关节炎的患者，在正确、广泛地暴露滑车时，可能会引起一些问题。此外，如果另一个间室是问题所在，根据凯布里什（Keblish）理论，可以从侧面进入，或在适当的情况下，通过正中切口进入。在关节外侧切开术中，当外侧囊更薄、更脆弱时，切取和保存霍法（Hoffa）垫是非常重要的，这有利于后期的缝合。在这两种情况下都不建议使用止血带，但在固定过程中除外，以避免改变髌股的追踪。

在髌骨上做一个自由徒手切口，以暴露关节，并便于去除股骨内侧和胫骨侧的骨赘；如果外髁发育不良，则不能在股骨外侧这样做。

第一步是胫骨切口，用髓外导向器定位（图10.7和图10.8）进行：

·在冠状面上，测量截骨的切口为90°（或稍内翻），可以如卡蒂尔（Cartier）所描述的那样有2°~3°内翻，对侧位UKA病例则为90°。

·在矢状面上，为了尊重天然后倾角度，采用3°~5°后倾进行中位UKA的切割。然而，对于侧向UKA，斜率为0°，切面必须内部旋转，以适应外髁的自然运动学。

然后准备股骨：把垫片定位在正确的水平面，执行股骨远端切割，使用垫片试模检查间隙。可以使用该截骨模具进行后切和斜面切割，并用于固定（图10.9）。股骨成分必须集中定位，或者更

确切地说，侧向内侧髁以避免同时发生胫骨内侧撞击；在横向UKA的情况下，元件位置也尽可能地保持横向。其目的是在功能上，定位股骨部分于胫骨平台的中心，在屈曲时可避免边缘过度摩擦。用假体试模检查关节的移动性和稳定性；尤其重要的是要保持轻微松弛（1~2mm），以避免对侧室超载。此时，试验植入物已经就位，髌骨股骨置换现在可以解决了。

滑车部分的位置很重要，必须根据术前检查和UKA的位置来选择；截骨导向可以是髓外或髓内定位，在每种情况下都要考虑这3个位置：

·旋转对齐：外部旋转增加，有利于横向匹配，但为了优化稳定性，最好减少外部旋转，无论是哪种情况，正确的内、外侧平衡都是避免张

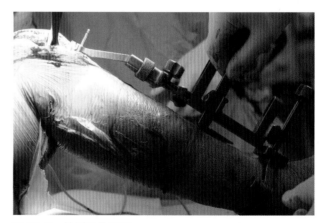

图10.8 检测胫骨后倾

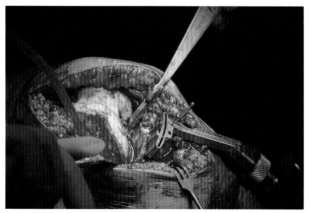

图10.7 用于测量截骨厚度的胫骨髓外截骨导向器

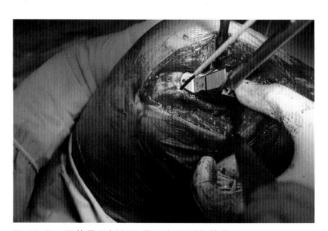

图10.9 用截骨导板行股骨后方和倒角截骨

力或脱位的必要条件。

·内外翻平衡：影响初始度，尤其是对女性患者，必须增加其外翻角。

·屈伸位置：最好使用一个轻微弯曲的组件，有利于膝关节灵活，而不是过伸，限制关节屈曲的灵活性。

·无论如何，我们所讨论的是 1~2mm 或 1°~2° 的移动，以确保新的边缘表面与剩余的软骨平滑。

滑车截骨也可以徒手进行（图 10.10）；"大钢琴"标志表明，股骨成分的近端部分无论如何都不能与前皮质形成台阶，使其可以在新的关节中移动，而不脱轨。模具可以放置在这个位置以准备滑车，切记滑车和股骨部件之间必须留有几毫米软骨，以避免撞击。只要能很好地将髌骨控制在内部，就可以避免其与再狭窄的股骨成分发生碰撞。滑车必须位于软骨下方 1mm 处，以重建无碰撞光滑的滑动表面。使用模具进行场地准备，但一般使用导向钻。例如，通过小型高速摆锯，可以去除预定厚度的软骨和软骨下骨（图 10.11 和图 10.12）。

第二步是髌骨置换术，不一定要像 TKA 那样在中间和近端放置，其位置必须是最佳的位置，才能使其在新植入的滑车内平稳地移动。

使用假体试模以确保髌骨关节面在屈伸时平滑滑动和无碰撞：在被动屈伸运动中，放置在膝

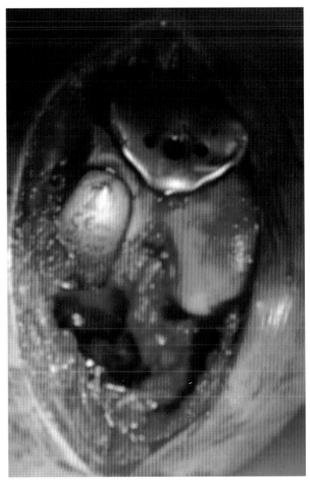

图 10.11 铣削技术

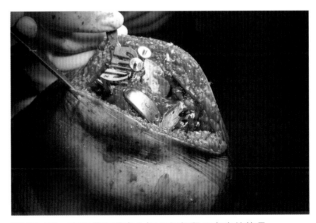

图 10.12 在股骨和滑车之间必须保留几毫米的软骨

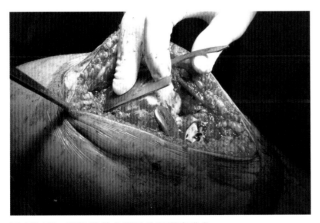

图 10.10 用股骨前方测量片行滑车准备

盖帽上的手指不应感到任何颠簸或"咔嗒"声。

脉冲冲洗，止血带打压，最后植入假体并固定：首先是 UKA（胫骨，然后是股骨），采用增加

厚度的插入，以促进骨水泥渗透，然后滑车和髌骨，膝关节屈曲 90° 以增加滑车压力。最后，确定内衬的位置并进行缝合。引流管是不必要的。关节内注射氨甲环酸以减少出血，并使膝关节在接下来的 2h 内保持弯曲。在缝合外入路时，需要缝合霍法（Hoffa）垫以给予额外的支持。

术后即可开始康复，术后第一天开始膝关节屈伸活动和辅助行走，在第 3 天出院。在外侧入路的情况下，最好不要立即强制屈膝，以免关节囊裂开和血肿形成。

结果

两个独立组

在 20 世纪 80 年代末，欧洲外科医生首先进行部分膝关节置换术，他们试图将部分植入物结合在一起，而不进行完全置换术。阿根森（Argenson）等[8]对 181 例原发性髌股关节退变行髌骨置换手术，57% 加用内侧置换。早期结果令人鼓舞，与前几年的 TKA 相似；然而，第二个十年的翻修率为 30%，17 年时总的存活率仅为 54%[9]。在长期随访的 69 膝中，有 28 膝在平均 7.9 年的时间内因松动而接受了翻修。髌股关节置换失败占绝大多数（20/28）。阿根森（Argenson）的结论是，这些结果可能是由于早期器械有限和各种不同植入物的组合而造成的。

卡蒂尔（Cartier）等[10]施行了 72 例髌股关节增生症手术（PFA），30 膝行 UKA。有 85% 的患者在 2~12 年的随访中获得良好或优秀的结果，92% 的患者疼痛缓解满意。

海泽（Heyse）等[11]报告了使用内侧 UKA 和 PFA 治疗的 9 例膝关节炎患者（平均年龄 64 岁）。平均随访 12 年，尽管有一位患者患上了严重的外侧关节炎，但没有症状，没必要进行翻修手术。膝关节疼痛评分从 39 分提高到 92 分（$P=0.007$），膝关节功能评分从 30 分提高到 83 分（$P=0.002$）。

所有患者均满意或非常满意。卡马特（Kamath）和他的同事[12]随访了 29 例行无连接的 BKA 患者（平均年龄 59 岁）。发现 31 个月时，关节活动度由 122° 增加到 133°（$P < 0.001$），放射性检查没有发现明显沉降，疼痛和功能结果评分均有明显改善，1 例因不稳定于 3 年时行 TKA 翻修术。

贝纳佐（Benazzo）等[24]发表了一项研究，对 30 名接受 UKA 和 PFJ 手术治疗的患者进行了 2 种不同的设计。其中女性 25 例，平均年龄 66.5 岁，平均随访 59 个月。两组患者的特殊评分（HSS，KSS 和 OKS 评分）在中期随访中均显示出良好的效果；只有 1 例患者接受了全聚乙烯胫骨基板松动的 TKA 翻修术。

隆纳（Lonner）一直在使用两种不同的植入物来改进双室置换[13, 14]。断开滑车和股骨内侧髁假体，可以独立地重新铺设各个隔间，并确保每个部件的正确方向。组件几何学的改进可以改善髌骨的轨迹，而机器人的协助正被用于优化假体的位置和对齐。

单独的股骨假体（整体设计）

罗尔斯顿（Rolston）和他的同事[15]设计了一种将股骨滑车沟和股骨内侧髁置换术结合在一起的单块股骨假体（特里尼·迪乌斯双室膝关节系统；史密斯 & 尼泊尔公司，孟菲斯，TN）。这个假体是用一种固定的胫骨平台插入和一个全聚乙烯的髌骨组件来连接的。前交叉韧带（ACL）和后交叉韧带（PCL）均保留。据报道，137 例患者的机械轴得到满意的矫治，95% 的病例从内翻到外翻的微小过度矫正（3.6%）（Rolston and Siewert. The Journal of Arthroplasty Vol. 24 No. 7, 2009）。然而，单块设计的冠状位是由假体外侧边缘的位置决定的，而其余的股骨外侧髁则是由假体边缘的位置决定的。股骨远端形态的变化可能导致与标准尺寸不一致，减少假体寿命。

恩格（Engh）等[16]比较 50 例（平均 59 岁）内侧型和髌骨型关节炎患者，随机分为 BCR 组

（Journey Deuce）或 TKA 组（田纳西州孟菲斯市施乐辉公司 Genesis Ⅱ；Smith & Nephew, Inc., Memphis, TN）。在 2 年随访时，两组患者的膝关节学会评分分别为 93.6 分和 92.6 分（*P*=0.43），牛津膝关节评分（分别为 43 分和 41 分，*P*=0.35）。1 例 TKA 因胫骨部分松动行翻修术；1 例 BCR 膝关节翻修治疗髌骨半脱位，2 例 BCR 胫骨托发生应力性骨折，需要翻修。

特里亚（Tria）[17, 18] 开展了 100 例病例研究，并报告了进行 BCR（朱妮蒂丝 Journey Deuce）的前 40 例（平均年龄，70 岁）。经过 5 年随访，膝关节学会评分从 49 提高到 84，功能评分从 57 提高到 81。术后屈曲达到 120°。1 例发生髌骨半脱位，术后 6 周侧方松解术成功。5 例患者被改进行标准 TKA，对全身疼痛有较好的治疗效果。发生胫骨托盘骨折 2 例，改进行 TKA。持续性膝关节前疼痛 10 例（24%）。

帕伦博（Palumbo）等[19] 报道了 36 例行 Deuce BCR（平均年龄 66 岁）的膝关节结果。在 21 个月的随访中，膝关节协会功能调查得分和西安大略麦克马斯特（Western Ontario McMaster）骨关节炎指数调查的得分分别为 65.4 和 75.8。61% 的病例胫骨托盘内可见进行性放射状影。5 例（14%）患者因持续疼痛而改用 TKA。在翻修手术时，可见所有 5 个胫骨托盘都是松的，有一个灾难性的胫骨近端假体周围骨折。53% 的患者说他们不会再做手术了。这些专家的结论是，这种假体对双室部关节炎提供了不一致的疼痛缓解和不可接受的功能，需放弃假体植入。

杜德尼瓦拉（Dudhniwala）等[20] 报道了 15 例行朱妮蒂丝假体（Journey Deuce）置换的患者早期无菌性胫骨松动 15 例（平均年龄 57 岁），54 个月时仅存活 40%。假体植入术因效果不佳而停止。Morrison 和他的同事[21] 比较了 BCR（*n*=21）和 TKA（*n*=33）在髌股关节和内侧间室骨关节炎患者的功能结果。假体的选择不是随机的。术后早期 BCR 组疼痛明显减轻（*P*=0.020），功能改善更佳（*P*=0.015）。这些趋势在过去 3 个月没有延续。

BCR 组并发症发生率更高（*P*=0.045），其中 1 例髌骨半脱位，1 例髌骨骨折，3 例出现疼痛相关并发症。因此研究者最终推荐 TKA 来治疗这种双间室关节炎患者。

施泰纳特（Steinert）[22] 最近报道了使用自定义 BCR 系统的临床结果（马伯灵顿公司 iDuo, Conformis Inc., Burlington, MA）。44 例患者（平均年龄 59 岁）行不置换髌骨的关节置换术。随访 1 年后，1 例改良 TKA 治疗胫骨侧假体松动，3 例再次进行髌骨置换。据该报告称，疼痛和功能结果有了显著改善。

米纳斯（Minas）等[23] 在膝关节协会的非公开会议上，报道了使用同样定制假体 2~5 年的结果。他评估了 55 例患者（59 膝），平均年龄 51 岁，平均随访 45 个月。5 年生存率为 94%。3 膝（5%）在平均 26 个月时需要翻修行 TKA。22% 的患者需要二次手术，主要是因粘连而在关节镜下行滑膜切除术（14 膝）。

结论

模块化 BCR 是一个新兴的膝关节表面治疗选择，为 TKA 提供了一个保守的替代方案。这种治疗方法可以有效地治疗孤立性双室关节炎，包括内侧、外侧和髌股关节，有效地治疗有限的骨性畸形或缺损，并且保留运动功能和完整的交叉韧带。手术技术要求很高，主要需要外科医生尽可能恢复膝关节骨关节炎出现前的状态，适当地截骨，以填补失去的空间，并相应地适应髌股关节轨迹。

目前，用独立的假体置换是一种更可靠的方法。然而，自定义设计的单块股骨假体显示出更好的效果，并可能是未来更容易实现的技术。

参考文献

[1] MacIntosh DL. Hemiarthroplasty of the knee using a space occupying prosthesis for painful varus and valgus

deformities. J Bone Joint Surg Am. 1958;40:1431.

[2] McKeever DC. Tibial plateau prosthesis. Clin Orthop. 1960;18:86–95.

[3] Sabatini L, Ravera L, Atzori F, Massè A. Outcomes of bicompartmental knee arthroplasty: a review. Int J Orthop. 2014;1(3):100–108.

[4] Wang H, Dugan E, Frame J, et al. Gait analysis after bi-compartmental knee replacement. Clin Biomech. 2009;24(9):751.

[5] Chung JY, Min BH. Is bicompartmental knee arthroplasty more favourable to knee muscle strength and physical performance compared to total knee arthroplasty? Knee Surg Sports Traumatol Arthrosc. 2013;21(11):2532–2541.

[6] Thienpont E, Price A. Bicompartmental knee arthroplasty of the patellofemoral and medial compartments. Knee Surg Sports Traumatol Arthrosc. 2013;21:2523–2531.

[7] Callahan CM, Drake BG, Heck DA, Dittus RS. Patient outcomes following unicompartmental or bicompartmental knee arthroplasty. A meta-analysis. J Arthroplast. 1995;10(2):141–150.

[8] Argenson JN, Guillaume JM, Aubaniac JM. Is there a place for patellofemoral arthroplasty? Clin Orthop Relat Res. 1995;321:162–167.

[9] Parratte S, Pauly V, Aubaniac JM, Argenson JN. Survival of bicompartmental knee arthroplasty at 5 to 23 years. Clin Orthop Relat Res. 2010;468(1):64–72.

[10] Cartier P, Sanouiller JL, Grelsamer R. Patellofemoral arthroplasty. 2-12-year follow-up study. J Arthroplast. 1990;5(1):49–55.

[11] Heyse TJ, Khefacha A, Cartier P. UKA in combination with PFR at average 12-year follow-up. Arch Orthop Trauma Surg. 2010;130(10):1227–1230.

[12] Kamath AF, Levack A, John T, Thomas BS, Lonner JH. Minimum two-year outcomes of modular bicompartmental knee arthroplasty. J Arthroplast. 2014;29(1):75–79.

[13] Lonner JH. Patellofemoral arthroplasty: the impact of design on outcomes. Orthop Clin North Am. 2008;39(3):347–354.

[14] Lonner JH. Modular bicompartmental knee arthroplasty with robotic arm assistance. Am J Orthop (Belle Mead NJ). 2009;38(2 Suppl):28–31.

[15] Rolston L, Bresch J, Engh G, Franz A, et al. Bicompartmental knee arthroplasty: a bone-sparing, ligament-sparing, and minimally invasive alternative for active patients. Orthopedics. 2007;30(8 Suppl):70–73.

[16] Engh GA, Parks NL, Whitney CE. A prospective randomized study of bicompartmental vs. total knee arthroplasty with functional testing and short term outcome. J Arthroplast. 2014;29(9):1790–1794.

[17] Tria AJ Jr. Bicompartmental arthroplasty of the knee. Instr Course Lect. 2010;59:61–73.

[18] Tria AJ Jr. Bicompartmental knee arthroplasty: the clinical outcomes. Orthop Clin North Am. 2013;44(3):281–286.

[19] Palumbo BT, Henderson ER, Edwards PK, et al. Initial experience of the journey-deuce bicompartmental knee prosthesis: a review of 36 cases. J Arthroplast. 2011;26(6 Suppl):40–45.

[20] Dudhniwala AG, Rath NK, Joshy S, Forster MC, White SP. Early failure with the journey-deuce bicompartmental knee arthroplasty. Eur J Orthop Surg Traumatol. 2016;26(5):517–521.

[21] Morrison TA, Nyce JD, Macaulay WB, Geller JA. Early adverse results with bicompartmental knee arthroplasty: a prospective cohort comparison to total knee arthroplasty. J Arthroplast. 2011;26(6 Suppl):35–39.

[22] Steinert AF, Beckmann J, Holzapfel BM, Rudert M, Arnholdt J. Bicompartmental individualized knee replacement : use of patient-specific implants and instruments (iDuo™). Oper Orthop Traumatol. 2017;29(1):51–58.

[23] Minas T, Ogura T, Le K, Bryant T. Patient outcomes and satisfaction after bicompartmental individualized knee arthroplasty with patient specific implants and instruments. The closed meeting of the knee society, Columbus, USA. September 15, 2017.

[24] Benazzo F, Rossi SMP, Ghiara M. Partial knee arthroplasty: patellofemoral arthroplasty and combined unicompartmental and patellofemoral arthroplasty implants – general considerations and indications, technique and clinical experience. Knee. 2014;21(S1):S43–S46.

第十一章 部分膝关节置换术的并发症及失效机制

Matthieu Ollivier, Matthew P. Abdel

引言

1998—2005 年间，单髁膝关节置换术（UKA）的使用率几乎是全膝关节置换术（TKA）的 3 倍[1]。一些报告已经表明，在现代 UKA 植入 10 年后，存活率超过 90%[1-5]。然而，从英国国家联合登记处（NJR）提取的数据显示，UKA 的失败率相对较高[6]。UKAs 的并发症和失败方式有其独特的特点，对于失败的病因和适当的治疗没有任何共识。此外，并发症的发生率和类型是不同的，这取决于患者、外科医生和与假体相关的问题[7]。本章的目的是通过对最近文献的分析，来描述 UKA 的并发症和失效机制。

UKA 失败的流行病学及危险因素

最近的英国国家联合登记处（NJR）分析证明 UKA 的 5 年生存率为 91.8%（95%CI，91.3%~92.3%），8 年生存率为 89.1%（95%CI，88.3%~89.9%）。这些数字比之前报道的数字要低，因为它们代表了整个国家的翻修率，而不是高容量的关节置换中心的结果。NJR 的研究已经证明患者选择和外科操作是失败的重要危险因素。

尽管报告的患者预后较差[8, 9]，但如果根据患者术前检查结果指标（Proms）预测术后的效果，那么有严重术前疾病的患者在手术后同样感到满意。

年龄对每个指标的结果都有积极的影响。年龄较大的患者从 UKA 中获益最大，其翻修率也比年轻患者低。这些发现，再加上与 UKA 相关的围手术期发病率和死亡率较低，表明老年患者行 UKA 效果特别好[10]。

男性和女性的临床结果和满意度水平基本相似。在 8 年生存率上有一个微小的差异，但统计上有显著意义，女性更有可能需要翻修。原因之一可能是女性炎症性关节病的发病率较高；未确诊的炎症性关节炎患者因继发于疾病进展，行 UKA 的风险较高。

身体质量指数（BMI）和美国标准协会（ASA）评分均未显示对预后有任何影响，但术前并发症（如焦虑/抑郁）已被证明容易产生不良结果（假体存活率、关节活动度和满意度）。如果高级医生而不是培训人员行 UKA，患者通常有更好的结果。大的研究中心（支持先前对 TKR 和 UKR 的研究）的翻修率较低，满意度较高，每年有高达 40 例这样的病例，但在这个水平上很难再有提高。

单侧膝关节成形术失败的原因分析

UKA 失败的主要原因包括垫片脱位（在活动设计中）、无菌性机械松动、聚乙烯磨损、未置换间室骨关节炎（OA）的进展、感染、撞击、假体周围骨折、关节纤维化和不明原因的疼痛[1, 7, 11, 12]。

在移动式 UKAs[7, 13, 14] 中，垫片脱位仍然是主要的失效机制，而聚乙烯磨损和无菌松动仍然是固定 UKAs[1, 7] 失效的主要原因。在移动设计和固定设计中，也报告有脓毒症与不相关间室变性的并发症。

无菌性机械松动

虽然最近有报道指出无菌性机械松动为现代 TKA 最常见的失效原因[15]，但更新的仪器、改进的假体设计和交联聚乙烯已大大降低了其在现代 UKA 中的发生率。

年轻患者，肥胖和内翻畸形等危险因素往往是导致单室假体机械故障的原因（图 11.1）。固定轴承 UKA 导致聚乙烯嵌入是由于低整合而产生了更大的接触应力，这可能最终导致胫骨构件松动或下沉[7]。然而，假体位置不佳是由于股骨和胫骨假体接触不足或胫骨过度倾斜而导致机械松动的主要原因，而过多的胫骨后倾最终导致假体周围骨溶解，进一步增加了不利的力学结果[16]。运动力学改变（前交叉韧带撕裂）的患者因指征选择不当行 UKA，也是导致早期松动的原因。

骨关节炎的进展

对侧间室和 / 或髌股关节的骨关节炎（PFJ，图 11.2）是移动和固定 UKA 后失败的主要原因之一。机械轴过度矫正可能导致对侧间室退行性改变[17]。

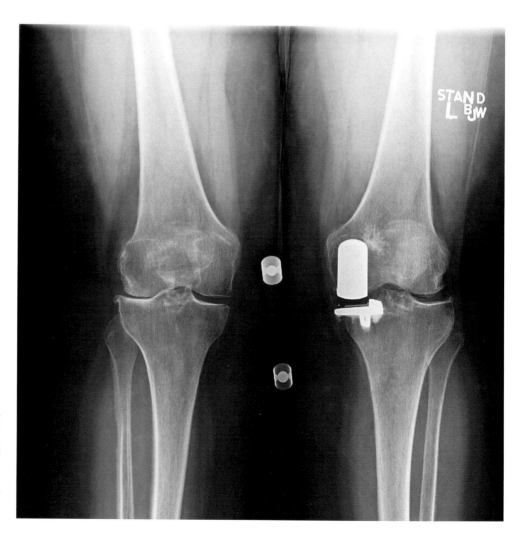

图 11.1 1 例 58 岁的女性，左膝内侧单室膝关节置换术后 7 年时，在外院拍的正位 X 线片，她的身体质量指数为 48kg/m²，根据影像学证据，松动可能加剧了

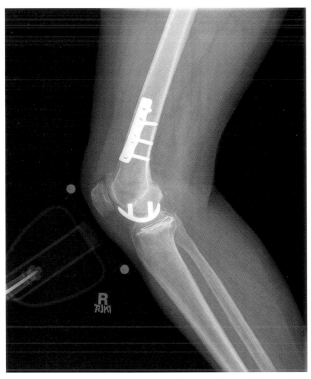

图 11.2　一名 72 岁女性膝关节置换术 11 年后髌骨间室骨关节炎进展的侧位 X 线片

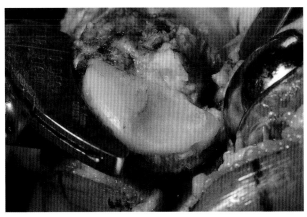

图 11.3　一位 79 岁女性在其内侧单室膝关节置换术后出现 ACL 缺失的术中图片，导致聚乙烯垫后方过度磨损需要翻修

最近的文献已经证实 UKA 对轻度软骨钙化症患者的结果满意，这不再是其禁忌证[18]。对于全身炎症性疾病，如风湿性关节炎或银屑病关节炎，骨关节炎（OA）可能快速进展，行 UKA 是禁忌的。如果股骨假体过大，髌骨软骨可能存在潜在撞击，就可能发生 PFJ 的退变[1]。OA 在对侧和 / 或髌股关节间室的进展以 X 线影像证据为特征，即关节间隙狭窄和初期形成骨赘，最终导致疼痛、软骨下硬化症和未置换关节间隙的消失[19]。

聚乙烯垫的磨损

聚乙烯磨损是固定轴承设计的一个复杂问题（图 11.3），其次是较高的表面变形和相较于移动轴承的层离[9]。聚乙烯磨损通常在手术 8 年后翻修，但已报道有因磨损而导致早期的灾难性失效[16]。磨损影响关节的力线和稳定性，导致假体面负荷增加，进一步加速松动[16]。影响 UKA 后聚乙烯磨损加速的因素有部件错位、畸形校正不足、聚乙烯表面薄（＜6mm）、聚乙烯的制造工艺和灭菌方法等[16]。即使采用微创方法，现代仪器也能帮助避免假体位置不佳和边缘过负荷。当假体没有沉降或松动的迹象，固定稳定，单纯聚乙烯垫磨损时，更换聚乙烯垫是一个不错的选择[20]。此外，随着最近制造工艺的改进，例如交联工艺，其对一些固定和可移动的设计很有价值。

假体周围关节感染

关于 UKA 术后假体周围关节内感染（PJI）的治疗，文献报道不多。根据肌肉骨骼感染协会（MSIS）标准，梅奥诊所（埃尔南德斯，Hernandez 等）未公布的数据确定了 UKA 后发生 PJI 的一小部分患者。所有患者均行二期翻修或一期冲洗、清创、翻修（图 11.4a，b）。有趣的是，UKA 假体周围感染治疗后，5 年时总的未感染率为 70%，但二期置换组（5 年时为 100%）与一期冲洗清创组（5 年时为 58%）相比，有显著性差异（$P < 0.05$）。UKA 后发生 PJI 的治疗可能与随后并发症的高发生率有关，包括高的再感染率。本研究结果提示，UKA 后的 PJI 可能最终导致后期假体松动和 / 或骨关节炎进展，需要转换为 TKA。

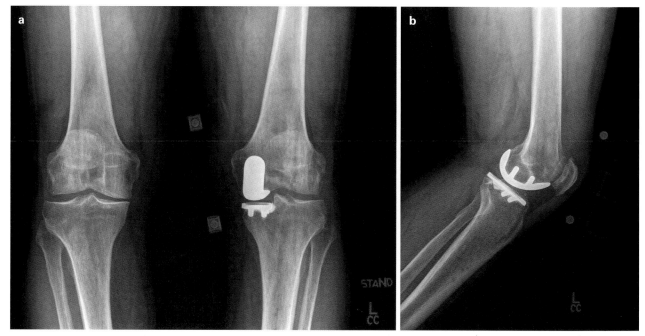

图 11.4 1 例接受了紧急冲洗和清创，合并聚乙烯垫片置换，治疗急性假体周围关节感染的 75 岁男性患者的正位（A）和侧位（B）X 线片

假体周围骨折

假体周围骨折是罕见的，但对于 UKA 是一个严重的并发症。骨折通常发生在胫骨髁周围，这可能是因为胫骨上端的压力和负荷增加所致。很少发生股骨髁假体周围骨折，这可能是股骨远端的冲击力、方向或负重力减少的原因 [21]。

关节僵硬

UKA 术后关节僵硬的发生率远低于 TKA，因为微创手术减少了对伸肌装置和髌上囊的损伤与刺激，瘢痕形成减少（图 11.5）[22]。此外，UKA 的现代化设计大大降低了假体撞击和 / 或髌骨与股骨假体撞击的发生率。

单侧 UKA 的特异性

骨关节炎的进展似乎在单面 UKA 的失败中起主导作用。这一差异，可以用膝关节内侧和外侧

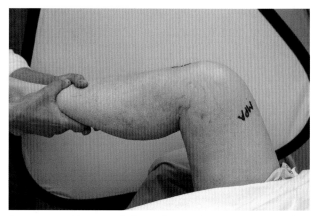

图 11.5 虽然罕见，这位 66 岁的女性，在其内侧单室膝关节置换 6 周后出现僵硬，屈膝固定在 85°，并要求在麻醉下进行一次松解，结果使其屈膝达到 130°

间室明显不同的解剖和运动学的差异来解释。关节不平衡是 OA 的一个重要病因 [23, 24]，生物力学研究表明，这种不平衡会导致膝关节的活力下降，并促进膝关节软骨的退行性改变 [25]。

手术医生在行 UKA 时，必须意识到，不应过度矫正畸形，以免内侧间室关节炎的早期进展。脱位在单侧 UKA 中尤为常见，因为外侧副韧带

（LCL）在屈曲时是松弛的，而内侧副韧带（MCL）相反是紧绷的。因此，在规划一个可活动的单侧位 UKA 之前，应该进行仔细的临床检查和 / 或应力位 X 线检查[26, 27]。

参考文献

[1] Foran JR, Brown NM, Della Valle CJ, Berger RA, Galante JO. Long-term survivorship and failure modes of unicompartmental knee arthroplasty. Clin Orthop Relat Res. 2013;471(1):102–108. Epub 2012/08/17.

[2] Koshino T, Sato K, Umemoto Y, Akamatsu Y, Kumagai K, Saito T. Clinical results of unicompartmental arthroplasty for knee osteoarthritis using a tibial component with screw fixation. Int Orthop. 2015;39(6):1085–91. Epub 2014/10/25.

[3] Schlueter-Brust K, Kugland K, Stein G, Henckel J, Christ H, Eysel P, et al. Ten year survivorship after cemented and uncemented medial Uniglide unicompartmental knee arthroplasties. Knee. 2014;21(5):964–970.

[4] Vasso M, Del Regno C, Perisano C, D'Amelio A, Corona K, Schiavone PA. Unicompartmental knee arthroplasty is effective: ten year results. Int Orthop. 2015;39(12):2341–2346. Epub 2015/07/02.

[5] Yoshida K, Tada M, Yoshida H, Takei S, Fukuoka S, Nakamura H. Oxford phase 3 unicompartmental knee arthroplasty in Japan--clinical results in greater than one thousand cases over ten years. J Arthroplast. 2013;28(9 Suppl):168–171. Epub 2013/10/23.

[6] Niinimaki TT, Murray DW, Partanen J, Pajala A, Leppilahti JI. Unicompartmental knee arthroplasties implanted for osteoarthritis with partial loss of joint space have high re-operation rates. Knee. 2011;18(6):432–435. Epub 2010/11/26.

[7] Kim KT, Lee S, Lee JI, Kim JW. Analysis and treatment of complications after unicompartmental knee arthroplasty. Knee Surg Relat Res. 2016;28(1):46–54. Epub 2016/03/10.

[8] Parratte S, Pauly V, Aubaniac JM, Argenson JN. No long-term difference between fixed and mobile medial unicompartmental arthroplasty. Clin Orthop Relat Res. 2012;470(1):61–68. Epub 2011/07/07.

[9] Bhattacharya R, Scott CE, Morris HE, Wade F, Nutton RW. Survivorship and patient satisfaction of a fixed bearing unicompartmental knee arthroplasty incorporating an all-polyethylene tibial component. Knee. 2012;19(4):348–351. Epub 2011/06/08.

[10] Sierra RJ, Kassel CA, Wetters NG, Berend KR, Della Valle CJ, Lombardi AV. Revision of unicompartmental arthroplasty to total knee arthroplasty: not always a slam dunk! J Arthroplast. 2013;28(8 Suppl):128–132. Epub 2013/07/28.

[11] Clark M, Campbell DG, Kiss G, Dobson PJ, Lewis PL. Reintervention after mobile-bearing Oxford unicompartmental knee arthroplasty. Clin Orthop Relat Res. 2010;468(2):576–580. Epub 2009/09/22.

[12] Springer BD, Scott RD, Thornhill TS. Conversion of failed unicompartmental knee arthroplasty to TKA. Clin Orthop Relat Res. 2006;446:214–220. Epub 2006/05/05.

[13] Bergeson AG, Berend KR, Lombardi AV Jr, Hurst JM, Morris MJ, Sneller MA. Medial mobile bearing unicompartmental knee arthroplasty: early survivorship and analysis of failures in 1000 consecutive cases. J Arthroplast. 2013;28(9 Suppl):172–175. Epub 2013/03/26.

[14] Weston-Simons JS, Pandit H, Gill HS, Jackson WF, Price AJ, Dodd CA, et al. The management of mobile bearing dislocation in the Oxford lateral unicompartmental knee replacement. Knee Surg Sports Traumatol Arthrosc. 2011;19(12):2023–2026. Epub 2011/03/04.

[15] Dalury DF, Pomeroy DL, Gorab RS, Adams MJ. Why are total knee arthroplasties being revised? J Arthroplast. 2013;28(8 Suppl):120–121. Epub 2013/07/28.

[16] Argenson JN, Parratte S. The unicompartmental knee: design and technical considerations in minimizing wear. Clin Orthop Relat Res. 2006;452:137–142. Epub 2006/08/15.

[17] Vasso M, Del Regno C, D'Amelio A, Viggiano D, Corona K, Schiavone PA. Minor varus alignment provides better results than neutral alignment in medial UKA. Knee. 2015;22(2):117–121. Epub 2015/02/11.

[18] Hernigou P, Pascale W, Pascale V, Homma Y, Poignard A. Does primary or secondary chondrocalcinosis influence long-term survivorship of unicompartmental arthroplasty? Clin Orthop Relat Res. 2012;470(7):1973–1979. Epub 2011/12/14.

[19] Pandit H, Hamilton TW, Jenkins C, Mellon SJ, Dodd CA, Murray DW. The clinical outcome of minimally invasive phase 3 Oxford unicompartmental knee arthroplasty: a 15-year follow-up of 1000 UKAs. Bone Joint J. 2015;97-b(11):1493–1500. Epub 2015/11/05.

[20] Lunebourg A, Parratte S, Galland A, Lecuire F, Ollivier M, Argenson JN. Is isolated insert exchange a valuable choice for polyethylene wear in metalbacked unicompartmental knee arthroplasty? Knee Surg Sports Traumatol Arthrosc. 2016;24(10):3280–3286. Epub

2014/10/26.

[21] Ten Brinke B, de Haan LJ, Koenraadt KL, van Geenen RC. Medial femoral condyle fracture as an intraoperative complication of Oxford unicompartmental knee replacement. Knee Surg Sports Traumatol Arthrosc. 2016;24(10):3191–3193. Epub 2014/12/07.

[22] Pandit H, Jenkins C, Barker K, Dodd CA, Murray DW. The Oxford medial unicompartmental knee replacement using a minimally-invasive approach. J Bone Joint Surg. 2006;88(1):54–60. Epub 2005/12/21.

[23] Hunter DJ, Wilson DR. Role of alignment and biomechanics in osteoarthritis and implications for imaging. Radiol Clin N Am. 2009;47(4):553–566. Epub 2009/07/28.

[24] Hunter DJ, Sharma L, Skaife T. Alignment and osteoarthritis of the knee. J Bone Joint Surg Am. 2009;91(Suppl 1):85–89. Epub 2009/02/21.

[25] Roemhildt ML, Beynnon BD, Gauthier AE, GardnerMorse M, Ertem F, Badger GJ. Chronic in vivo load alteration induces degenerative changes in the rat tibiofemoral joint. Osteoarthr Cartil. 2013;21(2):346–357. Epub 2012/11/06.

[26] Scott RD. Lateral unicompartmental replacement: a road less traveled. Orthopedics. 2005;28(9):983–984. Epub 2005/09/30.

[27] Argenson JN, Parratte S, Bertani A, Flecher X, Aubaniac JM. Long-term results with a lateral unicondylar replacement. Clin Orthop Relat Res. 2008;466(11):2686–2693. Epub 2008/06/25.

第十二章　膝关节单间室置换术后翻修

Giles R. Scuderi, Lisa Renner, Clemens Gwinner, Philipp von Roth, Carsten Perka

实施翻修术的原因

膝关节单髁置换术（UKA）失败的主要原因包括无菌性松动、胫骨聚乙烯磨损、膝关节其他间室骨性关节炎（OA）进展、假体周围骨折、采用活动平台设计的垫片脱位、撞击、伴有活动受限的关节纤维化、感染和不明原因的疼痛[1-7]。治疗方式的选择因人而异，具体取决于基本原因、体格检查及影像学检查结果。在实施翻修术前，临床和影像评估可明确失败的原因。

不明原因的疼痛

术后不明原因疼痛的发生率会继续引发较大的争议，但据报道，与全膝关节置换术（TKA）相比，UKA 术后发生不明原因疼痛的概率更高[8]。尽管大多数外科医生可能知道，疼痛只是一种症状而非手术失败的原因，但 UKA 术后翻修的最常见原因仍然是"不明原因的疼痛"。倘若失败原因不明确，UKA 翻修术后 TKA 持续性疼痛的风险非常高[9]。

在出现"不明原因疼痛"的情况下，不应施行 UKA 翻修术。

如果出现"不明原因的疼痛"，磁共振成像可作为一种辅助的成像诊断方式，因为 X 线片可能会低估骨关节炎（OA）的进展[10]。诊断性关节镜检查可直接观察邻近关节腔、关节液抽吸（白细胞计数）以及滑膜活检，完成 UKA 术后不明原因疼痛的检查。此外，还需要排除心理社会因素、既往慢性疼痛综合征病史、焦虑症（反射性交感神经营养不良）、神经根病、神经瘤和神经病变。

无菌性松动

较年轻、肥胖和残留的内翻畸形被认定为 UKA 无菌性松动或下沉的危险因素[6]。无菌性松动与假体对线不良、术前畸形矫正不足、胫骨后倾角过大、前交叉韧带不稳定和胫骨聚乙烯磨损有关。胫骨聚乙烯的不对称负载可能产生聚乙烯碎片，从而导致骨溶解，引起骨质流失、股骨和/或胫骨假体松动和下沉。有限的或纤维性内生长的无骨水泥固定会导致股骨假体松动（图 12.1）。

无菌性松动的影像学分析可显示假体位置的改变或邻近股骨或胫骨假体的骨吸收。胫骨深部切除也是无菌性松动的危险因素，因为胫骨头松动的骨强度会从近端发展至远端。无菌性松动的治疗需要转换为全膝关节置换术（TKA），会增加骨质流失。

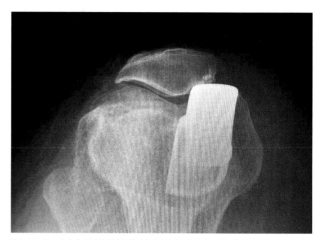

图 12.2　过大的股骨假体撞击髌骨内侧面的髌骨轴位 X 线片

聚乙烯磨损

聚乙烯磨损在固定平台 UKA 中更为常见，并且与假体错位、旋转不良、术前畸形矫正不足、聚乙烯的质量和加工以及模块化部件中胫骨聚乙烯厚度＜ 6mm 有关。如果聚乙烯磨损发生在固定良好、对线正确且无任何（与聚乙烯完全磨损有关的）骨溶解或金属碎屑沉积迹象，则可以更换新的模块化胫骨垫片。然而在大多数情况下导致聚乙烯磨损的原因是多方面的，因此，转换为 TKA 是处理胫骨聚乙烯磨损最常见的方法。

假体周围骨折

假体周围骨折很少见，但通常发生于胫骨假体下方的胫骨平台，可能与放置胫骨切割导向器时产生的多个针孔与聚乙烯磨损或直接创伤相关的胫骨假体下骨溶解和骨吸收有关 [11]。如果胫骨假体固定良好且对线得当，那么行骨折内固定治疗可能是合适的。但如果骨折与由于骨溶解引起的假体松动、对线不良或骨质流失有关，则建议转换为 TKA。

假体周围股骨髁骨折则更为罕见，但可能发生在术中股骨假体植入期间或后期股骨骨溶解。如果股骨假体固定良好且处于合适的位置，骨折

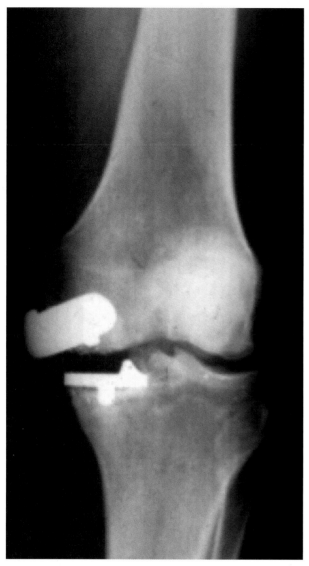

图 12.1　非骨水泥型股骨假体松动伴假体移位的正位 X 线片

骨关节炎的进展

对侧间室或髌股关节骨关节炎进展是 UKA 失败的常见原因 [2]。UKA 时过度矫正力线会导致对侧间室的退行性改变。当股骨假体过大和 / 或旋转不良并撞击髌骨时，髌股关节可能会发生退行性改变（图 12.2）。

骨关节炎（OA）进展的影像学评估可揭示对侧间室或髌股关节间隙变窄、骨赘形成和软骨下硬化。对 OA 进展的治疗可通过单独置换新累及间室或优先转换为 TKA 来解决。

可采用内固定治疗。如果假体松动或对线不良，建议转为 TKA。

平台脱位

平台脱位是活动平台 UKA 的并发症，可能与假体错位、屈伸间隙不平衡、活动平台垫片撞击或不稳定有关[1]。对于内侧活动平台的 UKA，内侧副韧带（MCL）是一种重要的稳定结构。在初期或晚期损伤时进行 MCL 松解可能导致内侧不稳定，并且可能发生平台脱位。平台脱位还与假体松动有关。外侧 UKA 平台脱位是由于外侧副韧带屈曲位松弛引起的。平台脱位可通过更换厚度更大的垫片或者转换为 TKA 来治疗。

关节纤维化

UKA 术后活动范围受限低于 TKA，但与屈曲和伸直间隙过大、股骨和胫骨假体撞击或髌股关节撞击有关。如果假体大小和位置合适，术后 6 周内的关节纤维化可通过麻醉下手术操作治疗。术后 6 周后的纤维化应在关节镜下松解粘连。当假体位置不良或尺寸过大，股骨 – 胫骨或髌股关节撞击时，可能需要转为 TKA 治疗。

感染

UKA 术后感染的发生率低于 TKA。如果发生急性感染，可考虑通过静脉内抗生素治疗、冲洗和清创等方法[12]。然而，对于冲洗和清创失败或慢性感染的病例，建议实施二期翻修术，抗生素占位器旷置、静脉给予抗生素治疗后再行 TKA 术。

患者准备

实施翻修术前应进行广泛的术前评估，包括体格检查、X 线片检查、血清学检查和穿刺，尤其是在疑似存在感染时。核素骨扫描不是确定 UKA[9] 术后 2 年内松动或感染的可靠研究。UKA 失败后转为 TKA 可能存在技术上的困难，具体取决于失败类型。在考虑将 UKA 转为 TKA 时，必须进行术前规划，还应注意暴露、假体移除、植入物选择、韧带完整性和骨缺损处理。尽管主要部件可用于骨量损失最小的选择性病例，但对于骨量损失严重的病例，应使用带有金属垫块和加长柄的翻修假体。

UKA 术后疼痛的影像学评估评估

对于股骨和胫骨假体的冠状面对线，可通过短的正位 X 线片或下肢全长正位 X 线片（包括髋关节、膝关节和踝关节）上进行评估。由于患者体位、肢体畸形和屈曲挛缩会影响准确的测量和评估[13]，短的正位 X 线片的可靠性受到质疑。然而在临床实践中通常是通过短的正位 X 线片来确定假体的对位和对线。

放射学评估股骨或胫骨假体松动包括假体移位、骨水泥套破裂或邻近假体的一条渐进性完整的透光线。透光线发生率会随着随访时间的延长而增加[14]。在无症状患者中偶尔会注意到透射线。有放射学证据的松动、进行性透光线和持续性疼痛的患者通常需要手术干预，从 UKA 转换为 TKA。在正位 X 线片上可能会观察到聚乙烯磨损或胫骨假体下沉，并注意到肢体对线的变化。

有时评估 X 线片上的透光线（提示松动）有困难时需要透视引导的 X 线片[13]。在没有透视引导的情况下，蒙克（Monk）等描述了一种利用精确对准的伸直和屈曲侧位 X 线片来诊断股骨假体松动的方式。如果在一个 X 线片上假体和骨水泥之间存在透光线或间隙而另一个 X 线片上没有，说明股骨假体存在松动[15]。

在正位 X 线片上，胫骨假体应与胫骨皮质齐平，因为突出部分会导致软组织撞击和疼痛，而骨覆盖不充分会导致假体下沉[16]。对于内侧 UKA，胫骨假体也应该位于胫骨棘顶点的内侧。在侧位

X 线片上，胫骨假体应到达胫骨后皮质。

影像学评估还可揭示对侧间室或髌股关节骨性关节炎的进展。骨性关节炎可按照关节间隙狭窄程度、软骨下硬化、骨赘形成和关节对线的程度进行分类。

围手术期管理流程优化

在 UKA 翻修术中，围手术期管理流程有很大的优化空间。大多数技术都是专门针对初次 TKA 建立的，但也被证明可用于 TKA 翻修术。然而，尚未专门针对 UKA 翻修术建立这些治疗方案。由于 UKA 翻修术的疼痛、失血和术后康复水平与初次 TKA 和简单的 TKA 翻修术非常类似。因此，对于接受 UKA 翻修术的患者，多种治疗方案有助于获得最佳的临床疗效。应用局部浸润麻醉可有效优化疼痛治疗[17]。氨甲环酸的标准化使用是一种有效的凝血治疗方法，可减少肿胀和血肿的形成[18, 19]。这可进一步减轻术后疼痛并加快康复。止血带的使用可限制在固定时间，以减少实质性肌肉损伤[20]。

导致失败的常见外科错误

内侧 UKA

尽管患者的选择在 UKA 的结局中起着重要作用，但准确的手术技术是取得成功的关键。手术技术失误可能导致早期失败[21]。术后胫股角是影响预后的重要因素。已发现股骨和 / 或胫骨假体对位不良会导致早期失败，尤其是内侧 UKA 术后如果胫股角内翻大于 3°或外翻大于 7°[22]。

胫骨假体放置不准确可能导致内侧胫骨平台或内侧干骺端骨折[23]。切除胫骨内侧时，注意请勿切到胫骨嵴的隆起，因为这可能导致前交叉韧带止点的撕脱骨折。胫骨矢状面切除不应比冠状面切除深，因为这可能导致胫骨干骺端骨折。

外侧 UKA

施行外侧 UKA 时，应避免外翻畸形过矫为内翻，因为这会导致内侧间室过载和内侧关节炎的进展。应考虑屈曲时股骨外侧髁的自然发散，以避免胫骨在伸展时受到撞击[24]。切除外侧胫骨平台时，应注意避免胫骨过度倾斜，因为这会影响韧带平衡。胫骨假体应在矢状面上内旋 15°~20°，并与自然后倾面对齐[24]。

手术技术

翻修策略

在每一次疼痛或失败的膝关节部分间室置换术时，必须首先排除感染，以便确定一期和二期手术。与全膝关节置换术的翻修相比，膝关节单间室置换术的翻修策略相关的文献较少。大多数专家认为，与翻修全膝关节置换术相比，将膝关节单间室置换术调整为全膝关节置换术在技术上要求较低[25]。然而，由于股骨以及胫骨骨缺损和潜在的韧带功能不全，膝关节单间室置换术的翻修可能是一种技术要求很高的干预手术，应交给经验更丰富的膝关节外科医师，因为他们能采取所有可能的治疗方案。在大多数情况下，膝关节单间室置换术可以调整为全膝关节置换术。其手术策略如下：

· 保留金属假体情况下翻修（例如：早期感染，对线良好、旋转良好和韧带稳定的单独磨损）。

· 针对部分间室置换翻修时采用部分间室置换术。

· 采用交叉保留或瘢痕刮除设计进行全膝关节置换翻修术。

· 对高约束（例如：髁限制性、旋转或全铰链）全膝关节置换实施翻修术。

一些研究分析了针对膝关节部分间室置换翻

修时采用部分间室置换术的病例。这一策略的翻修原因可能是垫片脱位或孤立松动的股骨或胫骨假体。然而，已证明该手术导致再翻修率提高了 3~4 倍[26-28]。因此，确定该策略的要求似乎是非常困难的。

最常用的手术是采用保留交叉韧带或不保留交叉韧带设计的全膝关节置换翻修术。

只有极少数病例，膝关节单间室置换术必须翻修为旋转铰链膝：根据可汗（Khan）等的研究，将接受膝关节单间室置换术的 201 例中的 15 例（8%）翻修为铰链膝关节[29]。植入物的选择主要取决于移除植入物后的骨缺损程度和韧带情况。选择铰链的主要原因是由于胫骨深部切除导致的内侧副韧带（MCL）损伤[30]。

入路和显露

若内侧或髌股关节部分膝关节置换术失败，选择入路通常很容易决定，并且可以使用现有入路。相反，外侧部分膝关节置换术失败可能会导致通过外侧入路实施更严格的翻修。由于关节周围软组织的血供来自关节内侧，应该使用现有切口中的最外侧切口。因此，施行翻修术的外科医生应该熟悉内侧（包括中下股肌入路）和外侧入路，包括其延伸方案。切开皮肤后，建议通过标准内侧（或外侧）髌旁囊切开术打开关节。接着，必须通过内侧副韧带深层骨膜下解剖来暴露胫骨平台。为了更好地暴露，胫骨头可置于外旋位置并部分前向脱位。接下来，必须清晰地解剖骨水泥交界面。

假体取出

即使植入物固定良好，仍可使用不同尺寸和厚度的凿子、磨钻、摆锯或手动吉利锯来轻松地去除。植入物移除过程中最重要的一点是保留骨量。为了清除聚乙烯磨损、残留的水泥（聚甲基丙烯酸甲酯）和骨碎片，必须对关节内软组织给予充分的清理。还必须切除所有坏死或肉芽肿组织。如有疑问，可以进行冷冻切片或术中感染检测，比如 α - 防御素免疫测定和白细胞酯酶比色试纸测试，以排除假体周围的感染[31]。骨水泥应该用小凿子敲碎呈马赛克样，然后去掉。

胫骨重建

相关的骨丢失通常只是胫骨一侧的问题。避免在胫骨内侧假体放置的水平上进行胫骨切除术，并扩大剩余的缺损。原则上，可采用骨水泥或自体骨来修复不超过 5mm 的骨缺损。对于所有缺损重建策略，建议使用胫骨柄延长杆（图 12.3）。

然而，应谨记最终植入过程中内侧部分膝关节术后的内翻偏斜，或外侧部分膝关节术后的外翻偏斜。5~8mm 的骨缺损可利用外侧平台的自体骨治疗，并使用短的胫骨加长柄（例如，30mm）予以保护。对于测量超过 8mm 的缺损，使用金属垫块或楔块进行重建。同样，大多数专家推荐使用胫骨柄延长杆（图 12.4）。

关节翻修应以胫骨为基础。部分膝关节置换翻修术的关节线重建的技术难度通常低于全膝关节置换术。一些专家建议利用髌骨高度（胫骨结节近端到关节线 22mm 的距离）或腓骨头高度（腓骨头尖端到外侧关节线 14mm 的距离）[32]。由于胫骨结节到髌骨距离和腓骨头到外侧关节线的距离范围很大（髌骨 10~33mm，腓骨头 4~22mm），大多数外科医师倾向于取横向髁突轴（TEA）远端到 TEA 的距离的 1/3[33]。在部分膝关节置换翻修术中，外侧（或内侧）半月板的基础也是正确恢复关节线的一个有用指标（图 12.5）。

大多数专家倾向于设置与胫骨结节内侧 1/3 相关的旋转。从功能角度来看，踝关节 90° 时的第二脚趾是另一个常用的方案。如果胫骨平台的覆盖范围只能通过胫骨假体相对于骨性标记的次优方向来实现，那么旋转平台可以依赖于移动垫片帮助设置一个良好的覆盖范围和充分的旋转。

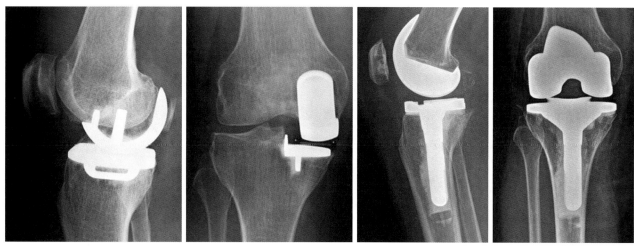

图 12.3 过度矫正导致的膝关节单间室置换术失败，从而导致股骨假体对线不良和活动时垫片部分脱位并伴有软组织撞击。切除外侧平台后，内侧平台缺损的测量值为 2mm。内侧缺损是利用增加骨水泥和短的胫骨柄延长杆来实施翻修术

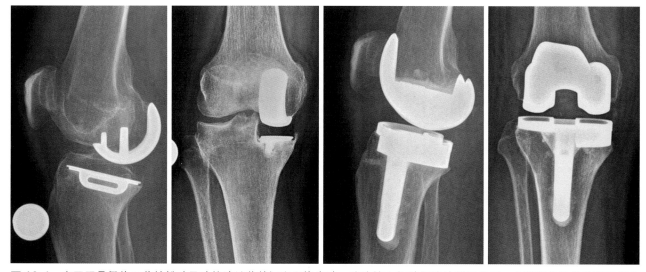

图 12.4 由于胫骨假体无菌性松动导致的膝关节单间室置换失败。移除植入物并切除外侧平台后，内侧平台缺损的测量值为 10mm。使用金属垫块和短的胫骨柄延长杆实施翻修术

股骨重建

股骨假体取出后，股骨髁远端和 / 或后方可能存在骨缺损。在大多数情况下，对侧骨切除后的自体骨植入结合短股骨柄延长杆（例如 30mm）可解决这一问题。如果缺陷超过 5mm，则在大多数翻修中可使用各种尺寸的金属垫块和楔块。

在准备好胫骨假体后，应首先准备屈曲间隙。第一步是为后面的股骨假体设置合适的旋转度。

在股骨内侧髁和截骨板之间放置凿子有助于避免过度内旋（图 12.6）。

设置旋转度后，必须检查屈曲间隙的大小。如果屈曲间隙较大，考虑使用可接受的最大股骨假体和 / 或后髁金属垫块。

在准备好屈曲间隙后，股骨远端的截骨应确保伸直间隙满足所制备的间隙尺寸。我们需谨记，关节线的变化对后期膝关节的屈曲有负面影响。科瓦尔切夫斯基（Kowalczewski）等的研究认为，

关节线的变化值不应超过 4mm[34]。

完成平衡后，使用屈曲和伸展间隙试模，以验证整个活动范围内的稳定性和髌股轨迹。如果还存在不稳定性，使用高约束植入物的阈值应非常低，因为全膝关节置换翻修术最常见的原因是不稳定[35]。

限制程度

UKA 转为 TKA 后的限制程度取决于侧副韧带

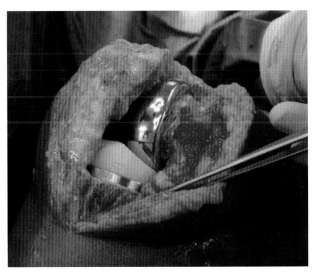

图 12.5　与 TKA 一样，半月板的基础可以作为检查关节线是否恢复的有用指标

和后交叉韧带的完整性。在大多数病例中，内侧和外侧副韧带是完整的，外科医生可根据偏好植入保留后交叉韧带或后稳定的假体。如果同侧副韧带缺损、不稳定或无法平衡屈伸间隙，应遵照 TKA 翻修原则植入限制性假体[36]。

翻修术的临床结果

UKA 的主要理论基础是比 TKA 更容易翻修，并且后期功能与初始 TKA 接近[37, 38]。直到最近，关于 UKA 翻修术结局的文献以小型回顾性研究、短期随访和外科医生搜集的数据为主。因此，翻修术的重要临床结果可能无法预测。此外，翻修术"成功"取决于以下因素：再次翻修时间、疼痛变化、活动度、结果评分或骨缺损。在此仅举其中几个例子。巴雷特（Barrett）等，于 1987 年公布了首批临床结果[39]，29 例 UKA 翻修为 TKA，随访期为 4.6 年，结果令人满意，同时强调了翻修术中有必要采用植骨和长柄。由于已经对植入物进行了诸多研究，这些植入物要么已经退出市场，要么在设计上做了显著的调整，因此这可能无法反映临床现实。

然而，一些文献可以让我们了解翻修术的临床结局。来自多个国家[26, 27]和地区[28]登记资料、对照试验[40, 41]以及更大病例系列的数据显示了初

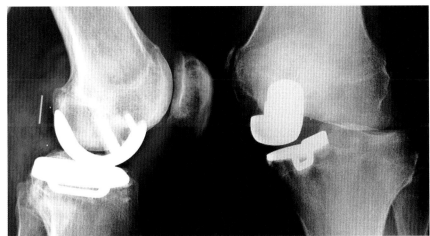
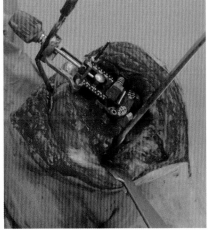

图 12.6　患者活动平台膝关节单间室置入术垫片后脱位。为避免股骨假体过度外旋，在股骨髁和截骨板之间放置了凿子

次 TKA 和 TKA 翻修术相比的临床参数结果。

再翻修率

皮尔斯（Pearse）等[26]调查了新西兰联合登记处的 4000 多例接受 UKA 的患者，其中 236 例需要翻修。其中大多数被翻修为 TKA，但 31 例被翻修为二次 UKA（完全更换）。与初次 TKA 相比，UKA 翻修后的 TKA（单间室到全膝，U2T）再次翻修率比翻修为二次 UKA（单间室到单间室，U2U）的患者高 4 倍甚至 13 倍。澳大利亚整形外科协会全国关节置换登记处（包括 1948 年修订版）的数据表明，与 U2T 相比，U2U 的再次翻修率明显增高，无论是否仅更换了垫片或调整了全关节置换术（此分析中排除了感染的翻修）[27]。U2T 在 5 年内的累计翻修率为 15%，与 TKA 的再次翻修率相当，其中两个组成部件都进行了更换，但它不等于初次 TKA 的翻修率，因为后者的翻修率明显更低。

功能结局 / 疼痛 / 患者满意度

尽管初次 UKA 的功能往往优于初次 TKA，但 UKA 翻修为 TKA 的结局明显更差[26]。UKA 翻修后的平均牛津膝关节评分与 TKA 翻修后的评分接近。初次 TKA 和 UKA 后翻修为 TKA 的膝关节学会评分和主观评估（WOMAC 评分）存在显著的差异[42]。这与 10 年后长期随访中保持一致[41]。

翻修的原因可能是 UKA 翻修术满意度的一个重要因素[9]。对不明原因疼痛进行翻修的患者容易出现持续性疼痛，而且可能无法获得显著的改善。在准备翻修并获得患者知情同意前，这一点可能尤为重要。

骨缺损 / 复杂性

早在 1991 年，帕吉特（Padgett）等[43]在翻修时发现约 2/3 的患者存在严重的骨缺损。但 UKA 翻修的骨缺损比 TKA 翻修要少[28]。基于这一参考资料，在仅 50% 的翻修术中，可采用"初次"TKA（无垫块、无加长柄、不植骨）[28, 40]。聚乙烯垫片的高度往往高于初次 TKA[42]。在 UKA 中，活动平台比固定平台更需要胫骨增强，说明不同平台类型的磨损方式也有所不同，但两种植入物的整体手术难度是接近的[44]。

成本

与 TKA 翻修相比，UKA 的翻修成本较低，因为其植入物成本较低[28]。但可以假设，鉴于 UKA 的生存期较短，更早翻修的成本总体上抵消了初次 UKA 的成本节省[45]。

尽管临床结果非常鼓舞人心，但 UKA 翻修后的 TKA 与初次 TKA 不能相提并论。在临床实践中，我们提出了以下事实和建议：

·UKA 翻修后的临床结果可能比初次 TKA 要差。

·UKA 失败不应该翻修为二次 UKA。

·翻修原因会影响翻修结果，不明原因的疼痛会降低患者满意度。

·UKA 翻修术可能会导致骨缺损和不稳定因素。因此在任何时候都可以使用骨柄、垫块和关节置换翻修术。

参考文献

[1] Pandit H, et al. The clinical outcome of minimally invasive phase 3 Oxford unicompartmental knee arthroplasty: a 15-year follow-up of 1000 UKAs. Bone Joint J. 2015;97-B(11):1493–1500.

[2] Vasso M, et al. Minor varus alignment provides better results than neutral alignment in medial UKA. Knee. 2015;22(2):117–121.

[3] Argenson JN, Parratte S. The unicompartmental knee: design and technical considerations in minimizing wear. Clin Orthop Relat Res. 2006;452:137–142.

[4] Dyrhovden GS, et al. Have the causes of revision for total and unicompartmental knee arthroplasties changed during the past two decades? Clin Orthop Relat Res.

2017;475(7):1874–1886.

[5] Springer BD, Scott RD, Thornhill TS. Conversion of failed unicompartmental knee arthroplasty to TKA. Clin Orthop Relat Res. 2006;446:214–220.

[6] Kim KT, et al. Analysis and treatment of complications after unicompartmental knee arthroplasty. Knee Surg Relat Res. 2016;28(1):46–54.

[7] Foran JR, et al. Long-term survivorship and failure modes of unicompartmental knee arthroplasty. Clin Orthop Relat Res. 2013;471(1):102–108.

[8] Baker PN, et al. Revision for unexplained pain following unicompartmental and total knee replacement. J Bone Joint Surg Am. 2012;94(17):e126.

[9] Kerens B, et al. Revision from unicompartmental to total knee replacement: the clinical outcome depends on reason for revision. Bone Joint J. 2013;95-B(9):1204–1208.

[10] Park CN, et al. Role of magnetic resonance imaging in the diagnosis of the painful unicompartmental knee arthroplasty. Knee. 2015;22(4):341–346.

[11] Van Loon P, de Munnynck B, Bellemans J. Periprosthetic fracture of the tibial plateau after unicompartmental knee arthroplasty. Acta Orthop Belg. 2006;72(3):369–374.

[12] Labruyere C, et al. Chronic infection of unicompartmental knee arthroplasty: one-stage conversion to total knee arthroplasty. Orthop Traumatol Surg Res. 2015;101(5):553–557.

[13] Sarmah SS, et al. The radiological assessment of total and unicompartmental knee replacements. J Bone Joint Surg Br. 2012;94(10):1321–1329.

[14] Tanavalee A, Choi YJ, Tria AJ Jr. Unicondylar knee arthroplasty: past and present. Orthopedics. 2005;28(12):1423–33. quiz 1434-1435.

[15] Monk AP, Keys GW, Murray DW. Loosening of the femoral component after unicompartmental knee replacement. J Bone Joint Surg Br. 2009;91(3):405–407.

[16] Chau R, et al. Tibial component overhang following unicompartmental knee replacement--does it matter? Knee. 2009;16(5):310–313.

[17] Hu B, et al. Local infiltration analgesia versus regional blockade for postoperative analgesia in total knee arthroplasty: a meta-analysis of randomized controlled trials. Pain Physician. 2016;19(4):205–214.

[18] Smit KM, et al. One dose of tranexamic acid is safe and effective in revision knee arthroplasty. J Arthroplast. 2013;28(8 Suppl):112–115.

[19] Samujh C, et al. Decreased blood transfusion following revision total knee arthroplasty using tranexamic acid. J Arthroplast. 2014;29(9 Suppl):182–185.

[20] Pfitzner T, et al. Influence of the tourniquet on tibial cement mantle thickness in primary total knee arthroplasty. Knee Surg Sports Traumatol Arthrosc. 2014;24:96–101.

[21] Fehring TK, et al. Early failures in unicondylar arthroplasty. Orthopedics. 2010;33(1):11.

[22] Perkins TR, Gunckle W. Unicompartmental knee arthroplasty: 3- to 10-year results in a community hospital setting. J Arthroplast. 2002;17(3):293–297.

[23] Ji JH, et al. Complications of medial unicompartmental knee arthroplasty. Clin Orthop Surg. 2014;6(4):365–372.

[24] Kim KT, et al. Clinical results of lateral unicompartmental knee arthroplasty: minimum 2-year follow-up. Clin Orthop Surg. 2016;8(4):386–392.

[25] Marmor L. Unicompartmental knee arthroplasty. Tento 13-year follow-up study. Clin Orthop Relat Res. 1988;226:14–20.

[26] Pearse AJ, et al. Survival and functional outcome after revision of a unicompartmental to a total knee replacement: the New Zealand National Joint Registry. J Bone Joint Surg Br. 2010;92(4):508–512.

[27] Hang JR, et al. Outcome of revision of unicompartmental knee replacement. Acta Orthop. 2010;81(1):95–98.

[28] Dudley TE, et al. Registry outcomes of unicompartmental knee arthroplasty revisions. Clin Orthop Relat Res. 2008;466(7):1666–1670.

[29] Khan Z, et al. Conversion of unicompartmental knee arthroplasty to total knee arthroplasty: the challenges and need for augments. Acta Orthop Belg. 2013;79(6):699–705.

[30] Maes M, Luyckx T, Bellemans J. Does a conservative tibial cut in conventional total knee arthroplasty violate the deep medial collateral ligament? Knee Surg Sports Traumatol Arthrosc. 2014;22(11):2735–2739.

[31] Wyatt MC, et al. The alpha-defensin immunoassay and leukocyte esterase colorimetric strip test for the diagnosis of periprosthetic infection: a systematic review and meta-analysis. J Bone Joint Surg Am. 2016;98(12):992–1000.

[32] Servien E, et al. Reliability of bony landmarks for restoration of the joint line in revision knee arthroplasty. Knee Surg Sports Traumatol Arthrosc. 2008;16(3):263–269.

[33] Ozkurt B, et al. The medial and lateral epicondyle as a reliable landmark for intra-operative joint line determination in revision knee arthroplasty. Bone Joint Res. 2016;5(7):280–286.

[34] Kowalczewski JB, et al. Does joint line elevation after revision knee arthroplasty affect tibio-femoral

kinematics, contact pressure or collateral ligament lengths? An in vitro analysis. Arch Med Sci. 2015;11(2):311–318.

[35] Thiele K, et al. Current failure mechanisms after knee arthroplasty have changed: polyethylene wear is less common in revision surgery. J Bone Joint Surg Am. 2015;97(9):715–720.

[36] Scuderi GR. Revision total knee arthroplasty: how much constraint is enough? Clin Orthop Relat Res. 2001;392:300–305.

[37] Johnson S, Jones P, Newman JH. The survivorship and results of total knee replacements converted from unicompartmental knee replacements. Knee. 2007;14(2):154–157.

[38] Newman J, Pydisetty RV, Ackroyd C. Unicompartmental or total knee replacement: the 15-year results of a prospective randomised controlled trial. J Bone Joint Surg Br. 2009;91(1):52–57.

[39] Barrett WP, Scott RD. Revision of failed unicondylar unicompartmental knee arthroplasty. J Bone Joint Surg Am. 1987;69(9):1328–1335.

[40] Chou DT, et al. Revision of failed unicompartmental knee replacement to total knee replacement. Knee. 2012;19(4):356–359.

[41] Jarvenpaa J, et al. The clinical outcome of revision knee replacement after unicompartmental knee arthroplasty versus primary total knee arthroplasty: 8-17 years follow-up study of 49 patients. Int Orthop. 2010;34(5):649–653.

[42] Becker R, John M, Neumann WH. Clinical outcomes in the revision of unicondylar arthroplasties to bicondylar arthroplasties. A matched-pair study. Arch Orthop Trauma Surg. 2004;124:702–704.

[43] Padgett DE, Stern SH, Insall JN. Revision total knee arthroplasty for failed unicompartmental replacement. J Bone Joint Surg Am. 1991;73(2):186–190.

[44] Bloom KJ, et al. The effects of primary implant bearing design on the complexity of revision unicondylar knee arthroplasty. J Arthroplast. 2014;29(1):106–109.

[45] Koskinen E, et al. Comparison of survival and cost-effectiveness between unicondylar arthroplasty and total knee arthroplasty in patients with primary osteoarthritis: a follow-up study of 50,493 knee replacements from the Finnish arthroplasty register. Acta Orthop. 2008;79(4):499–507.

第十三章　机器人辅助下的单髁置换术

Andrew Battenberg, Sébastien Parratte, Jess Lonner

介绍

膝关节单髁置换术（UKA）已被证明是治疗孤立性单间室膝关节炎和局灶性骨坏死的高效治疗方法[1]，最近的报道系统评价了内侧 UKA 的 10 年生存率为 92%[2]，尽管大量外科医生报告了出色的疗效、功能和存活率，但是在少部分外科医生报道中出现了更高的翻修率和更低的 UKA 生存率[3]。爱佩内特（Epinette）等进行了一项多中心研究，分析了 418 例失败的 UKA，发现 19% 的翻修发生在第 1 年，48.5% 发生在前 5 年内，松动是导致失败的主要原因，占翻修总数的 45%[4]；技术问题，包括假体植入不良和定位不充分，占翻修总数的 11.5%[4]。

使用传统方法很难在 UKA 中实现精准一致的定位[5-8]，使用传统技术，假体组件定位超过所需定位角度 2° 的情况可能多发生 40%~60%[8, 9]的病例，在胫骨组件内翻、胫骨后倾和整体下肢力线等方面，甚至在熟练和经验丰富的外科医生的手中，也存在相当大的变异性[5]，随着微创外科技术的应用，这一问题变得更加严重[6, 7, 10]，采用 MIS 管理系统方法对 221 例单髁置换术患者进行连续性研究，胫骨内翻平均 6°（标准差 ±4°），范围为 18° 内翻至 6° 外翻[7]，TKA 可以适应组件对齐的可变性，而 UKA 不同的是，UKA 定位中的小错误可能会导致失败[5, 7, 11, 12]。

随着机器人技术的不断发展，其目标是提高手术精度，改善假体组件和下肢力线的定位，优化软组织平衡，并最终降低由于技术错误而导致的翻修率[13]，尽管机器人技术在关节置换术中的应用是渐进的，但机器人技术在美国仅有 15%~20% 的 UKA 项目中得到了应用，预计 10 年内超过 35% 的 UKA 项目将在机器人的帮助下完成[14, 15]。同样，最近与该领域有关的专利活动以及同行评审出版物的数量的增加进一步表明，人们对机器人技术的兴趣与技术进步日渐增长[16]。

本章概述了目前在 UKA 中使用的两种半自动机器人技术、早期的影像学和临床结果、UKA 机器人的潜在缺陷以及机器人的未来发展方向。

目前的 UKA 机器人设计

机器人的概念在骨科手术中相对较新，第一个机器人辅助手术——全髋关节置换术，是出现在 1992 年使用机器人医生自动系统[17]。本章所讨论的自动机器人系统和半自动系统是有区别的。自动系统包括使用定义骨切除量和方向的参数对系统进行预编程，自动系统独立于外科医生的控制来完成[18]。目前唯一的自动机器人系统（TSolution one，THINK Surgical Inc.， 弗 里 蒙 特，CA）在 THA 中的使用获得了美国食品与药品管理局（United States Food and Durg Administration）的批准，但不包括 TKA 或 UKA。半自动系统包括标志点和力线的确定，这也定义了截骨的量和方向。

该系统在预先设定的参数和安全区域内截骨，但工具由外科医生通过机器人系统输入控制。

目前，有两个半自动机器人系统在美国获得 FDA 批准，在欧洲获得 CE 标志批准，用于机器人辅助的 UKA 和 TKA：①马克（史塞克，新泽西州莫瓦市；Stryker, Mahwah, NJ）和②纳维奥（施乐辉，田纳西州孟菲斯市；Smith & Nephew, Memphis, TN）。这两种半自动机器人装置都由外科医生控制和操作，并增强外科医生的活动，以实现所需的截骨。然而，它们在术前计划、术中功能和防止意外骨量丢失的安全机制方面存在差异。

马克（Mako）

马克机械臂于 2005 年 11 月首次获得美国食品和药品管理局（FDA）的批准，并于 2008 年 12 月获得 FDA 批准的系统改造。这是一个半主动触觉机械手臂，需要术前 CT 扫描作为术前计划的一部分[19, 20]（图 13.1）。术前 CT 建立三维模型，确定组件尺寸、定位和截骨量，并根据患者的具体力线在术中进行确认和调整。术中，经皮穿刺针被定位在胫骨和股骨上，并与光学阵列相连，以确定肢体在空间中的位置。使膝关节处于活动范围、且韧带处于受力状态，并且如果组件根据计划进行定位和定向，则基于该范围内的软组织平衡来创建虚拟计划。在进行任何截骨操作之前，可以进一步调整术前计划和模板，以实现适当的平衡和力线定位。

机器手臂和钻孔器由外科医生直接控制进行骨切除。触觉约束可提供触觉反馈，钻孔器的移动如超过该触觉反馈，进而防止意外的骨骼去除。

纳维奥（Navio）

纳维奥是一款轻巧的手持式无图像机器人操作设备，最初于 2012 年 2 月和 2012 年 12 月分别获得了 CE 标志和美国 FDA 的批准[13]（图 13.2）。它结合了无图像的术中配准、计划和导航以及精

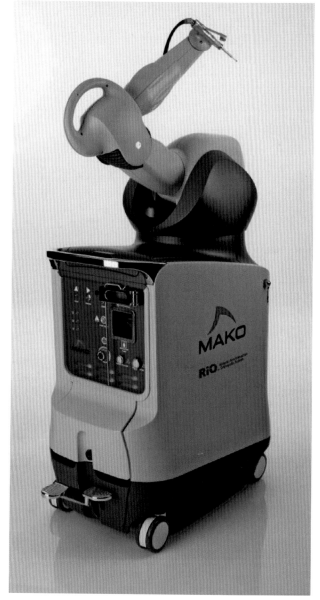

图 13.1 马克半自动触觉机械臂

确的骨骼准备和动态软组织平衡。纳维奥系统持续跟踪下肢和手持钻孔器的位置，因此可以在手术过程中不断调整肢体的位置，而不会影响定位的准确性或安全性。它改变位置的能力可以改善暴露度，并可以使用移动窗口来接近膝关节的各个部位，并有助于使用 UKA 中通常使用的微创手术方法。

与马克系统类似，纳维奥使用术中光学跟踪阵列来确定膝关节表面和肢体在空间中的位置。

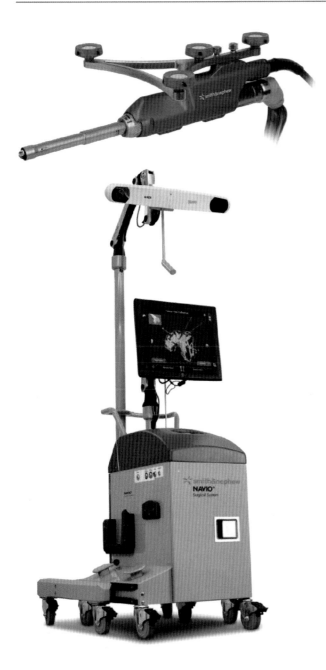

图 13.2 带有手持设备的纳维奥手持式无图式机器人操作设备

胫骨近端和股骨远端的经皮穿刺针以及髋关节、膝关节和踝关节的中心与光学跟踪阵列相连，用于术中建立肢体的机械轴和旋转轴。利用光学探头绘制解剖图谱，建立膝关节的虚拟模型。由于术中测绘建立了膝关节模型，所以术前无须 CT 扫描。施加内翻和外翻应力，并在整个膝盖运动范围内捕获三维位置（图 13.3）。利用软组织平衡算

法，虚拟地建立了假体的大小、位置和方向。可以进行微调调整软组织平衡，包括假体倾斜、旋转、对齐和切割深度，以及组件的平移。

截骨术是使用一个 5mm 或 6mm 手持钻孔器。纳维奥的保护机制是对钻孔器的暴露程度和速度的调节，这进一步将该系统与马克机器人手臂的触觉约束机制区分开来（图 13.4）。

机器人 UKA 的准确性和临床结果

精度、对准、平衡和运动学

大多数评估机器人辅助技术在 UKA 中的潜在作用的研究都将组件放置和定位的准确性作为成功的替代指标。大多数人发现，与传统方法相比，机器人辅助 UKA 即使通过微创方法也可提高手术的准确性 [21-25，29-32]。此外，研究表明，半自动机器人系统在控制它们要控制的外科手术变量方面是准确的，从而可以执行术前和术中计划，同时有助于消除异常值。总体而言，基于图像的系统和无图像系统之间的准确性和精确度似乎是可比的 [18]。每个系统的相关文献综述如下。

马克

贝尔（Bell）等对 120 例患者（62 例马克 UKA 和 58 例常规 UKA）进行了机器人与常规 UKA 的首次前瞻性随机对照试验 [21]。术后 CT 扫描显示机器人辅助 UKA 在胫骨和股骨组件的所有参数中均降低了 RMS 误差，并且机器人辅助与传统技术相比 UKA 中的定位距离目标的冠状、矢状和轴向位置均在 2° 以内，患者的百分比显著更高（所有参数的 $P < 0.02$）。

郎（Lonner）及其同事将高级外科医生最初使用马克机器人辅助内侧 UKA 的 31 例患者与通过常规方法接受内侧 UKA 的 27 例患者进行了比较，发现术后组件放置的平均均方根误差（RMSE）相比，机器人组的使用大大减少了误差值 [22]。胫骨

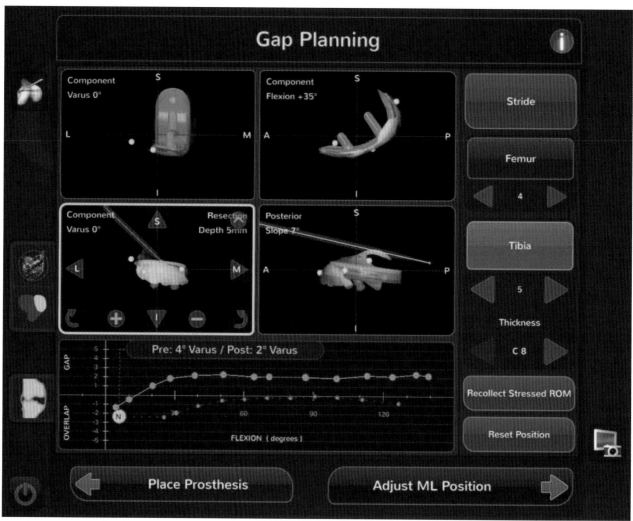

图 13.3 术中图形示例显示整个运动范围

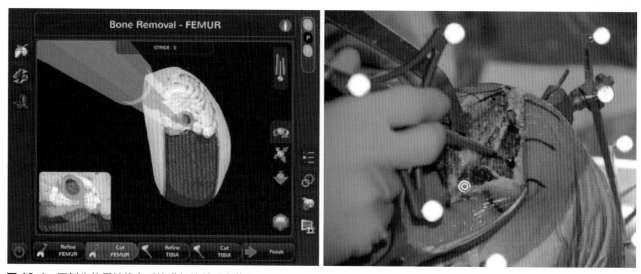

图 13.4 图例为使用纳维奥系统进行外科手术截骨

坡度准确性更高（RMSE 机器人为 1.9°；常规为 3.1°），机器人队列的变异性小 2.6 倍。传统 UKA 组胫骨内翻（2.7°）多于机器人 UKA 组（0.2°内翻，$P < 0.001$）。

邓巴（Dunbar）等使用术前和术后 CT 重建扫描测量了 20 名 UKA 内侧患者中马克组件定位的准确性。在所有方向上，股骨成分均在术前计划的 0.8mm 和 0.9°范围内，胫骨成分在 0.9mm 和 1.7°的范围内[23]。

皮尔（Pearle）等测量了 10 名使用马克技术内侧 UKA 手术的患者的机械轴准确性，发现所有机械轴参数均在术前计划的 1.6°以内[24]。

在尸体研究中，奇塔克（Citak）等比较了马克和传统 UKA 的假体定位，发现马克辅助 UKA 的股骨组件的 RMS 误差分别为 1.9mm 和 3.7°，胫骨组件的 RMS 误差分别为 1.4mm 和 5°，而使用传统技术的胫骨组件的 RMS 误差分别为 5.4mm 和 10.2°、5.7mm 和 19.2°[25]。

派特（Plate）和他的同事研究了 52 例患者在 0°、30°、60°、90°和 110°屈曲条件下的软组织平衡，发现韧带平衡精度可达术前计划的 0.53mm，83% 的病例活动范围内在 1mm 以内[26]。

虽然之前的研究显示了相当一致的正向结果，但并不是所有的研究都完全支持机器人辅助 UKA。马克凯郎（MacCallum）等将 177 个常规 UKA 与 87 个马克机器人辅助的 UKA 进行了比较，发现对于机器人辅助的病例，胫骨底板在冠状面和矢状面的定位更为精确（$P < 0.001$），但是机器人辅助病例也比传统病例多用了 16.6min[27]。类似于马克凯郎（MacCallum）等，汉森（Hansen）等的另一项研究比较了 32 个马克 UKA 和 32 个常规 UKA，随访 2 年以上。在机器人辅助下，术后股骨轴的确定优于常规（$P=0.013$），胫骨坡度的恢复无显著性差异（$P=0.409$）[28]。汉森（Hansen）和同事们发现了马克与传统的 UKA 相比，该系统平均增加了 20min 的止血带时间。在研究中，马克辅助的病例平均提前 10.3h 接受了明确的物理治疗，并缩短了 8h 的住院时间，但这种观察到的差异原因尚不清楚。

纳维奥

目前发表的关于纳维奥辅助 UKA 的研究较少，但早期数据表明其结果与马克系统相当。

史密斯（Smith）在 20 例人工膝关节置换（右侧 10 例，左侧 10 例）上使用纳维奥辅助，发现股骨成分的角度 RMSE 为 1.05~1.52，胫骨成分为 0.66~1.32。平移 RMS 误差平均为 0.61mm，最大值为 1.18mm。股骨表面平均过切为 0.14mm，胫骨表面平均过切为 0.21mm[29, 30]。在一项后续研究中，郎（Lonner）和他的同事们使用计划的和实际的骨骼位置对 25 具尸体的纳维奥的骨骼准备精度进行了评估。作者发现 RMS 角误差为 1.42°~2.34°，股骨构件的 RMS 平移误差为 0.92~1.61mm。胫骨构件的 RMS 角误差为 1.95°~2.60°，RMS 平移误差为 0.97~1.67mm[31]。

皮卡德（Picard）和他的同事研究了 65 名接受导航辅助 UKA 治疗的患者[32]。采用全身、双姿势、负重 X 线测量术前和术后定位情况。术前平均 4.5°内翻（范围 0°~12°内翻），术后平均 2.1°内翻（范围 0°~7°内翻）。91% 的病例术后机械轴定位在术中计划的 1°范围内，术前计划的定位与术后的平均差值为 1.8°。

骨保护

除了在组件位置和肢体轴线定位方面的改进外，与传统的方法相比，机器人辅助还可以实现更保守的胫骨截骨[33]。庞西奥（Ponzio）等比较了 8421 例机器人辅助 UKA 和 27 989 传统 UKA，发现在 93.6% 的机器人辅助病例中，聚乙烯的厚度（代表切除深度）为 8mm 或 9mm，而传统病例为 84.5%。6.4% 的机器人辅助下刀片插入深度大于 10mm，而传统情况下为 15.5% 最大聚乙烯厚度分别为 11mm 和 14mm。马克和纳维奥病例的大小无显著差异[33]。

在 UKA 中，更保守的胫骨切除很重要，原因有两个。首先，随着深度的切除，胫骨近端的骨变弱，因此最小化骨切除在生物力学上是有利的。其次，在未来翻修 TKA 的情况下，更激进的胫骨切除在重建上更具挑战性，更有可能需要使用胫骨结节 [34]。施瓦茨科普夫（Schwarzkopf）和他的同事研究了 37 例 UKA 向 TKA 的翻修，发现在 UKA 期间胫骨截骨较大（＞12mm）的患者中，70% 的患者在转化过程中需要增加截骨量。重要的是，因为可以使用基础性 TKA 成分（不增加）进行转换，临床结果与原发性 TKA 相似 [34]。

功能的结果

关于机器人辅助 UKA 增强定位和软组织平衡所产生的功能结果的数据正在出现 [35]。一项前瞻性研究比较了 139 名接受 UKA 治疗的患者的早期临床结果，这些患者随机分为两组，一组使用传统的手工手术切割工具，另一组使用机械臂辅助技术。从术后第 1 天到术后第 8 周，机械臂辅助组的中位疼痛评分比手动手术组低 55.4%（P=0.040），术后 3 个月，机械臂辅助组的膝关节社会评分（KSS）更好，尽管牛津大学的膝关节评分没有差异。术后 1 年，KSS 评分无明显差异；然而，接受机械臂辅助手术的患者中，更大比例的人的活动得分有所提高 [35]。

目前，机器人辅助 UKA 缺乏中长期结果研究，这在很大程度上是由于它的尚不成熟性。皮尔（Pearle）和他的同事对 1135 名机器人辅助下的马克 UKA 进行了多中心研究，随访至少 2 年（平均 29.6 个月；范围，22~52 个月）[36]，他们报告了 98.8% 的存活率，共 11 次翻修，在短期随访期内存活率略高于其他常规 UKA [37, 38]。此外，92% 的患者对手术表示满意 [36]。

为了进一步评估与传统 UKA 相比，机器人辅助 UKA 是否具有更好的临床功能结果，或者机器人精度的提高是否影响中长期耐久性，还需要进行更多的研究。这些数据可能有助于验证 UKA 机器人改进对准和运动学所带来的好处。此外，在新手外科医生手中改善 UKA 结果的潜力是未来研究的一个重要领域。

机器人 UKA 的潜在限制

花费

尽管如此，一个不可否认的障碍是，广泛实施和采用 UKA 机器人的每一个系统的初始资木都很高，虽然较新的系统比早期的机器人技术便宜 [39, 40]。此外，还有维护费用，包括维修和软件费用，以及在每种情况下使用的一次性元件的费用。需要术前 CT 扫描的系统有额外的费用，而且通常是无法报销的，这在捆绑护理项目中尤其令人担忧。

斯万克（Swank）等分析了与人工膝关节置换术相关的医院支出，发现前期成本约为 80 万美元 [39]，假设住院患者与门诊患者的比例为 1:3，那么每个机器人病例的平均贡献利润估计为 5790 美元。这表明，如果在前 3 年完成 50、70 和 90 例机器人 UKA，则机器 UKA 的资本成本可能在 2 年内收回 [19, 39]。

莫切蒂（Moschetti）等对图像制导系统进行马尔可夫分析，假设初始资本成本为 934 728 美元，4 年内每年 10% 的服务费，总计为 136.2 万美元 [40]。每年 0.55% 的使用维修风险，他们估计每年的维修增量成本效益比为 47 180 美元。此外，假定两年的翻修率低于 1.2% 的情况下，他们估计每个机器人辅助 UKA 的成本为每例 19 219 美元，而传统 UKA 的成本为 16 476 美元。

的确，成本（因此，价值）有许多变量，并取决于初始资本成本、实现的年度服务费和避免增加额外开支，如术前 CT 扫描和减少早期维修 [41]。例如，假设无图像机器人系统的初始成本为 50 万美元，每年 25 例即可获得投资回报，几乎是基于 CT 图像系统所需病例数的 1/4。人们乐观地认为，随着机器人领域的不断发展和实施力度的加大，规模经济和竞争加剧将继续推动价格下降。

手术时间和学习曲线

对 UKA 采用机器人技术的另一个问题是增加了手术时间和使用设备和达到精度所需的学习曲线。华莱士（Wallace）等研究了 5 名外科医生在使用纳维奥机器人的最初体验中达到稳定手术时间（占总学习时间的 95%）所需的手术次数[42]，从最慢到最快的手术时间平均改善 46min，在最初的 15 例中，平均减少 31min。达到稳态手术时间平均需要 8 次手术（范围，5~11 次），平均稳态手术时间为 50min（范围，37~55min）。真纳（Jinnah）等的研究发现使用马克机器人的学习曲线平均为 13 例，在初始学习过程中对患者没有增加风险[43]，重要的是，与使用传统器械相比，机器人技术显著降低了 UKA 过程中的学习曲线，使即使是经验不足的外科医生也能够实现精确的组件放置[44-46]。

辐射暴露

需要术前 CT 扫描以绘制手术图谱和制订计划的系统会增加患者受到辐射的风险。庞西奥（Ponzio）等发现，基于图像的机器人辅助 UKA 所需的 CT 扫描平均有效辐射剂量为 4.8 ± 3.0mSv，相当于 48 张胸部 X 线片[47]。在 211 名患者的研究中，有 25% 的患者进行了一次或多次额外的 CT 扫描，最大有效剂量为 103mSv。美国食品和药品管理局（FDA）表示，在有效的 CT 辐射剂量为 10mSv 情况下，与自然发病率相比，将导致每2000 名患者中就有 1 名可能患上致命癌症。因此，不应认为辐射照射的危险是可以忽略的，应采取步骤减少和避免接触可避免的辐射。需要注意的是，辐射风险并不是所有机器人系统固有的，因为无图像系统不需要 CT 扫描，因此不与这一潜在缺陷相关。同样重要的是，CT 技术和治疗方案在不断变化，在未来，低剂量治疗方案有可能降低患者的风险。

穿刺针的放置和软组织并发症

目前的机器人系统需要在手术中插入经皮穿刺针用于光学跟踪阵列。骨内放置销钉会在骨内形成应力上升，尤其是在骨干骨内放置时，会造成销钉相关假体周围骨折的风险[41, 48, 49]。因此，必须在干骺端植入光学阵列穿刺针。理论上，放置针头也可能导致意外的神经血管损伤，术后针头部位有潜在的感染风险。

另一个担忧是使用机器人技术可能直接导致医源性并发症的风险。一项针对 100 个 TKA 系列（美国 FDA 未批准 TKA）的自主机器人装置的研究报告了 5% 的髌腱断裂发生率[50]。相比之下，在使用本章所述的半自动、外科医生驱动技术的1064 例连续病例中，郎（Lonner）和科尔（Kerr）没有发现因使用机械骨制备方法而导致软组织损伤的病例[51]。

结论及未来方向

医学和机器人技术的进步导致机器人辅助手术的发展和日益普及，特别是在关节成形术中。目前半自动系统的早期结果是非常有希望的。研究表明，机器人辅助手术改进了机械轴和假体的定位，与传统技术相比，具有更高的截骨精度。通过运动范围量化和平衡软组织张力的附加能力可能进一步有益于力学、运动学的结果。而预计这些改进将转化为更好的中长期结果和假体存活率，需要更多的临床数据来研究是否真的会影响功能结果和耐久性。此外，改善 UKA 结果在新手外科医生手中的潜力是未来研究的一个重要领域。为了使机器人技术得到更广泛的应用，需要对长期和功能性结果进行评估，进一步证明其成本效益，优化手术效率。

参考文献

[1] Lum ZC, Lombardi AV, Hurst JM, Morris MJ, Adams JB, Berend KR.Early outcomes of twin-peg mobilebearing unicompartmental knee arthroplasty compared with primary total knee arthroplasty. Bone Joint J. 2016;98-b:28–33.

[2] van der List JP, McDonald LS, Pearle AD. Systematic review of medial versus lateral survivorship in unicompartmental knee arthroplasty. Knee. 2015;22(6):454–460.

[3] New Zealand Joint Registry. http://www.nzoa.org.nz/news/new-zealand-joint-registry-thirteen-year-report.

[4] Epinette JA, Brunschweiler B, Mertl P, Mole D, Cazenave A. Unicompartmental knee arthroplasty modes of failure: wear is not the main reason for failure: a multicenter study of 418 failed knees. Orthop Traumatol Surg Res. 2012;98:S124–S130.

[5] Collier MB, Eickmann TH, Sukezaki F, McAuley JP, Engh GA. Patient, implant, and alignment factors associated with revision of medial compartment unicondylar arthroplasty. J Arthroplast. 2006;21(6 Suppl 2):108–115.

[6] Fisher DA, Watts M, Davis KE. Implant position in knee surgery: a comparison of minimally invasive, open unicompartmental, and total knee arthroplasty. J Arthroplast. 2003;18(7 Suppl 1):2–8.

[7] Hamilton WG, Collier MB, Tarabee E, McAuley JP, Engh CA Jr, Engh GA. Incidence and reasons for reoperation after minimally invasive unicompartmental knee arthroplasty. J Arthroplast. 2006;21(6 Suppl 2):98–107.

[8] Keene G, Simpson D, Kalairajah Y. Limb alignment in computer-assisted minimally-invasive unicompartmental knee replacement. J Bone Joint Surg Br. 2006;88:44–48.

[9] Cobb J, Henckel J, Gomes P, et al. Hands-on robotic unicompartmental knee replacement: a prospective, randomised controlled study of the acrobot system. J Bone Joint Surg Br. 2006;88:188–197.

[10] Romanowski MR, Repicci JA. Minimally invasive unicondylar arthroplasty: eight-year follow-up. J Knee Surg. 2002;15:17–22.

[11] Hernigou P, Deschamps G. Alignment influences wear in the knee after medial unicompartmental arthroplasty. Clin Orthop Relat Res. 2004;423:161–165.

[12] Hernigou P, Deschamps G. Posterior slope of the tibial implant and the outcome of unicompartmental knee arthroplasty. J Bone Joint Surg Am. 2004;86-A(3):506–511.

[13] Lonner JH. Robotically assisted unicompartmental knee arthroplasty with a handheld image-free sculpting tool. Orthop Clin North Am. 2016;47:29–40.

[14] Orthopedic Network News. Hip and knee implant review. 2013. Available at: www.OrthopedicNetworkNews.com. 24 July 2013.

[15] Medical Device and Diagnostic Industry. March 5, 2015. http://www.mddionline.com.

[16] Dalton DM, Burke TP, Kelly EG, Curtin PD. Quantitative analysis of technological innovation in knee arthroplasty: using patent and publication metrics to identify developments and trends. J Arthroplast. 2016;31:1366–1372.

[17] Bargar WL. Robots in orthopaedic surgery: past, present, and future. Clin Orthop Relat Res. 2007;463:31–36.

[18] Lonner JH, Moretti VM. The evolution of image-free robotic assistance in unicompartmental knee arthroplasty. Am J Orthop. 2016;45(5):249–254.

[19] van der List JP, Chawla H, Pearle AD. Roboticassisted knee arthroplasty: an overview. Am J Orthop. 2016;45(4):202–211.

[20] Jacofsky DJ, Allen M. Robotics in arthroplasty: a comprehensive review. J Arthroplast. 2016;31:2353–2363.

[21] Bell SW, Anthony I, Jones B, MacLean A, Rowe P, Blyth M. Improved accuracy of component positioning with robotic-assisted unicompartmental knee arthroplasty: data from a prospective, randomized controlled study. J Bone Joint Surg Am. 2016;98:627–635.

[22] Lonner JH, John TK, Conditt MA. Robotic armassisted UKA improves tibial component alignment: a pilot study. Clin Orthop Relat Res. 2010;468:141–146.

[23] Dunbar NJ, Roche MW, Park BH, Branch SH, Conditt MA, Banks SA. Accuracy of dynamic tactile-guided unicompartmental knee arthroplasty. J Arthroplast. 2012;27(5):803–808.e1.

[24] Pearle AD, O'Loughlin PF, Kendoff DO. Robotassisted unicompartmental knee arthroplasty.J Arthroplast. 2010;25(2):230–237.

[25] Citak M, Suero EM, Citak M, et al. Unicompartmental knee arthroplasty: is robotic technology more accurate than conventional technique? Knee. 2013;20:268–271.

[26] Plate JF, Mofidi A, Mannava S, et al. Achieving accurate ligament balancing using robotic-assisted unicompartmental knee arthroplasty. Adv Orthop. 2013;2013:837167.

[27] MacCallum KP, Danoff JR, Geller JA. Tibial baseplate positioning in robotic assisted and conventional

unicompartmental knee arthroplasty. Eur J Orthop Surg Traumatol. 2016;26:93–98.

[28] Hansen DC, Kusuma SK, Palmer RM, Harris KB. Robotic guidance does not improve component position or short-term outcome in medial unicompartmental knee arthroplasty. J Arthroplast. 2014;29:1784–1789.

[29] Smith JR, Picard F, Rowe PJ. The accuracy of a robotically-controlled freehand sculpting tool for unicondylar knee arthroplasty. J Bone Joint Surg Br. 2013;95(Suppl):68.

[30] Smith JR, Riches PE, Rowe PJ. Accuracy of a freehand sculpting tool for unicondylar knee replacement. Int J Med Robot. 2014;10:162–169.

[31] Lonner JH, Smith JR, Picard F, et al. High degree of accuracy of a novel image-free handheld robot for unicondylar knee arthroplasty in a cadaveric study. Clin Orthop Relat Res. 2015;473:206–212.

[32] Picard F, Gregori A, Bellemans J, et al. Handheld robot-assisted unicondylar knee arthroplasty: a clinical review. 14th annual meeting of the International Society for Computer Assisted Orthopaedic Surgery. Milan, Italy, June 18–21, 2014.

[33] Ponzio DY, Lonner JH. Robotic technology produces more conservative tibial resection than conventional techniques in UKA. Am J Orthop. 2016;45:e465–e468.

[34] Schwarzkopf R, Mikhael B, Li L. Effect of initial tibial resection thickness on outcomes of revision UKA. Orthopedics. 2013;36:e409–e414.

[35] Blyth MJG, Anthony I, Rowe P, Banger MS, MacLean A, Jones B. Robotic arm-assisted versus conventional unicompartmental knee arthroplasty: exploratory secondary analysis of a randomised controlled trial. Bone Joint Res. 2017;6:631–639.

[36] Pearle AD, van der List JP, Lee L, Coon TM, Borus TA, Roche MW. Survivorship and patient satisfaction of robotic-assisted medial unicompartmental knee arthroplasty at a minimum two-year follow-up. Knee. 2017;24:419–428.

[37] Pandit H, Jenkins C, Gill HS, Barker K, Dodd CA, Murray DW. Minimally invasive Oxford phase 3 unicompartmental knee replacement: results of 1000 cases. J Bone Joint Surg Br. 2011;93(2):198–204.

[38] Yoshida K, Tada M, Yoshida H, Takei S, Fukuoka S, Nakamura H. Oxford phase 3 unicompartmental knee arthroplasty in Japan—clinical results in greater than one thousand cases over ten years. J Arthroplast. 2013;28(9 Suppl):168–171.

[39] Swank ML, Alkire M, Conditt M, Lonner JH. Technology and cost-effectiveness in knee arthroplasty: computer navigation and robotics. Am J Orthop. 2009;38(2 Suppl):32–36.

[40] Moschetti WE, Konopka JF, Rubash HE, Genuario JW. Can robot-assisted unicompartmental knee arthroplasty be cost-effective? a markov decision analysis. J Arthroplast. 2016;31:759–765.

[41] Lonner JH. Robotically assisted unicompartmental knee arthroplasty with a handheld image-free sculpting tool. Oper Tech Orthop. 2015;25:104–113.

[42] Wallace D, Gregori A, Picard F, et al. The learning curve of a novel handheld robotic system for unicondylar knee arthroplasty. Paper presented at: 14th Annual Meeting of the International Society for Computer Assisted Orthopaedic Surgery. Milan, Italy, June 18–21, 2014.

[43] Jinnah R, Horowitz S, Lippincott C, et al. The learning curve of robotically assisted UKA. 22nd annual Congress of ISTA. Big Island, October 22–24, 2009.

[44] Hamilton WG, Ammeen D, Engh CA Jr, et al. Learning curve with minimally invasive unicompartmental knee arthroplasty. J Arthroplast. 2010;25(5):735.

[45] Karia M, Masjedi M, Andrews B, Jaffry Z, Cobb J. Robotic assistance enables inexperienced surgeons to perform unicompartmental knee arthroplasties on dry bone models with accuracy superior to conventional methods. Adv Orthop. 2013;2013:481039.

[46] Coon TM. Integrating robotic technology into the operating room. Am J Orthop. 2009;38:7.

[47] Ponzio DY, Lonner JH. Preoperative mapping in unicompartmental knee arthroplasty using computed tomography scans is associated with radiation exposure and carries high cost. J Arthroplast. 2015;30:964–967.

[48] Wysocki RW, Sheinkop MB, Virkus WW, et al. Femoral fracture through a previous pin site after computer-assisted total knee arthroplasty. J Arthroplast. 2008;23:462–465.

[49] Sinha RK. Outcomes of robotic arm-assisted unicompartmental knee arthroplasty. Am J Orthop. 2009;38(2 Suppl):20–22.

[50] Chun YS, Kim KI, Cho YJ, Kim YH, Yoo MC, Rhyu KH. Causes and patterns of aborting a robot-assisted arthroplasty. J Arthroplast. 2011;26:621–625.

[51] Lonner JH, Kerr GJ. Low rate of iatrogenic complications during unicompartmental knee arthroplasty with two semi-autonomous robotic systems, Jess Lonner, MD unpublished data.

第十四章　膝关节部分置换术胫股部分假体设计

Kartik Mangudi Varadarajan, Andrew Porteous, Andrew A. Freiberg

引言

膝关节单间室置换术（PKA）或膝关节单髁置换术（UKA）是一种非常有效的治疗方法，特别适用于年轻和活动量大的患者，与全膝关节置换术（TKA）相比，它具有恢复快、运动功能恢复好、本体感觉维持好、感染率低、住院时间短、成本低等优点[1, 2]。尽管如此，近年来，在一些国家联合登记处报告了 UKA 在所有初级膝关节置换术中的比例呈下降趋势。在美国，UKA 的使用率从 2012 年的 6.8% 下降到 2016 年的 3.2%[3]。澳大利亚骨科协会国家关节置换登记处（AOANJRR）报告，UKA 的使用率从 2003 年的 14.5% 下降到 2016 年的 5.1%（虽然比 2015 年的 4.4% 略有增加）[4]。然而，据英国国家联合登记处（NJR）的报告统计，近几年来 UKA 的使用率一直保持在 9% 左右[5]。UKA 使用率下降的原因尚不完全清楚，但这可能与 UKA 的累计假体翻修率明显高于 TKA 的报告有关，特别是登记处的报告。例如，澳大利亚骨科协会国家关节置换登记处（AOANJRR）的报告说，UKA 在 5 年、10 年和 15 年的累计翻修率（CPRR）分别为 8.1%、14.6% 和 22.1%[4]。相比之下，初次 TKA 的累计翻修率（CPRR）在 5 年、10 年和 15 年分别为 3.6%、5.3% 和 7.4%。英国国家联合登记处（NJR）的报告说，UKA 的 5 年和 10 年累计翻修率（CPRR）分别为 6.6% 和 12.3%，而 TKA 的累计翻修率

（CPPR）分别为 2.1% 和 3.4%[5]。同样瑞典登记处的报告说，与 TKA 相比，UKA 的累计翻修率要高得多。然而，研究人员特别说到，在决定是否对个别患者进行适当的干预时，不要单纯依赖累计翻修率[6]。这是由于潜在的各种偏差，包括在更年轻和活动量更大的患者中使用 UKA 所产生的选择偏差，以及由于 UKA 和 TKA 翻修的阈值较低而导致的测量偏差和报告偏倚，只关注翻修率，而忽略 UKA 的特定优势，如更好的功能结果和较低的并发症发生率，感染和截肢等[6]。随着我们对患者选择等因素认识的不断提高，以及手术和植入技术的进步，可以进一步提高膝关节单间室置换术的长期效果。在这样的背景下，本章旨在向读者介绍有关 UKA 假体设计的主要形式以及显示它们的相对优势和劣势。

活动与固定平台 UKA 对比

UKA 设计的主要区别之一在于活动与固定平台的设计（图 14.1）。活动平台 UKA 的优势包括股骨假体和衬垫的接触面积大、减小了接触面间的压力、更好地复制了天然胫股关节力学，以及减少了内翻时股骨髁在外侧间室剪切力的传递。然而，反对这一观念的人认为，在韧带平衡和匹配方面存在更大的技术难度，增加了垫片脱位和撞击的风险[7]。虽然两种平台的 UKA 都广泛被使用，但是使用固定平台的 UKA 逐渐增多。例如，

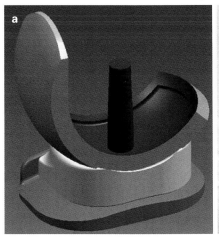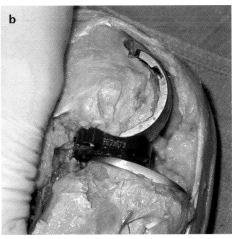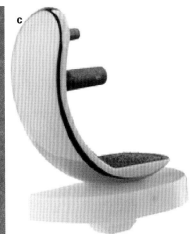

图 14.1 （a）金属材质胫骨组件的牛津 UKA（捷迈邦美公司，美国华沙）的 CAD 模型 [19]。（b）尸体上膝关节的解剖图：显示了牛津 UKA 在膝关节高屈曲位置时活动平台后方的位置 [19]。（c）Uniglide™ 固定平台 UKA：氮化锡涂层股骨组件，全聚乙烯胫骨组件（英国赛伦塞斯特科林集团 PLC）[30]

在英国，固定平台 UKA 的使用在 2016 年占到了所有 UKA 的 44.5%，而在 2003 年只有 17.7%[5]。

固定与活动平台 UKA 的临床效果已成为 Meta 分析和系统性回顾的主题。2009 年由史密斯（Smith）等发表的 Meta 分析，包括 5 个随机和非随机临床试验，比较活动与固定平台 UKA[8]。他们没有发现活动与固定平台 UKA 在临床效果和功能结果上有明显差异的报告，包括膝关节社会评分、牛津膝关节评分、意大利骨科 UKR 用户组评分（GIUM）、布里斯托尔膝关节评分、西安大略和麦克马斯特大学骨关节炎指数（WOMAC）、SF-36 评分等。他们研究分析报告中的两项研究，固定和活动平台 UKA 在膝关节疼痛方面没有明显差异 [9, 10]，而另一项研究报告指出，使用布里斯托膝关节评分评估的疼痛总评分，在第 2 年固定平台设计的有明显的改善 [11]。Meta 分析在无菌性松动、持续性疼痛、胫股或髌股关节退行性的进展、术中胫骨平台骨折、胫骨侧塌陷或翻修手术的概率等方面无明显差异 [8]。由皮尔斯曼（Peersman）等组织的一个最近的系统回顾性分析和 Meta 分析，包括随机对照试验（RCT）、队列研究以及病例分析，支持了史密斯（Smith）等先前的观点 [12]。按科威特标准（KSS）衡量，二者

在随访 5 年的临床结果无明显差异，但在 10 年和 15 年的随访中，活动平台设计的 KSS 评分出现了更快下降的趋势 [12]。固定平台 UKA 翻修的前三位原因是渐进性力线改变、无菌性松动和疼痛，而相对活动平台设计的 UKA 而言，原因是无菌性松动、渐进性力线改变和脱位。以每 100 年修订观察组件（OCY）比较，固定平台 UKA 的整体翻修率比活动平台 UKA 的整体翻修率低，但作者并未明确表示其有实质性差异。然而，皮尔斯曼（Peersman）等发现活动平台组的平均失效时间更短，并假设这可能表明活动平台 UKA 的设计更容易出现技术缺陷。科（Ko）等的系统性回顾分析也报道了类似的活动和固定平台设计的整体再手术率（分别为 1.392 比 1.377）[13]。然而，与皮尔斯曼（Peersman）等不同的是，他们发现因关节炎进展和持续性疼痛再手术的时间在活动平台组和固定平台组之间是相似的。

在英国国家联合登记处（NJR）中，固定平台 UKA 和活动平台 UKA 的累计翻修率（CPPR）分别为 10.1% 和 11.8%[5]。然而，在比较特定植入假体品牌结果时，发现显著性差异。固定平台 UKA 的 4 个主要品牌中的 3 个［捷迈高屈曲固定平台单髁膝关节假体 ZUK，现由乌迪内 – 意大利全球

性医疗器械公司（LimaCorporate）生产；美国捷迈固定平台假体；英国 AMC 固定平台假体）的 7 年和 10 年生存率为 5.3%~7.6% 和 6.7%~10% 不等。牛津单髁（捷迈邦美公司，美国印第安纳州华沙镇）是英国国家联合登记处（NJR）注册的主要活动平台 UKA 的品牌，其 10 年累计翻修率为 11.5%，明显高于效果最好的固定平台 ZUK 单髁关节的 10 年累计翻修率（6.6%）。另一方面，AMC/Uniglide 活动平台 UKA 和强生固定平台 UKA（德普国际有限公司，英国利兹）的累计翻修率最低（7 年翻修率分别为 12.4% 和 12.9%）。据报道固定和活动平台 UKA 的排前三的翻修原因是无菌性松动，疼痛和假体磨损，虽然对活动平台 UKA 来说，假体脱位 / 半脱位也是另一个重要的翻修原因。在澳大利亚登记处，ZUK 固定平台假体和牛津单髁活动平台假体是两个最常用的 UKA 假体[4]。在 5 年、10 年和 15 年时，牛津单髁假体的累计翻修率分别为 8.4%、14.7% 和 22.4%，远高于 ZUK 单髁关节累计翻修率（5 年和 10 年分别为 4.9% 和 8.9%）。与英国国家联合登记处和澳大利亚骨科协会国家关节置换登记处统计不同的是，瑞典登记处发现牛津单髁和 ZUK 单髁关节有相似的翻修风险。

活动平台聚乙烯材质耐磨损的优势没有得到临床支持，2017 年英国国家联合登记处报告显示，55 岁以下男性的 10 年累计翻修率分别为：固定平台为 13.43%，而活动平台为 17.94%[5]。活动平台的设计（UKA 和 TKA）是为了减少聚乙烯材料接触面间的压力，以减轻因材料疲劳磨损而造成的聚乙烯层裂的历史挑战[14]。然而，随着聚乙烯材料灭菌和制造工艺的改进，疲劳性磨损不再是一个难题。在不影响疲劳强度的情况下，黏合剂或磨料磨损在缺乏疲劳强度的情况下占主导地位，不一定会随着平台轨迹的好坏而降低[14]。此外，与旋转活动平台 TKA（旋转和平移运动是分离的）不同的是，在活动平台 UKA 中，平台只能在前后方向自由滑动。这导致了聚乙烯平台多向运动和交叉剪切力的发生[15, 16]。这一因素加上在固定平

台 UKA 中使用抛光底座，可以解释现代活动平台 UKA 与固定平台 UKA 设计相比体积大磨损更大的问题。与固定平台相比，伯顿（Burton）等使用位移控制模拟器测试发现，强生活动平台 UKA 的总磨损率（包括内侧间室和外间室侧 UKA）明显更高（在高运动学条件下为 16.9∶2.40mm³/ 百万周期，在中等运动学条件下为 10.6∶3.6mm³/ 百万周期）[15]。同样，克莱泽（Kretzer）等使用强制控制模拟器发现活动平台 UKA（德国蛇牌公司 -Eesculap AG）的磨损率比固定平台设计的 UKA（16.1∶10.6mm³/ 百万周期）磨损率高[16]。布罗克特（Brockett）等发现与 Sigma HP 型固定平台 UKA（英国 DePuy 国际器械公司生产）相比，牛津活动平台单髁关节在中等运动学条件下 [（9.2 ± 7.8∶3.1 ± 0.8）mm³/ 百万周期] 和高运动状态下 [（11.3 ± 11.1∶4.5 ± 4）mm³/ 百万周期] 磨损率更高[17]。然而，本研究中磨损率至少一部分差异可能与两个 UKA 系统中使用的聚乙烯材料的差异有关。有趣的是，塔代伊（Taddei）等发现活动平台的体外失重率高于股骨侧假体为金属材质的固定平台 UKA [（8.7 ± 2.0）mg 和（2.6 ± 1.1）mg]，但合成股骨材质的活动平台的体外失重率略低 [（4.5 ± 2.2）mg 和（6.7 ± 1.4）mg]。

关于活动平台 UKA 的运动学优势，李（Li）等。用 RSA 算法研究了体内负重运动学，并报道活动平台与固定平台相比较，屈伸活动时胫骨内旋显著增加（膝关节屈曲 90° 时二者分别为 9.5°、4.2°），但前后向平移更小（2mm∶4.2mm）[9]。然而，根据相对于中立位置的前后或旋转运动确定的膝关节稳定性，据报道在活动平台和固定平台 UKA 之间是相似的[18]。

虽然活动平台 UKA 一直是内侧间室骨关节炎的一种流行的治疗方法，但是对于这种设计最常见的缺点之一是当用于治疗外侧间室骨关节炎时，脱位的发生率很高。牛津半球形外侧 UKA 由凸球面股骨组件和一个凹形衬垫组成，目的是减少衬垫脱位的风险（图 14.1a，b）[19]。在体外研究结果显示，避免横向脱位所需的股骨牵张力增加

了 25%~37%[20]。对照组对这一设计的第一次临床评估表明，3 年脱位发生率为 6.2%，低于历史平均发生率，但仍值得关注[21]。作者将此部分归因于关节间隙增宽，并提倡更好的功能锻炼。据报道，牛津半球形外侧 UKA 最长的临床随访者是纽曼（Newman）等。在平均随访 7 年时，翻修率为 7%，其中 1 例患者（58 例患者中 64 个膝关节置换中的 1 例）发生垫片脱位[22]。或许是考虑到垫片横向脱位的问题，制造商还提供了一种牛津单髁设计的固定平台假体，专门用于易横向脱位的外侧间室 UKA。

总之，活动平台 UKA 更加接近膝关节自然运动；然而，垫片脱位仍然是需要不断改进的一个重要原因。总的来说，活动和固定平台 UKA 具有相似的功能结果和长期生存率，尽管登记数据似乎表明固定平台 UKA 在翻修率方面有潜在优势。

全聚乙烯材质与金属材质的 UKA 对比

全聚乙烯和金属材质胫骨组件是 UKA 植入物设计的另一个不同领域。所有聚乙烯材料设计可作为镶嵌或表面贴附组件，而金属材料设计是只能是表面贴附类型（图 14.1c）。镶嵌设计是将胫骨侧组件通过髓腔植入固定在胫骨平台上，因而依赖于软骨下骨支持（例如，美国华沙邦美集团生产的 Repicci Ⅱ 单髁膝关节假体和美国佛罗里达州劳德代尔堡 MAKO 器械公司生产的 RESTORIS MCK 单髁膝关节假体），而表面贴附组件则直接粘在被切除的胫骨表面，依靠皮质骨和松质骨支持。全聚乙烯材质设计的理论优势是更大的骨保留（插入厚度小于 9mm，大约是最薄金属材质固定轴承 UKA 的总厚度），减少了后方磨损，降低了关节成本[23]。然而，与金属材质设计的胫骨组件相比，采用聚乙烯设计的骨界面的应力和压力急剧增加，这引起了人们的关注。

斯科特（Scott）等使用一个有限元模型，通过对 UKA 组件的物理测试，来测量表面贴附式全聚乙烯设计的松质骨应力，并与来自同一制造商（美国 DePuy 公司推出的 Sigma 单髁关节）生产的金属材质胫骨组件相比较[24]。全聚乙烯设计组松质骨应力异常增大的范围明显增大（应变幅度大于 3000 微应变），插入深度由 6mm 增加到 10mm 并不能有效地解决这一问题。全聚乙烯材质胫骨组件在膝关节前内侧压力更加明显。这与作者先前进行的机械测试相一致，其中全聚乙烯胫骨组件的微磨损是金属材质胫骨组件的 1.8~6 倍。沃克（Walker）等报道了类似的情况，与金属胫骨组件相比，插入深度 6mm 聚乙烯胫骨组件在胫骨表面的应力要高出 6 倍，而在较软的骨界面处的应力则高出 13.5 倍[25]。沃克（Walker）等发现与 6mm 聚乙烯镶嵌体相比，8mm 聚乙烯材质假体的应力有所降低，但仍明显高于金属材质胫骨假体。全聚乙烯植入物引起的胫骨侧假体松动、塌陷和疼痛的发生，引起了人们对早期失败的担忧。

全聚乙烯材质 UKA 的临床效果意见不一，有几项研究显示，全聚乙烯设计的假体中期和长期生存率很高，而其他研究表明，与金属质胫骨组件设计相比，效果较差。例如，波蒂厄斯（Porteous）等报道了 479 例膝关节单髁置换，采用全聚乙烯材质胫骨组件固定平台（德国汉堡 Waldemar Link GmbH & Co. 公司生产的 ST.Georgsled 假体）设计的，随访 20~35 年，87% 的膝关节在 20 年内无需翻修[26]。勒斯蒂格（Lustig）等报道，以移除假体作为标准，全聚乙烯胫骨组件表明贴附型 UKA（法国格勒诺布尔 TORNIER 公司生产的 HLS Uni Evolution™ 单髁关节）的 10 年生存率为 93.5%。在随访 10 年时，其中 89.1% 的失效患者出现假体失效或对侧间室退行性改变[27]。曼佐蒂（Manzotti）等报道，对于另一种全聚乙烯设计的假体，5 年生存率为 96.1%，15 年生存率为 91.6%。（美国孟菲斯施乐辉单髁膝关节假体）[28]。哈维（Hawi）等报道全聚乙烯材质 UKA 生存率是 8 年（德国汉堡 Waldemar Link 有限公司生产的 Endo Model 单髁膝关节假体）。福斯特 - 霍瓦特（Forster-Horvath）报道说，以翻修手术为终点的 5 年生存率为 94.1%，Uniglide™ 全聚乙烯 UKA 的 10 年的生存率为 91.3%。

然而，萨恩斯（Saenz）等报道了全聚乙烯材质 UKA（新泽西州莫瓦市器械制造商史赛克公司生产的 EIUS 单髁膝关节假体）的不良结果，平均随访 3 年生存率为 89%，与金属材质胫骨组件设计的生存率（10 年生存率为 82%~98%）相比，这是不利的[23]。同样，菲尔讷（Furnes）等翻阅了挪威的关节成形术登记册，发现两种全聚乙烯胫骨组件设计（英格兰南部伯克郡史赛克公司生产的 Duracon® 单髁膝关节假体；美国印第安纳州华沙捷迈公司生产的 Miller-Galante 单髁膝关节假体）的 5 年生存率分别为 83% 和 80%，而金属材质胫骨组件的生存率为 89%~92%[31]。赫特（Hutt）等进行了一项针对全聚乙烯材质与金属材质表面贴附型假体（英国伦敦施乐辉 Accuris™ 单髁膝关节假体）治疗膝内侧骨关节炎的随机研究，报告称金属胫骨组件假体 7 年生存率为 94%，全聚乙烯假体生存率仅为 57%[32]。范德利斯特（Van Der List）等回顾性比较了全聚乙烯材质镶嵌型 UKA、金属胫骨组件 UKA（RESTORIS MCK 单髁膝关节假体）和 TKA（美国印第安纳州华沙捷迈邦美公司生产的 Vanguard 膝关节假体）的效果[2]。平均随访 5 年，两组间翻修率无显著性差异；而金属材质 UKA 组功能疗效明显优于全聚乙烯 UKA 组（92.0±10.4∶82.4±18.7，P=0.010）和 TKA 组（92.0±10.4∶79.6±18.5，P < 0.001），而全聚乙烯镶嵌组 UKA 与 TKA 组结果无显著性差异。

总之，与金属材质胫骨组件 UKA 设计相比，全聚乙烯材质 UKA 的生物力学数据显示松质骨应力和压力明显更高，这可能导致胫骨侧假体下沉、无菌性松动和疼痛的风险增加。全聚乙烯 UKA 的临床结果喜忧参半，一些报告显示其效果与金属材质胫骨组件设计相当，而另一些报告则表明其效果很差。因此，需要更多的大规模临床研究、数据统计和 Meta 分析。在此之前，全聚乙烯材质设计的使用都要谨慎，其结果可能高度依赖于手术技术、患者的选择和特定假体的设计。

骨水泥型与非骨水泥型 UKA 对比

骨水泥型固定仍然是 UKA 的金标准；然而，人们仍然对非骨水泥型 UKA 设计感兴趣。例如，非骨水泥型牛津 UKA 在 2016 年澳大利亚 UKA 手术中占比 25.8%，在新西兰占比 60%[4, 33]。非骨水泥型 UKA 的优势包括减少手术时间、降低了胫骨 X 线透射性（当胫骨侧假体松动时）、易于翻修手术以及避免骨水泥颗粒在膝关节内撞击或在身体其他器官中骨水泥颗粒栓塞的并发症[7, 34]。另一方面，非骨水泥型 UKA 假体比骨水泥型假体更加昂贵［根据阿肯（Akan）等所说，大约贵 450 欧元］[35]。最常见的非骨水泥型 UKA 固定类型包括具有羟基磷灰石涂层的多孔钛［例如，牛津单髁－氧化铝基复合陶瓷（AMC）Uniglide™ 单髁膝关节假体，图 14.2a］和单独的羟基磷灰石涂层（美国新泽西州莫瓦市器械制造商史赛克公司生产的 Unix 单髁膝关节假体）。最近，设计了一种新型非骨水泥型 UKA（美国新泽西州史赛克公司生产的 Tritanium® 单髁膝关节假体，图 14.2b），在体外试验中，与传统的非骨水泥型 UKA（牛津单髁）相比，它具有更好的微动和沉降优势[36]。最近的两篇综述文章对非骨水泥型 UKA 的现有临床资料进行了很好的总结。范德利斯特（Van Der List）等报道了 4 年的累计翻修率为 2.9%，推断的 5 年生存率为 96.4%[37]。坎皮（Campi）等报道，非骨水泥型牛津 UKA 的 5 年累积生存率为 98.7%~100%，Unix 单髁膝关节的 10 年生存率为 92%，氧化铝基复合陶瓷 Uniglide™ 单髁膝关节假体的 10 年生存率为 97.4%，Alpina® 单髁膝关节假体的 13 年生存率为 88%（英国布里真德邦美）[34]。两项研究都报道了非骨水泥型 UKA 最常见的失效原因为进展性膝关节骨性关节炎、垫片脱位和假体无菌性松动。这些数据大多来自队列研究（随机试验和病例统计）。新西兰联合登记处的报告表明，非骨水泥型的牛津单髁（占 UKA 病例总数的 27.3%）的翻修率较低，为每 100 年修订观察组件 0.8/100，但翻修率最低的是水泥型 ZUK 假体，为每 100 年

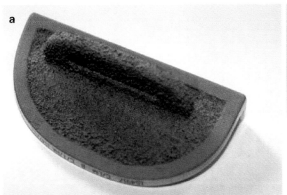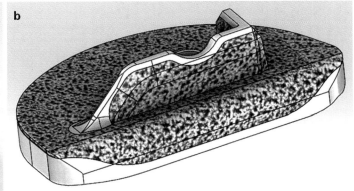

图14.2 （a）牛津 UKA 非骨水泥型胫骨组件（美国印第安纳州华沙镇捷迈邦美公司）[42]。（b）计算机绘图显示：史赛克公司 Tritanium® 固定轴承 UKA 胫骨组件（美国新泽西州马华市史赛克公司骨科器械）[36]

修订观察组件（OCYs）0.54/100[33]。然而，两种假体的平均植入时间相对较短（3~4年）。在澳大利亚骨科协会国家关节置换登记处（AOANJRR）中，非骨水泥型牛津单髁5年和10年的累计翻修率分别为6.8%和13.2%，而骨水泥型 UKA 的累计翻修率为8.4%和14.7%。然而，两者的累计翻修率均高于骨水泥型 ZUK 单髁假体，后者的翻修率最低。

相对而言，很少有研究对来自同一制造商的骨水泥型和非骨水泥型假体进行比较。施吕特－布鲁斯特（Schlueter-Brust）等报道了240例内侧 Uniglide® 单髁膝关节置换患者的10年生存率，其中152例为骨水泥型 UKA，78例为非骨水泥型 UKA，10例为混合型 UKA（8个股骨侧骨水泥，2个胫骨侧骨水泥）UKA。骨水泥组10年生存率为95.4%，而非骨水泥组为97.4%（二者统计学上无显著差异）[38]。在配对分析中，帕纳姆（Panzram）等在5年随访期内，骨水泥组和非骨水泥组牛津单髁膝关节的射线可透性无显著差异，非骨水泥组和骨水泥组的5年假体生存率分别为89.7%和94.1%[39]。1例患者因胫骨平台骨折进行了翻修，指出这可能与骨水泥型 UKA 更容易发生骨折有关，因为需要进行打压以达到压配。在骨水泥组与非骨水泥组牛津单髁的随机对照试验中，潘迪特（Pandit）等报道了随访5年时非骨水泥组的膝关节功能评分更好[40]。非骨水泥组的射线可透性也较

低（2/27∶20/30），与骨水泥组的9个完全射线可透性发生率相反[40]。在另一项随机对照试验中，肯德里克（Kendrick）等使用 RSA 算法比较了骨水泥型和非骨水泥型牛津 UKA，据报道，非骨水泥组胫骨射线可透性范围较窄（小于1mm），2年时骨水泥组明显低于非骨水泥组（6/21∶13/21）。此外，非骨水泥组没有显示完全的射线可透性，而21个骨水泥组膝关节中有5个显示完全的射线可透性。阿肯（Akan）等报道，尽管非骨水泥组的手术时间较短（平均值36.1min∶45.3min），但骨水泥组（平均随访42个月）的临床结果或生存率与非骨水泥组牛津单髁（平均随访30个月）无显著差异[35]。胫骨侧假体周围骨折是 UKA 罕见但严重的并发症。西格（Seeger）等进行的生物力学研究，结果表明，与骨水泥型牛津单髁假体相比，在需要使用延长杆和骨密度降低的情况下骨水泥型牛津单髁发生假体周围骨折是一种特殊的风险[42]。骨水泥组中内侧压力到3.7kN 可导致胫骨侧骨折，而非骨水泥组内侧压力到1.6kN 可导致胫骨侧骨折。尽管如此，帕纳姆（Panzram）等[39]报道了非骨水泥组 UKA 术后仅有一例发生非创伤性胫骨侧假体周围骨折。西格（Seeger）等报道了骨水泥组和非骨水泥组各发生了1例胫骨侧假体周围骨折[42]。

总之，这些研究表明，在短中期随访内，非

骨水泥型 UKA 的功能结果和生存率与骨水泥型 UKA 相当，但射线可透性显著降低。除了多孔涂层假体外，目前最新型的非骨水泥型 UKA 假体设计着眼于利用特殊添加物来改善初始固定和可靠的骨长入。

股骨表面置换术与切除扩髓术比较

大多数 UKA 设计都需要使用截骨导向器切除部分股骨，以形成宽的松质骨表面，以匹配支撑假体。另一方面，牛津 UKA 等假体设计采用球形扩孔器的组合来准备远端截骨和引导，以便切除后髁。第三种类型的股骨截骨包括股骨表面的处理，主要替换软骨层，从而使股骨骨质去除最少。表面置换设计的假体包括原始的 Marmor 假体（1972 年，理查兹制造公司，美国孟菲斯田纳西州），其后继者 Repicci II 假体（美国印第安纳州华沙镇邦美公司），LINK St. Georg Sled 单髁假体（1969 年）及其继任者 Endo-Model Sled 单髁膝关节假体（1981 年，德国汉堡瓦尔德马尔链接有限公司）。Repicci II 单髁膝关节假体使用全聚乙烯嵌体式胫骨插入假体和表面钴铬合金股骨假体。在澳大利亚登记册中记载，这种假体的 5 年和 10 年累计翻修率分别为 7.9% 和 17.7%[4]。奥唐纳（O'Donnell）等报道使用 Repicci II 单髁膝关节假体平均 6.2 年的翻修率为 19%，9 年生存率为 78%[43]。翻修最常见的原因是膝关节其他间室进展性病变，其次是胫骨假体下沉和无菌性松动。相反，Repicci II 单髁膝关节假体的研发人员报道说，在 8 年的随访中，翻修率大大降低，为 4%[44]。对于 Endo-Model Sled 单髁膝关节假体，澳大利亚登记处记载的 5 年和 10 年的累计翻修率分别为 7.6% 和 14.4%[4]。2016 年瑞典膝关节登记处的报告表明，Endo-Link 单髁膝关节假体相对于登记处中最常用的三种假体，包括牛津单髁假体和 Zuk 单髁假体，其翻修率没有显著性差异。

综上所述，根据假体的设计，UKA 使用了 3 种股骨侧截骨方法，即切除、扩髓和表面置换。

关于表明置换假体，更多的骨保留并未被证明能够有更好的临床效果，尽管它可能会影响手术的其他方面，如假体植入或翻修的难易程度。

定制 UKA 假体与常备的 UKA 假体对比

根据本章对假体设计的关注点，本节仅讨论定制或者患者特定假体。读者可以阅读本书中的其他章节，也可以阅读其他关于患者特定假体器械工具和机器人器械的出版物[45, 46]。

至少有两家器械制造商已经为美国和欧洲市场设计生产了定制 UKA 假体（美国特拉华州 CFMS 医疗技术公司生产的 iUni® 单髁膝关节假体；美国犹他州帕克市 Bodycad 公司生产的 system™ 单髁膝关节假体；图 14.3）。定制假体的设计基于 CT/MRI 成像和负重位 X 线片的结合，并与定制的 3D 打印仪器一起作为一组使用套件。定制 UKA 假体的好处包括：①更好的解剖匹配，从而最大限度地提高骨覆盖率，降低软组织刺激的风险。②提高定位精度。③更好的关节感觉和功能。④骨保留。⑤提高手术效率。然而，现有的生物力学和临床证据表明定制 UKA 假体的优势仍然相对有限。

卡彭特（Carpenter）等对 30 名受试者根据 CT 重建模型进行虚拟手术，比较 5 种不同的常备 UKA 假体与定制假体（iUni® 单髁膝关节假体）的胫骨覆盖率[47]。与常备的假体相比，患者定制的假体可以提供更大的骨皮质边缘覆盖率（内侧 UKA：77%∶43%，外侧 UKA：60%∶37%）。他们还观察到定制假体的平均最大边缘下沉小（二者差异小于 0.5mm），与常备假体设计相比，覆盖范围下的平均最大下沉显著降低（内侧 UKA：0.9mm∶3mm，外侧 UKA：1.2mm∶2.2mm）。作者假设了在胫骨侧假体松动或下沉风险的潜在优势，尽管他们注意到没有研究表明胫骨覆盖和假体固定可靠持久之间存在直接的因果关系[47]。德芒格（Demange）等对连续 33 例外侧间室定制 UKA（iUni® 单髁膝关节假体）与连续 20 例外侧间室常

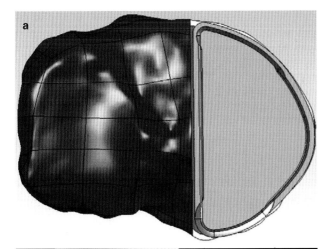

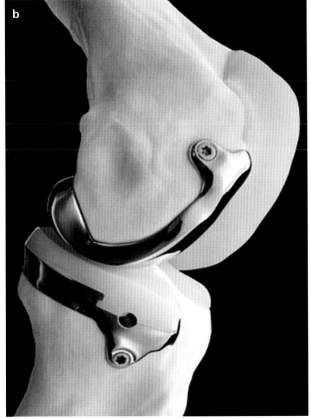

图 14.3（a）美国特拉华州 CFMS 医疗技术公司生产的 iUni® 单髁膝关节假体胫骨组件[47]。（b）美国犹他州帕克市 Bodycad 公司生产的 system™ 单髁膝关节假体[61]

用假体 UKA（M/G Uni 单髁膝关节假体）进行了比较[48]。使用 X 线平片进行的骨覆盖评估显示，患者定制假体组胫骨假体外侧覆盖不匹配（定义为悬垂/下垂绝对值）为 1.0mm（范围为 0~5.7mm），常用假体组为 3.3mm（范围为 0.4~7.8mm）。差异

的主要原因是假体下垂，而不是悬垂。他们还报道了定制组假体患者平均随访 37 个月生存率为 97%，而常用标准假体组平均随访 32 个月的生存率为 85%。然而，本研究中报道的现成标准假体组的生存率低于队列研究和登记处的标准报告范围（2~3 年随访时范围为 94.7%~98.3%[49]）。在一项针对定制 UKA 假体的前瞻性多中心研究中（8 个研究中心中 110 个内侧和 10 个外侧 iUni® 单髁膝关节假体），辛哈（Sinha）等报道了平均随访 2 年的累计翻修率为 3.3%（因胫骨侧假体松动 2 例翻修，因原有疾病进展 2 例翻修）[50]。此外，99% 的患者表示对他们的膝关节单髁置换效果感到满意，89% 的患者表示非常满意，89% 的患者表示他们的膝盖感觉"非常自然"。

总之，定制的 UKA 假体提供了更好的解剖学匹配，以最大限度地提高骨覆盖率。然而，到今天为止，几乎没有证据支持其他假设的优势，如降低软组织刺激的风险、更好的关节感觉和功能以及提高手术操作技巧或效率。

UKA 轴承替代材料

与全膝关节置换术假体一样，UKA 最常用的材料是股骨侧成分是钴铬钼合金、胫骨托盘是钛合金或钴铬钼合金以及衬垫部分是高铰链或超高分子量聚乙烯。关于聚乙烯，大多数制造商倾向于在其各自的 UKA 植入物中采用其 TKA 系统的聚乙烯材料。尽管如此，人们仍然感兴趣潜在的可用于 UKA 表面的替代材料，包括陶瓷涂层、块状陶瓷和高性能聚合物，尤其是聚醚醚酮（PEEK）。仍需要继续寻求减少关节磨损和特殊患者的过敏问题，实现更自然的骨应力/压力分布，以减少时间长引起的无菌松动风险。

安绥（Atsui）等报道了骨水泥型氧化铝陶瓷 UKA（日本京都）治疗的连续 10 例膝关节骨坏死的近期疗效[51]。在平均 42 个月的随访中，没有一例患者需要翻修，也没有一例患者的射线可透性大于 2mm。在最后的随访中，14 例胫股关节部

分膝关节置换术设计良好至优秀结果的共 142 例，按照科威特标准（KSS）衡量，结果均从 50.6 提高到 90.8。除了小规模研究的局限性，研究仅包括活动量小且年龄大于 60 岁的患者。大量单间室陶瓷假体没有后续的报告，也没有相应商业产品的存在。另一方面，至少从 1998 年起，一些不同的制造商就开始在市场上销售含金属陶瓷的 UKA 假体。这包括陶瓷涂层的金属假体和氧化锆假体。

UKA 中使用的涂层包括氮化钛涂层（例如，Uniglide® 单髁假体；图 14.1C），氮化锆涂层（例如，德国图特林根 AG 公司生产的 Univation® 单髁假体）和氮化铌钛涂层（例如，牛津单髁和德国汉堡林克骨科公司 Porex®Endo Model® 单髁关节）。阿夫法塔托（Affatato）等进行了一项关于使用 UKA（Univation®M 单髁关节）活动平台的膝关节模拟试验，超高分子量聚乙烯材质（γ 射线照射至 30±2kGy）的半月板衬垫，与氮化锆涂层的钴铬合金股骨假体组件连接。该涂层由顶层的氮化锆、氮化铬与氮碳化铬交替的五层中间层和一层骨表明薄薄的铬黏合剂组成[52]。多层结构旨在阻止离子扩散，并通过提供涂层刚度的分级来确保涂层的机械完整性。经过 300 万次膝关节模拟试验后，股骨组件和胫骨组件的涂层没有出现划痕、磨损或腐蚀的迹象。整体测量的磨损率为 1.3mg/Mc，与文献中的其他报告（模拟器试验磨损率，2.9~6.6mg/Mc）相比，这似乎是有利的，但该研究没有任何直接对照。在 300 万次试验周期后，没有发现涂层脱落。无论是新的还是测试的假体组件都有大孔隙和小孔隙，这很可能是涂层过程引起的。关于氮化铌钛涂层的假体，没有膝关节单间室置换假体相应的数据。但是，已经发表了一些关于氮化铌钛涂层的 TKA 假体的研究。马利基安（Malikian）等在膝关节模拟器磨损试验中发现，与钴铬合金 TKA 股骨假体相比，氮化铌钛涂层的 TKA 股骨假体的聚乙烯衬垫磨损没有显著减少[53]，尽管氮化铌钛涂层的股骨假体表明粗糙度明显更小。蒂恩蓬（Thienpont）等对相同设计的氮化铌钛涂层 TKA 和传统 TKA 的短期随访（平均 2 年）临床结果进行了回顾性比较，二者在临床、影像学或患者反应的结果方面没有发现显著差异[54]。

与金属假体表面的陶瓷涂层不同，氧化锆是通过热扩散形成的，它将锆铌合金表面转变为约 5 μm 厚的单层氧化锆。氧化锆材料制成的全膝关节假体自 1997 年开始上市，UKA 假体于 2003 年推出。虽然没有单间室膝关节置换的具体数据，但一些临床和实验室研究已经发表了关于氧化锆 TKA 假体组件，表明相对于钴铬合金假体组件，其体外磨损率更低，中远期结果好[55]。

格鲁普（Grupp）等评估了含 30% 不连续沥青纤维的聚醚醚酮材料（英国桑顿克利夫勒斯 Invibio 生物材料解决方案公司生产的型号 LT1 CP 30 的碳纤维增强聚醚醚酮）和含 30% 聚丙烯腈碳纤维的聚醚醚酮材料（型号 LT1 CA 30 的碳纤维增强聚醚醚酮）在固定平台 UKA（Univetion®F 单髁膝关节）中替代聚乙烯胫骨组件的适用性[56]。然而，结果不支持使用沥青纤维的聚醚醚酮或聚丙烯腈碳纤维的聚醚醚酮作为平台组件材料。钴铬钼合金 UKA 组件聚丙烯腈碳纤维增强聚醚醚酮材质［(5.2±6.92) mm³/Mc］和不连续沥青碳纤维增强聚醚醚酮材质［(5.1±2.3) mm³/Mc］的磨损率和普通分子量 1020 万单位超高分子量聚乙烯材质［(8.6±2.17) mm³/Mc］统计学上无显著差异。所有胫骨平台组件均在氮气环境下包装，并通过 γ 射线［(30±2) kGy］照射灭菌，并根据美国材料与试验协会超高分子量聚乙烯加速老化的标准指南进行加速老化。此外，聚丙烯腈碳纤维增强聚醚醚酮材质的磨损率中有很大的分散性，单个样品的磨损率从 0.9mm³/Mc 到 19.2mm³/Mc 不等。布罗克特（Brockett）等评价了天然的聚醚醚酮和不连续沥青碳纤维增强聚醚醚酮（PEEK 特种高温塑料，英国）在与钴铬合金股骨组件（英国 DePuy International Ltd 公司生产的 Sigma® CR 膝关节假体）的连接处的磨损性能[57]。他们观察到聚醚醚酮和碳纤维增强聚醚醚酮的磨损率很高［分别为 (252±159) mm³/Mc 和 (209±37) mm³/Mc］，而普通聚乙烯的磨损率为（3.47±0.7）mm³/Mc。这些高磨损率是由于表面开裂和分层造成的，因此作者得出结论，聚醚醚酮和碳纤维增强聚醚醚酮不适合作为膝关节胫骨假体组件。

乔杜里（Chaudhary）等提出了UKA的另一种替代形式，涉及传统材料的匹配，使用金属支撑的聚乙烯股骨组件（约9mm厚）与抛光的金属胫骨组件（约3mm厚）匹配[58]。这一理念［被称为"早期干预（EI）"/"EI假体"］的好处是保存了更强的胫骨强度。股骨假体仅替换股骨远端的部分（超过42°的弯曲弧度），这是早期软骨丢失最常见的部位[58, 59]。在有限元研究中，乔杜里（Chaudhary）等报道了3mm EI胫骨组件和一种金属背衬的聚乙烯胫骨组件在底层骨中表现出相似的压力和应力[60]。然而，3mm的EI组件只需要2mm的截骨，而金属背衬的聚乙烯组件需6mm截骨，因此保留了更多的胫骨近端骨质。膝关节模拟磨损试验表明，两者均采用维生素E稳定的高铰链聚乙烯，与传统UKA相比，EI假体的磨损率更高为（4.73±0.27）mg/Mc，而常规UKA为（3.07±0.39）mg/Mc，但可以接受。

总之，包括块状陶瓷、氧化锆、陶瓷涂层和聚醚醚酮在内的几种材料在UKA中可以作为或正在探索作为钴铬合金与超高分子量聚乙烯匹配的替代品。氧化锆和陶瓷涂层的现有证据表明，这些材料是可行的替代品，特别是对于疑似金属过敏的患者；然而，对于更广泛人群的成本效益尚不清楚。近年来，人们对聚醚醚酮聚合物在大关节中的应用越来越感兴趣，包括膝关节。目前的证据并不支持钴铬合金－聚醚醚酮或钴铬合金－碳纤维增强聚醚醚酮作为UKA的一种替代材料。

参考文献

[1] Newman J, Pydisetty RV, Ackroyd C. Unicompartmental or total knee replacement: the 15-year results of a prospective randomised controlled trial. J Bone Joint Surg Br. 2009;91(1):52–57. https://doi.org/10.1302/0301-620X.91B1.20899. 91-B/1/52 [pii].

[2] van der List JP, Kleeblad LJ, Zuiderbaan HA, Pearle AD. Mid-term outcomes of metal-backed unicompartmental knee arthroplasty show superiority to all-polyethylene unicompartmental and total knee arthroplasty. HSS J. 2017;13(3):232–240. https://doi.org/10.1007/s11420-017-9557-5. 9557 [pii].

[3] American Joint Replacement Registry. Fourth annual report on hip and knee arthroplasty data. Rosemont;2017.

[4] Australian Orthopaedic Association National Joint Replacement Registry. 2016 Annual Report. Adelaide;2016.

[5] National Joint Registry for England W, Northern Ireland and the Isle of Man. 14th Annual Report. Hemel Hempstead; 2017.

[6] Murray DW, Liddle AD, Judge A, Pandit H. Bias and unicompartmental knee arthroplasty. Bone Joint J. 2017;99-B(1):12–15. https://doi.org/10.1302/0301-620X.99B1.BJJ-2016-0515.R1. 99-B/1/12 [pii].

[7] Psychoyios V, Crawford RW, O'Connor JJ, Murray DW. Wear of congruent meniscal bearings in unicompartmental knee arthroplasty: a retrieval study of 16 specimens. J Bone Joint Surg Br. 1998;80(6):976–982.

[8] Smith TO, Hing CB, Davies L, Donell ST. Fixed versus mobile bearing unicompartmental knee replacement: a meta-analysis. Orthop Traumatol Surg Res.2009;95(8):599–605. https://doi.org/10.1016/j.otsr.2009.10.006. S1877-0568(09)00173-X [pii].

[9] Li MG, Yao F, Joss B, Ioppolo J, Nivbrant B, Wood D. Mobile vs. fxed bearing unicondylar knee arthroplasty: a randomized study on short term clinical outcomes and knee kinematics. Knee. 2006;13(5):365–370. https://doi.org/10.1016/j.knee.2006.05.003. S0968-0160(06)00082-2 [pii].

[10] Emerson RH Jr, Hansborough T, Reitman RD,Rosenfeldt W, Higgins LL. Comparison of a mobile with a fxed-bearing unicompartmental knee implant. Clin Orthop Relat Res. 2002;404:62–70.

[11] Gleeson RE, Evans R, Ackroyd CE, Webb J,Newman JH. Fixed or mobile bearing unicompartmental knee replacement? A comparative cohort study. Knee. 2004;11(5):379–384. https://doi.org/10.1016/j.knee.2004.06.006. S0968-0160(04)00132-2 [pii].

[12] Peersman G, Stuyts B, Vandenlangenbergh T, Cartier P, Fennema P. Fixed- versus mobile-bearing UKA:a systematic review and meta-analysis. Knee Surg Sports Traumatol Arthrosc. 2015;23(11):3296–3305.https://doi.org/10.1007/s00167-014-3131-1. 10.1007/s00167-014-3131-1 [pii]

[13] Ko YB, Gujarathi MR, Oh KJ. Outcome of unicompartmental knee arthroplasty: a systematic review of comparative studies between fxed and mobile bearings focusing on complications. Knee Surg Relat Res. 2015;27(3):141–148. https://doi.org/10.5792/ksrr.2015.27.3.141.

[14] Varadarajan KM, Oral E, Muratoglu OK, Freiberg AA. Why all tibial polyethylene bearings are not the same. Tech Orthop. 2018;33(1):17–24.

[15] Burton A, Williams S, Brockett CL, Fisher J. In vitro comparison of fxed- and mobile meniscalbearing unicondylar knee arthroplasties: effect of design, kinematics, and condylar liftoff. J Arthroplast.2012;27(8):1452–1459. https://doi.org/10.1016/j.arth.2012.02.011. S0883-5403(12)00121-0 [pii].

[16] Kretzer JP, Jakubowitz E, Reinders J, Lietz E, Moradi B, Hofmann K, et al. Wear analysis of unicondylar mobile bearing and fxed bearing knee systems: a knee simulator study. Acta Biomater. 2011;7(2):710–715. https://doi.org/10.1016/j.actbio.2010.09.031. S1742-7061(10)00441-1 [pii].

[17] Brockett CL, Jennings LM, Fisher J. The wear of fixed and mobile bearing unicompartmental knee replacements. Proc Inst Mech Eng H. 2011;225(5):511–519.https://doi.org/10.1177/2041303310393824.

[18] Becker R, Mauer C, Starke C, Brosz M, Zantop T, Lohmann CH, et al. Anteroposterior and rotational stability in fxed and mobile bearing unicondylar knee arthroplasty: a cadaveric study using the robotic force sensor system. Knee Surg Sports Traumatol Arthrosc. 2013;21(11):2427–2432.https://doi.org/10.1007/s00167-012-2157-5.

[19] Pandit H, Jenkins C, Beard DJ, Price AJ, Gill HS,Dodd CA, et al. Mobile bearing dislocation in lateral unicompartmental knee replacement. Knee.2010;17(6):392–397. https://doi.org/10.1016/j.knee.2009.10.007. S0968-0160(09)00208-7 [pii].

[20] Simpson DJ, Kendrick BK, O'Connor JJ, Dodd C,Murray DW. Lateral mobile bearings in partial knee replacement: flat or domed? 56th Annual Meeting of the Orthopaedic Research Society; New Orleans;2010.

[21] Streit MR, Walker T, Bruckner T, Merle C, Kretzer JP, Clarius M, et al. Mobile-bearing lateral unicompartmental knee replacement with the Oxford domed tibial component: an independent series. J Bone Joint Surg Br.2012;94(10):1356–1361. https://doi.org/10.1302/0301-620X.94B10.29119. 94-B/10/1356 [pii].

[22] Newman SDS, Altuntas A, Alsop H, Cobb JP. Up to 10 year follow-up of the Oxford domed lateral partial knee replacement from an independent Centre. Knee. 2017; https://doi.org/10.1016/j.knee.2017.05.001.S0968-0160(17)30103-5 [pii].

[23] Saenz CL, McGrath MS, Marker DR, Seyler TM, Mont MA, Bonutti PM. Early failure of a unicompartmental knee arthroplasty design with an all-polyethylene tibial component. Knee. 2010;17(1):53 56. https://doi.org/10.1016/j.knee.2009.05.007. S0968-0160(09)00106-9 [pii].

[24] Scott CE, Eaton MJ, Nutton RW, Wade FA, Evans SL, Pankaj P. Metal-backed versus all-polyethylene unicompartmental knee arthroplasty: proximal tibial strain in an experimentally validated fnite element model. Bone Joint Res. 2017;6(1):22–30. https://doi.org/10.1302/2046-3758.61.BJR-2016-0142.R1.6/1/22 [pii].

[25] Walker PS, Parakh DS, Chaudhary ME, Wei CS. Comparison of interface stresses and strains for onlay and inlay unicompartmental tibial components.J Knee Surg. 2011;24(2):109–115.

[26] Bray RL, White P, Howells N, Robinson JR, Porteous AJ, Murray JR. Minimum 20-year survivorship of the St Georg Sled medial unicompartmental knee replacement. BASK Annual Spring Meeting 2017; Southport, England; 2017.

[27] Lustig S, Paillot JL, Servien E, Henry J, Ait Si Selmi T, Neyret P. Cemented all polyethylene tibial insert unicompartmental knee arthroplasty: a long term follow-up study. Orthop Traumatol Surg Res. 2009;95(1):12–21. https://doi.org/10.1016/j.otsr.2008.04.001. S1877-0568(08)00011-X [pii].

[28] Manzotti A, Cerveri P, Pullen C, Confalonieri N. A flat all-polyethylene tibial component in medial unicompartmental knee arthroplasty: a long-term study. Knee. 2014;21(Suppl 1):S20–S25. https://doi.org/10.1016/S0968-0160(14)50005-1. S0968-0160(14)50005-1 [pii].

[29] Hawi N, Plutat J, Kendoff D, Suero EM, Cross MB, Gehrke T, et al. Midterm results after unicompartmental knee replacement with all-polyethylene tibial component: a single surgeon experience. Arch Orthop Trauma Surg. 2016;136(9):1303–1307. https://doi.org/10.1007/s00402-016-2515-8. 10.1007/s00402-016-2515-8 [pii].

[30] Forster-Horvath C, Artz N, Hassaballa MA, Robinson JR, Porteous AJ, Murray JR, et al. Survivorship and clinical outcome of the minimally invasive uniglide medial fxed bearing, all-polyethylene tibia,unicompartmental knee arthroplasty at a mean follow-up of 7.3years. Knee.2016;23(6):981–986.

https://doi.org/10.1016/j.knee.2016.07.003. S0968-0160(16)30104-1 [pii].

[31] Furnes O, Espehaug B, Lie SA, Vollset SE,Engesaeter LB, Havelin LI. Failure mechanisms after unicompartmental and tricompartmental primary knee replacement with cement. J Bone Joint Surg Am. 2007;89(3):519–525. https://doi.org/10.2106/JBJS. F.00210. 89/3/519 [pii].

[32] Hutt JR, Farhadnia P, Masse V, LaVigne M, Vendittoli PA. A randomised trial of all-polyethylene and metal-backed tibial components in unicompartmental arthroplasty of the knee. Bone Joint J 2015;97-B(6):786–792. https://doi.org/10.1302/0301-620X.97B6.35433. 97-B/6/786 [pii].

[33] The New Zealand Joint Registry. Eighteen Year Report January 1999 to December 2016. Wellington,New Zealand; 2017.

[34] Campi S, Pandit HG, Dodd CAF, Murray DW. Cementless fxation in medial unicompartmental knee arthroplasty: a systematic review. Knee Surg Sports Traumatol Arthrosc. 2017;25(3):736–745. https://doi. org/10.1007/s00167-016-4244-5. 10.1007/s00167-016-4244-5 [pii].

[35] Akan B, Karaguven D, Guclu B, Yildirim T, Kaya A, Armangil M, et al. Cemented versus uncemented Oxford unicompartmental knee arthroplasty: is there a difference? Adv Orthop. 2013;2013:245915. https://doi. org/10.1155/2013/245915.

[36] Yildirim G, Gopalakrishnan A, Davignon RA, Parker JW, Chawla H, Pearle AD. Comparative fixation and subsidence profles of cementless unicompartmental knee arthroplasty implants. J Arthroplast. 2016;31(9):2019–2024. https://doi.org/10.1016/j.arth.2016.02.034. S0883-5403(16)00177-7 [pii].

[37] van der List JP, Sheng DL, Kleeblad LJ, Chawla H,Pearle AD. Outcomes of cementless unicompartmental and total knee arthroplasty: a systematic review.Knee. 2017;24(3):497–507. https://doi.org/10.1016/j.knee.2016.10.010. S0968-0160(16)30176-4 [pii].

[38] Schlueter-Brust K, Kugland K, Stein G, Henckel J,Christ H, Eysel P, et al. Ten year survivorship after cemented and uncemented medial Uniglide(R) unicompartmental knee arthroplasties. Knee.2014;21(5):964–970. https://doi.org/10.1016/j.knee.2014.03.009. S0968-0160(14)00066-0 [pii].

[39] Panzram B, Bertlich I, Reiner T, Walker T, Hagmann S, Gotterbarm T. Cementless Oxford medial unicompartmental knee replacement: an independent series with a 5-year-follow-up. Arch Orthop Trauma Surg. 2017;137(7):1011–1017. https://doi.org/10.1007/s00402-017-2696-9. 10.1007/s00402-017-2696-9 [pii].

[40] Pandit H, Liddle AD, Kendrick BJ, Jenkins C, Price AJ, Gill HS, et al. Improved fxation in cementless unicompartmental knee replacement: fve-year results of a randomized controlled trial. J Bone Joint Surg Am. 2013;95(15):1365–1372. https://doi.org/10.2106/JBJS. L.01005. 1719859 [pii].

[41] Kendrick BJ, Kaptein BL, Valstar ER, Gill HS,Jackson WF, Dodd CA, et al. Cemented versus cementless Oxford unicompartmental knee arthroplasty using radiostereometric analysis: a randomized controlled trial. Bone Joint J. 2015;97-B(2):185–191.https://doi.org/10.1302/0301-620X.97B2.34331.97-B/2/185 [pii].

[42] Seeger JB, Haas D, Jager S, Rohner E, Tohtz S,Clarius M. Extended sagittal saw cut significantly reduces fracture load in cementless unicompartmental knee arthroplasty compared to cemented tibia plateaus: an experimental cadaver study. Knee Surg Sports Traumatol Arthrosc.2012;20(6):1087–1091. https://doi.org/10.1007/s00167-011-1698-3.

[43] O'Donnell T, Neil MJ. The Repicci II(R) unicondylar knee arthroplasty: 9-year survivorship and function.Clin Orthop Relat Res. 2010;468(11):3094–3102.https://doi.org/10.1007/s11999-010-1474-6.

[44] Romanowski MR, Repicci JA. Minimally invasive unicondylar arthroplasty: eight-year follow-up. JKnee Surg. 2002;15(1):17–22.

[45] Jacofsky DJ, Allen M. Robotics in arthroplasty: a comprehensive review. J Arthroplast. 2016;31(10):2353–2363.https://doi.org/10.1016/j.arth.2016.05.026. S0883-5403(16)30164-4 [pii].

[46] Sassoon A, Nam D, Nunley R, Barrack R. Systematic review of patient-specifc instrumentation in total knee arthroplasty: new but not improved. Clin Orthop Relat Res. 2015;473(1):151–158. https://doi.org/10.1007/s11999-014-3804-6.

[47] Carpenter DP, Holmberg RR, Quartulli MJ, Barnes CL. Tibial plateau coverage in UKA: a comparison of patient specifc and off-the-shelf implants. J Arthroplast. 2014;29(9):1694–1698. https://doi.org/10.1016/j.arth.2014.03.026.S0883-5403(14)00198-3 [pii].

[48] Demange MK, Von Keudell A, Probst C, Yoshioka H, Gomoll AH. Patient-specifc implants for lateral unicompartmental knee arthroplasty. Int Orthop. 2015;39(8):1519–1526. https://doi.org/10.1007/s00264-015-2678-x.

[49] Pearle AD, van der List JP, Lee L, Coon TM, Borus TA, Roche MW. Survivorship and patient satisfaction of robotic-assisted medial unicompartmental knee

arthroplasty at a minimum twoyear follow-up. Knee. 2017;24(2):419–428. https://doi.org/10.1016/j.knee.2016.12.001. S0968-0160(16)30242-3 [pii].

[50] Sinha R, Burkhardt J, Martin G, Mack D, Dauphine R,Levine M et al. Customized, individually made unicondylar knee replacement: a prospective, multicenter study of 2-year clinical outcomes. In: Proceedings of the 2014 Harvard Arthroplasty Course, Cambridge.Oct 7–10, 2014.

[51] Atsui K, Tateishi H, Futani H, Maruo S. Ceramic unicompartmental knee arthroplasty for spontaneous osteonecrosis of the knee joint. Bull Hosp Jt Dis.1997;56(4):233–236.

[52] Affatato S, Spinelli M, Lopomo N, Grupp TM, Marcacci M, Toni A. Can the method of fxation influence the wear behaviour of ZrN coated unicompartmental mobile knee prostheses? Clin Biomech (Bristol, Avon).2011;26(2):152–158.https://doi.org/10.1016/j.clinbiomech.2010.09.010. S0268-0033(10)00258-5 [pii].

[53] Malikian R, Maruthainar K, Stammers J, Wilding CP, Blunn GW. Four station knee simulator wear testing comparing titanium niobium nitride with cobalt chrome. J Bioeng Biomed Sci. 2013;3(3):1–5.

[54] Thienpont E. Titanium niobium nitride knee implants are not inferior to chrome cobalt components for primary total knee arthroplasty. Arch Orthop Trauma Surg. 2015;135(12):1749–1754. https://doi.org/10.1007/s00402-015-2320-9. 10.1007/s00402-015-2320-9 [pii].

[55] Varadarajan KM, Holtzman DJ, Li G, Lange J, Haas SB, Rubash HE, et al. Implant designs of total knee arthroplasty. In: Mont MA, Tanzer M, editors. Orthopaedic knowledge update hip and knee reconstruction 5. Rosemont: American Academy of Orthopaedic Surgeons; 2016. p. 113–130.

[56] Grupp TM, Utzschneider S, Schroder C, Schwiesau J, Fritz B, Maas A, et al. Biotribology of alternative bearing materials for unicompartmental knee arthroplasty. Acta Biomater. 2010;6(9):3601–3610. https://doi.org/10.1016/j.actbio.2010.04.003. S1742-7061(10)00181-9 [pii].

[57] Brockett CL, Carbone S, Fisher J, Jennings LM. PEEK and CFR-PEEK as alternative bearing materials to UHMWPE in a fxed bearing total knee replacement: an experimental wear study. Wear. 2017;374–375:86–91. https://doi.org/10.1016/j.wear.2016.12.010. S0043-1648(16)30749-9 [pii].

[58] Chaudhary M, Walker PS. Analysis of an early intervention distal femoral resurfacing implant for medial osteoarthritis. J Biomech. 2016; https://doi.org/10.1016/j.jbiomech.2016.09.039. S0021-9290(16)31053-3 [pii].

[59] Haider H, Walker P, Weisenburger J, Garvin K. Wear of unicompartmental knee replacements: standard and reversed material couples. Bone Joint J Orthop Proc Suppl. 2017;99-B(Supp 4):6.

[60] Chaudhary ME, Walker PS. Analysis of an early intervention tibial component for medial osteoarthritis. J Biomech Eng. 2014;136(6):061008. https://doi.org/10.1115/1.4027467. 1864205 [pii]

[61] Bodycad. Park City, UT, USA. https://bodycad.com/en/home. Accessed 20 Nov 2017.

第十五章　全膝关节置换和单间室膝关节置换的运动学研究

Francesco Zambianchi, Shinichiro Nakamura, Francesco Fiacchi, Shuichi Matsuda, Fabio Catani

介绍

自从 20 世纪以来，人体膝关节的生物力学一直是人们猜测的话题[1]。关于胫骨、股骨和髌骨之间如何相互受力的不同理论是通过对尸体和活体的研究而发展起来的。为了研究人膝关节的功能运动学，我们采用了不同的方法，同时考虑到肌肉的活动、运动和负重状况如何影响关节运动和骨骼的位置。

祖宾格（Zupinge）进行了第一次放射性研究[2]，他报告说，股骨在屈曲时滑过胫骨，这是所谓的刚性四杆连接机制的结果，由前后交叉韧带决定。在 20 世纪 70 年代，弗兰克（Frankel）[3] 引入了瞬时旋转中心的概念，强调当一个关节（固定的结构）围绕另一个关节旋转，在任何给定的时刻都有一个速度为零的点，该点被称为"瞬时旋转中心"。弗兰克的初步调查结果是通过侧躺着的受试者的膝关节从伸展到屈曲过程的"真正侧位"X线片实现的。基本上，将膝关节在三维方向的运动投影在二维图像上。在 20 世纪 80 年代早期，格罗（Grood）和森迪（Suntay）引入了一个关节坐标系，对膝关节的三维旋转和平移运动进行了几何描述。该模型显示，关节运动与部件旋转和平移的发生顺序无关[4]。

最近一段时间里，随着技术的进步可使用先进的工具来检查膝关节的运动，包括用 MRI 对尸体标本进行体外研究[5, 6]；对 CT 模型的二维荧光成像与形状匹配技术在活体中的分析[7-9]；活体半动态 X 线立体摄影测量分析[10]；开放双线圈 MRI 成像[11, 12]。这些方法从三维角度更全面地揭示了在负重和非负重条件下正常膝关节的形态和运动模式。

视频成像可以跟踪实时的体内膝关节运动，其固有的缺点是从三维视频中提供二维图像。三维骨模型通常是从初步的 CT 图像中推导出来的，随后通过形态匹配技术应用于二维透视图像中[7]。这种膝关节运动学研究的方法使用不同的采集程序和计算方法来描述结果，有时很难将一项研究的结果与另一项进行比较。根据 CT 模型确定胫股关节接触条件时，假设两个膝关节腔的软骨厚度均匀。基于 MR 的表面模型，包括软骨在计算表面相互作用方面具有优越性，但骨骼定位不准确，导致运动学测量不准确[13]。因此，最好的方法可能是使用 CT 衍生的骨模型进行模型设计，使用 MR 衍生的关节对关节表面进行检查[7]。

根据已公布的数据，人体膝关节运动学包括相对于胫骨渐进性的股骨外旋，膝关节屈曲，股骨外侧髁相对于内侧髁向后位移。然而，不同的运动学评估方法似乎发现了不同的运动学模式。对正常膝、骨关节炎膝和置换膝的尸体体外研究和体内研究显示了显著的个体间和活动依赖性变异。旋转和平移运动的平衡是通过外力与肌肉的作用、身体惯性和软组织约束来实现的。

膝关节的运动学功能

在人体，膝关节运动学研究为临床提供了客观可靠的信息，并促进了进一步的补充研究。目前感兴趣的研究课题包括在探索整个屈曲范围内的膝关节运动，以及开发生成和报告数据的技术，以提供更强的生理学洞察力。膝关节运动可根据屈曲度分为3个弧形：螺旋–起始弧、功能性主动弧和被动深屈曲弧[9, 14]（图15.1）。

螺旋–起始弧

螺旋–起始弧是膝盖运动在全伸展（0°）和大约屈曲20°之间的运动。莫罗奥卡（Moro-Oka）等描述了6名健康男性受试者使用视频荧光模型注册技术进行的3项活动（下跪、蹲和攀爬楼梯）。

乔哈尔（Johal）等用介入性MRI描述了健康受试者的负重膝关节。两位作者都证明了在螺旋–起始弧0°~20°的屈曲过程中股骨相对于胫骨的明显外旋[9, 12]。

在外侧间室，股骨从胫骨平台的前部开始运动，平均产生向后10mm的移位。内侧间室，股骨接触点的运动显示出轻微的向前平移，平均约2mm[12]。

螺旋–起始弧的机制是由股骨内外侧髁与胫骨关节面的形状之间的严重不对称性所决定的，股骨内、外侧髁由内侧较大的远端、较小的后圆弧和外侧的圆矢状面组成[5]。正如山口（Yamaguchi）等所证明的那样，螺旋–起始弧机制的功能是由完整的前交叉韧带保证的[5]。

功能性主动弧

功能性主动弧是膝关节在屈曲在20°~120°之间的运动，受神经肌肉控制的影响很大。在这个膝关节屈曲范围内，股骨表现出相对恒定的外旋，相对于胫骨高达20°，大部分运动发生在屈曲的早期，并围绕一个中间定位轴。

功能主动活动弧，股骨接触点的位置是向后的。在外侧间室，股骨继续向后平移，产生约15mm的位移。相反在内侧间室，接触点的位置几乎保持不变，几乎没有向后平移（2~3mm）[12]。

被动深屈曲弧

在关节弯曲120°~140°的弧线中，由于外力（通常是体重）的作用，胫股运动通常是被动的，允许额外增加屈曲度。

在文献中，一些作者通过使用3D到2D模型技术或介入性MRI描述了健康对象在全屈曲过程中的膝关节运动[12, 16]。股骨在整个深度屈曲活动中相对于胫骨表现出15°的外旋，在全屈活动中外旋最高可达30°。屈曲为120°~140°，内侧和外侧胫股接触点在胫骨平台表面表现出轻度的向后移位，外侧移位更大。内侧胫股接触点向后移位，但仍集中在内侧间室。相反，外侧胫股接触点是向后的，完全屈曲时可至胫骨表面边缘[16]。

运动对健康膝关节的影响

尽管健康膝关节的运动模式可以简化为上述描述，但在文献中，不同的作者强调运动模式随活动的不同而变化。特别是，哈迈（Hamai）等证明，健康的膝关节运动在蹲和跪之间各不相同。蹲位时股骨外旋最大，下蹲时胫股外侧接触点后移，股骨外旋角度从屈曲100°开始逐渐增大。在这两项活动中，股骨内髁接触点位于内侧同一中心区域，而股骨外侧髁在深蹲活动中表现出较大的后位移，直至胫骨表面边缘[16]。攀爬楼梯和下蹲活动的比较显示在屈曲的中间范围内存在着微小的运动学差异，在下蹲过程的任何一个屈曲角度股骨都表现出明显的外旋[9]。

单间室骨性关节炎膝关节的运动学研究

很少有研究描述单间室骨性关节炎膝关节的

图 15.1 具有代表性的健康膝盖的右胫骨表面模型上的平均接触位置过度，每个运动任务的平均接触位置显示为 10° 屈曲增量（Moro-Oka 莫罗奥卡等[9]）

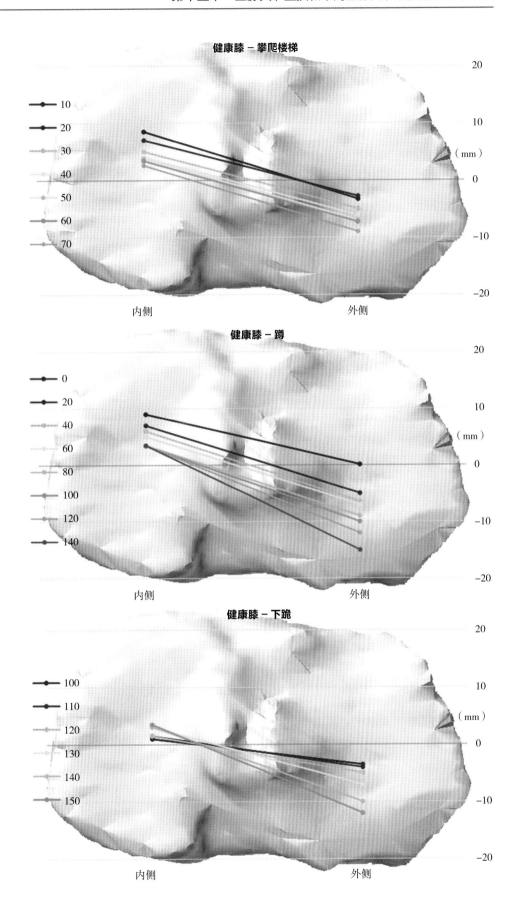

运动学。内侧骨性关节炎的膝关节的运动模式与正常膝关节的运动模式有些相似，例如随着下蹲和下跪时屈曲角度的增加，股骨外旋也逐渐增加，随着攀爬楼梯膝关节伸直，股骨外旋也逐渐较小[17]（图15.2）。然而，也有一些报告指出内侧骨关节炎和正常膝关节之间存在差异。与正常膝关节相比，内侧骨关节炎的膝关节股骨外旋角度较小，这种情况在整个运动过程保持不变。此外，内侧膝骨性关节炎的患者，没有螺旋–起始弧的相关报告[17]。

在文献中，前交叉韧带（ACL）的存在或缺失在骨关节炎膝关节运动学中的作用尚未被研究。

菲亚基（Fiacchi）等描述了膝关节内侧骨性关节炎及完整前交叉韧带在3种日常生活活动中的运动学变化，包括负重和开放式屈伸运动。

他们报道了3种活动中每一种活动的膝关节的轴向旋转值不同，在负重（攀爬楼梯和抬椅子）期间，股骨相对于胫骨的外旋转最大，在开放屈伸运动（伸腿）期间，股骨外旋角度最小[18]。描述爬楼梯任务的数据与莫罗奥卡（Moro-Oka）等的数据进行了比较，在健康的关节中进行相同的运动并用相同的方法进行分析。膝关节屈曲在10°~75°之间，正常膝和骨性关节炎膝都有9°的外旋[9]。然而，膝关节每屈曲一度，其轴向旋转曲线与正常膝关节轴向旋转相比，均发生10°左右的内旋移位。松井（Matsui）等已经注意到这一发现，他使用CT评估了股骨相对于胫骨的旋转，并报告说，与正常膝相比，严重膝骨性关节炎的患者股骨往往处于相对内旋的位置[19]，并由哈迈（Hamai）等在他们通过视频荧光成像分析的运动学中证实[17]。此外，在菲亚基（Fiacchi）等的报告中，在正常膝屈曲0°~20°之间未发现旋转，大概是因为被检查的患者无法达到完全伸直[18]。这种功能限制可能是由于膝关节内侧间室出现软骨退化，骨赘形成，和半月板损伤导致的。在骨性关节炎膝接近伸直时，股骨相对于胫骨的内旋急剧减少，已经被纳高（Nagao）等描述过，世界卫生组织用超声波对正常膝和骨性关节炎膝进行了

研究，发现螺旋–起始机制随着内侧间室骨性关节炎的进展成比例地降低了[20]。

考虑到在负重活动中关节炎膝的前后运动，股骨内侧髁屈曲为10°~50°，以及在不同的活动中从膝关节屈曲一半到完全屈曲会出现平均5mm的向前平移。另一方面，在屈伸运动中，内侧髁在整个运动范围内有少量但渐进的向前平移。

正如哈迈（Hamai）等所描述的，内侧髁缺乏后移可能是由于内侧室软组织挛缩和骨赘形成伴有软骨–骨侵蚀所致，可能与胫骨平台软骨磨损模式有关[17]。松木（Matsuki）等对早期骨性关节炎膝关节的运动学描述证实了这些发现，内侧髁移位减小[21]。此外，股骨内侧髁在屈曲时的向前平移及其在伸直时的向后平移可被认为是由于关节面上的剪切力增加而导致软骨和半月板损伤所引起的。根据文献，股骨内侧髁相对于胫骨平台内侧的移位似乎严格依赖于前交叉韧带的完整性。据莫谢拉（Moschella）等的报告称，在对胫骨平台磨损模式的研究中，在内侧平台的中部和内侧区域，出现了关节软骨破坏，但前交叉韧带完整。相反，前交叉韧带断裂的骨性关节炎膝表现出更严重的后部磨损[22]，并且在负重活动中表现出更多的后接触，如哈迈（Hamai）、山口（Yamaguchi）等通过视频荧光显微镜分析所报告的那样[15, 17]。

在外侧，骨性关节炎膝的特点是股骨髁的在不同的活动中向后部移动，平均为10mm。这有助于创建一个内侧枢轴型的轴向旋转模式，股骨外侧髁相对于胫骨随着屈曲而进一步外旋。股骨外侧髁的平移发生在负重时显著的后部运动和腿伸展/屈曲相对运动时。所描述的结果与莫罗奥卡（Moro-Oka）等和卢（Lu）在正常膝关节研究[9, 23]中提出的结果相当，但正如松木（Matsukim）等所报道的那样，外侧接触点的前移有显著差异[21]。胫骨平台外侧髁的相对运动似乎与骨性关节炎退变无关。甚至前交叉韧带的完整性似乎也不是影响股骨外侧髁平移的主要因素。事实上，正如Dennis等所描述的，有或无功能前交叉韧带的正常膝关

图 15.2 平均接触位置过度覆盖在具有代表性的膝关节的右胫骨表面模型上，并伴有内侧骨性关节炎。显示每个运动增加 10° 屈曲的平均接触位置（Fiacchi 等的图像数据[18]）

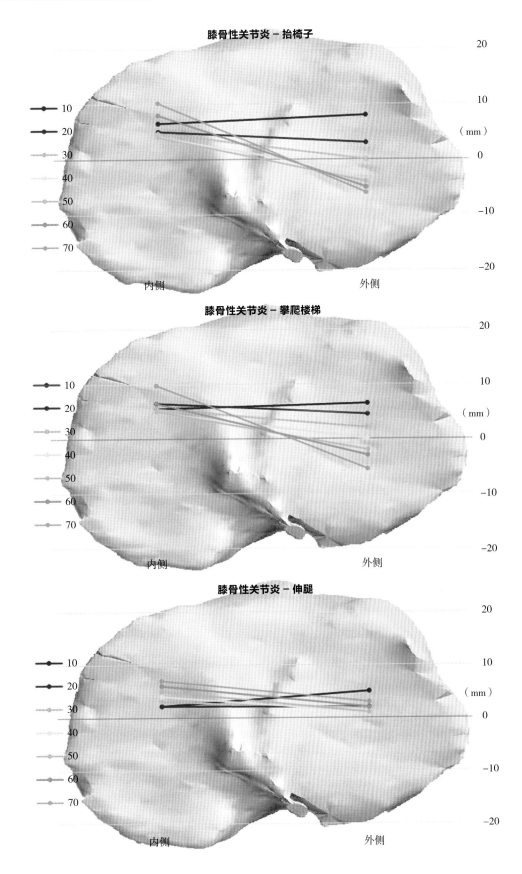

节与前交叉韧带受损的膝关节相比，其后向运动模式相似[24]。文献中显示负重活动（抬椅子和爬楼梯）与无负重屈伸活动有运动学差异，腿部伸直时股骨轴向旋转幅度及内外侧髁平移幅度较小[18]。这些发现与卢（Lu）等的研究结果一致，后者比较了8个膝关节在负重与非负重条件下的运动模式[23]。

内侧间室膝关节置换术的运动学研究

单室人工膝关节置换术（UKA）自推出以来，其临床和功能结果已得到改善。先进的设计、材料和手术技术在改善结果方面发挥了作用，适应证更加具体[25]。UKA也保留了固有结构，如交叉韧带、髌股关节，导致更接近于正常的膝关节[26]。目前关于UKA适应证的共识表明，前交叉韧带应保持完整并加以保护，以获得更大的植入成功率[27, 28]和更接近正常的膝关节[29]（图15.3）。

假体位置、匹配关系和韧带张力被认为是改善临床疗效和耐久性的关键。此外，膝关节运动的研究已进行了多年，认为与术后膝关节的功能有关。最近的运动学研究表明，TKA术后内侧枢轴运动模式会使患者的疗效更好和获得更好的膝关节屈曲度[30]。UKA术后恢复膝关节运动学是改善预后的关键因素之一，术前和术后关节的运动功能差异大可能是导致膝关节疼痛和不适的原因。

在文献中，不同的研究报道了不同活动中的UKA术后膝关节的运动，描述了各种不同的运动学分析方法。特别是研究已经表明，准确放置假体的膝关节显示出稳定的运动学，与具有完整且功能正常的交叉韧带的膝关节一致。内侧间室膝关节置换术后胫股活动轨迹通常比全膝关节置换术更接近正常关节[29, 31, 33]。

3D至2D视频透视对植入UKA患者的研究显示，与正常膝关节相比，其运动学特征相似[9]，特别是轴向旋转和股骨髁接触点向后平移的模式，伴随膝关节屈曲会出现进行性股骨外旋和后侧髁平移[33]。导航已被证明是一个有用的工具，用于

精准植入定位以预测患病前的对位关系，并以高精度重建正常关节结构[34, 35]。模拟器的研究主要可以研究聚乙烯的磨损率，这可以在一些植入物设计中揭示运动学和股骨抬高的影响。卡达弗（Cadaver）的研究详细地描述了膝关节运动和动力学膝关节训练器，并与正常膝关节在接触力学方面进行了比较。有限元分析（FEA）可以详细模拟膝关节运动以及接触力和接触应力。最近的技术可能涉及许多因素，如软骨、韧带和肌肉。在本段中，介绍了单间室膝关节置换运动学研究的不同方法。

3D 到 2D 视频透视

UKA膝关节内侧轴向旋转模式显示，随着屈曲度增大，股骨相对于胫骨的外旋逐渐进行，活动度无显著差异。特别是在伸直过程中，股骨从中立位开始旋转运动，中度屈曲时外旋平均达到约7°。值得注意的是，轴向旋转模式抑制了膝关节的螺旋–起始弧。这一发现很可能是由于关节表面改变、修整以及由内侧UKA引起的内侧间室僵硬所致。

股骨内侧髁接触点的平移特点是从伸直到中度屈曲的平移值逐渐减少，在胫骨平台的中心区域保持恒定的位置。根据作者的说法，从膝关节屈曲50°~60°，置换术后的膝关节运动学表现出差异：一些报告显示内侧接触点轻微的前移，平均约4mm，还有一部分报告显示内侧接触点后移位，平均约5mm[33]。这些差异考虑为半月板缺失和关节面用聚乙烯垫片插入关节间隙替代所致。

在外侧，股骨接触点显示一个渐进和持续的后移，在中度到完全屈曲时平移可达20mm。这种运动学特征与正常和骨关节炎膝关节所报道的相似，置换后的膝关节内外接触点的前移运动曲线与正常关节相比有显著差异。在大多数固定平台的UKA设计中，胫骨垫片的平坦设计可以解释这一点，从而减少了对内外侧髁的约束。

图 15.3 典型膝关节内侧单室膝关节置换术右胫骨表面模型上的平均接触位置。显示每个运动任务的 10° 屈曲增量的平均接触位置

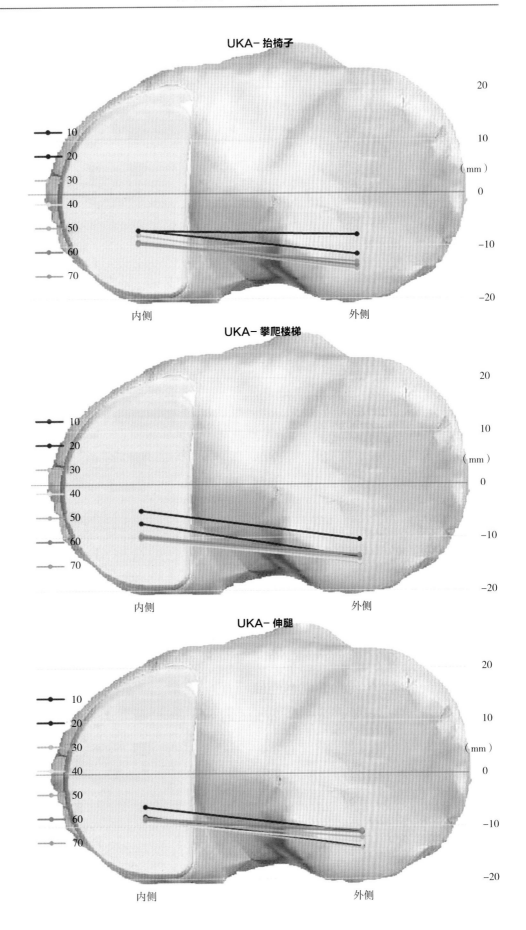

UKA 中的导航系统

在 UKA 和 TKA 中引入导航技术以提高种植体定位和术后定位的准确性。在一些临床研究中,尽管两组的临床结果(包括 ROM 和膝关节社会评分)相同导航组的 UKA 植入相对于冠状机械轴的准确性明显优于常规组[34, 35]。

目前的导航系统为外科医生提供了一套手术参数(切割方向、组件尺寸、外翻角度),应确保组件对齐和潜在的关节运动学类似于正常的膝关节。卡西诺(Casino)等利用导航系统计算膝关节松弛度和膝关节三维运动,评估运动范围内胫骨轴向旋转的模式和数量,以及内侧和外侧间隔的前后位移[36]。手术前后进行运动学试验,包括 0°和 30°内翻/外翻应力和被动运动范围。UKA 术后,内/外翻松弛度从 7.7°明显降低到 4.0°。被动做轴向旋转,骨关节炎膝关节(17.9°)和 UKA 术后膝关节(15.8°)相似。在 UKA 之前和之后也看到了类似的胫骨旋转模式。所有 UKA 前后的患者在屈曲过程中(10°~90°屈曲)都有向后平移。在屈曲过程中,内侧间室平均向后平移约 9mm,而外侧间室平均向后平移约 18.3mm。这些结果表明,通过导航系统进行的术中运动学评估提供了更多重建膝关节功能的信息,以便在手术期间恢复膝关节运动。

模拟器的研究

模拟器的研究主要是为了检查聚乙烯垫片在 TKA 和 UKA 中的磨损情况。尽管在研究中检测到不同的负荷条件和数据输出,但最近对模拟器和相关设备的改进使得能够研究股四头肌肌力的大小,胫骨干骺端表面的应力改变,以及能量输入和股骨髁抬起的变化的影响。

伯顿(Burton)等研究了在控制轴向压力、屈曲角度、前后错位和胫骨内外旋转的情况下,能量和股骨抬起对固定和活动式 UKA 设计磨损的影响[37]。用于测试,输入高能量和中等能量,高能量组的前后位移为 0~10mm 和中等能量组前后移位为 0~5mm。通过引入内收/外展旋转力矩来做股骨髁抬起试验。与活动型平台 UKA 相比,固定型平台 UKA 减少了磨损。减少前后移位,可减少活动型 UKA 内侧平台的磨损;然而,这导致固定型 UKA 内侧平台的磨损增加。股骨髁抬起导致 UKA 内侧平台磨损增加,无论是固定平台还是活动平台。

斯莫尔(Small)等评价了坡度、截骨、旋转和内侧移位对胫骨近端应力改变的独立影响[38]。采用电动轴向扭转材料试验机进行力学测试。为了量化对负荷的生物力学反应,在胫骨安装了一个矩形花环应变计网格。在静态加载条件下进行了数字图像相关性和应变计分析,以评估组件对齐而产生的应变分布。远端截骨量最少和在最外侧定位、中立位旋转和 3°的坡度(从机械轴)对 UKA 之后的载荷表现出最平衡的应力改变。

埃廷格(Ettinger)等采用两种不同的假体系统,即活动平台和固定平台设计,研究了 UKA 前后股四头肌力和内侧接触压力的差异[39]。在体外模拟器等速收缩过程进行测试,利用液压缸模拟肌肉牵引力。用压力敏感贴片显示股骨和胫骨之间的关节和压力分布。计算了接触面积和峰值压力,并以压力中心作为加载压力面积的几何中心。这两种设计导致了股四头肌最大肌力的显著增加。此外,活动平台的最大延伸力(1701N)明显高于固定型平台(1585N)。在屈曲伸直过程中固定型平台组检测到平均峰值压力为 14.1MPa,而活动型平台组的峰值压力为 5.8MPa。固定平台组的平均值相对恒定为 0.4cm²,而活动平台组整个胫骨表面的最少达到 1.0cm²。根据这些结果,固定型平台设计的平均压力为 6.7MPa,活动型平台设计的平均压力为 1.0MPa。在深度屈曲时,活动型平台的股四头肌伸展力明显高于固定型平台。尽管固定型平台显示最大峰值压力集中在较小的区域,但与活动平台相比,深屈曲时的压力更小。

解剖研究

进行解剖研究，以详细检查内侧 UKA 运动学、接触力学和韧带张力。然而，由于较小的轴向负荷和肌肉力量和有限的活动量，这种情况并不代表实际的活体膝关节环境。

卡西迪（Cassidy）等在一个受控的解剖生物力学模型中，设计平衡和过厚的固定平台内侧 UKA，通过被动屈曲膝关节来量化胫股关节的位置和定位[40]。然后根据手术判断插入适当薄厚的聚乙烯垫片，以恢复膝关节的平衡。然后插入一个 1mm 厚的聚乙烯垫片，以模拟垫片过厚对膝关节的影响。测量正常的膝关节、平衡的膝关节，和过厚的膝关节。UKA 术后，胫骨外旋（屈曲 15°时为 3.6°），在 0.9°外翻时相当于接近伸直的正常膝关节。在屈曲时，UKA 假体测定膝关节的内移（屈曲 45°时为 1.8mm）和前移（屈曲 60°、75°和 90°时为 1.1mm）。在 UKA 之后，胫骨在整个屈曲过程向远端移位（屈曲 30°和 45°为 2.4mm）。与平衡的 UKA 相比，垫片过厚进一步增加了胫骨从完全伸展（0.8mm）到 45°屈曲（0.6mm）的 0.7°外翻和远端平移。UKA 之后的胫股运动学的改变可能假体失效和骨关节炎的进展产生影响。应避免垫片过厚，因为它进一步增加了外翻，并没有改善其他间室的运动学。

海泽（Heyse）等还研究了平衡欠佳对膝关节运动、韧带损伤和关节接触应力的影响[41]。测试了 3 种垫片厚度，以模拟最佳平衡，以及相对于最佳厚度，中间隔室的厚度低于（1mm 较薄）和过厚（1mm 较厚）。内侧间室的填充不足会更接近于正常的膝关节运动学。主观平衡和过厚的活动平台型 UKA 膝关节外翻更严重。在 3 种测试状态下，UKA 术后从中度屈曲到深度屈曲的侧方接触应力都较高；然而，这些结果意义并不大。在活动型平台 UKA 中，中度屈曲时浅层侧副韧带的损伤概率均显著升高，与垫片厚度无关。在下蹲过程中，垫片厚度对测量的股四头肌力没有显著影响。应避免垫片过厚，它会导致相对于自然状态下最大幅度的运动学变化，并导致浅表内侧副韧带损伤概率升高。根据运动学的发现，在破坏稳定性和垫片脱位的前提下，最好使用更薄的垫片。

皮尔斯曼（Peersman）等调查了活动型平台 UKA 是否保留了正常膝关节的运动[42]。在植入内侧移动平台 UKA 之前和植入后，进行了被动屈曲伸直（0°~110°屈曲）、主动伸直（5°~70°屈曲）和下蹲（30°~100°屈曲）3 种运动模式，在不同的解剖平面上分别比较膝关节的旋转和平移运动。在轴向平面上，UKA 前后胫骨的内旋是一致的，无论如何运动，没有显著差异。

在主动伸直活动的前后平移中，股骨内侧髁中心与中度屈曲的正常膝关节相比往往是后移的。活动型平台的 UKA 膝关节的运动学与正常膝关节非常相似，而与 UKA 相关的内侧过厚导致关节外翻加重。

有限元分析

有限元分析（FEA）可以测试膝关节运动、聚乙烯接触压力和胫骨的应力分布，但需要对分析进行验证。到目前为止，已经有各种方法，其中各种骨和软组织结构，如关节软骨、半月板、韧带、关节囊被纳入有限元模型。

权（Kwon）等利用有限元进行了几项关于固定和活动平台的比较以及保留关节间隙重要性的研究。通过对固定和活动平台的研究，利用高能量位移和交替输入方法研究了聚乙烯衬垫对固定和活动平台在内侧间室接触应力的影响[43]。与固定型平台相比，活动型平台聚乙烯衬垫的接触压力较低。使用活动平台的 UKA，对侧关节间室的应力减小降低了膝关节炎的退变的整体风险。固定平台 UKA 因对侧关节间室压力升高增加了膝骨关节炎退行性变的整体风险。然而，活动平台的聚乙烯垫片在下表面表现出明显的背侧应力。

关于保留关节间隙的重要性，利用有限元分析评估了关节面对聚乙烯垫片、关节软骨和外侧半月板接触应力的影响[44]。关节间隙为从胫骨内侧平台到解剖轴的正交投影线。以 2mm 的间隔将关节间隙从 –6mm 移动到 +6mm，对 7 种模型在下地负重时进行了分析和比较。随着关节间隙的增宽，衬垫、关节软骨和外侧半月板匹配的接触应力与原模型相比变化较大。关节间隙为 +6mm 时，衬垫的接触应力大于关节软骨上的接触应力，而 –6mm 时恰恰相反。

依诺森蒂（Innocenti）等研究了不同内翻 / 外翻定位对 UKA 胫骨假体生物力学的影响[45]。特别是，在胫骨近端和在聚乙烯垫片中的应力分布，在侧方韧带和交叉韧带中的应力分布，以及内侧和外侧隔室之间的应力分布已经被评估，使用经过验证的有限元分析，比较不同的对位关系，中立位和内翻 3°都比外翻或内翻时应力高，其应力值高达 40%。当植入 UKA 时，假体不匹配可导致关节僵硬，与原关节相比，压力负荷分布从内侧转移到了外侧。然而，在不同条件下，轻微的差异是明显的，外侧和内侧最大分别为 190N 和 90N。中立位或内翻 3°骨、副韧带应变和聚乙烯插入上表现出相似的生物力学输出。6°内翻或外翻时应力的变化总是与更不利的影响有关。

基亚（Kia）等确定了不匹配的固定型平台内侧 UKA 在被动屈曲膝关节时如何影响胫股对位关系、内侧副韧带和交叉韧带的张力[31]。0°~30°被动屈曲固定型平台的 UKA，其不能维持原有膝关节的内旋。增加或减少胫骨垫片厚度后，尽管松解了内侧副韧带和前交叉韧带，UKA 也未能恢复原有膝关节的内旋。与原膝关节相比，匹配欠佳的内侧 UKA 通过松解前后侧可导致髁间嵴移位，即使交叉韧带和侧副韧带完整，髁间嵴移位也不受垫片厚度的影响。这一发现表明，在被动屈曲过程中，内侧间室匹配性由内侧半月板和关节形态所决定，在控制原胫股关节的前髁平移中起着重要的作用。

总之，文献证实，UKA 膝关节的运动模式和单侧骨关节炎膝关节的运动模式相似。现代技术和保留软组织的外科手术，在韧带的张力方面，应允许保持与术前相同的膝关节运动特征。

参考文献

[1] Weber WE, Weber E. Mechanics of the human walking apparatus. Translated by Maquet P and Furlong R Berlin etc: Springer 75; 1992 (Original Publication: Mechanik der menschlichen Gehwerkzeuge. Gottingen, 1836).

[2] Zuppinger H. Die aktive flexion im unbelasteten Kniegelenk: Züricher Habil Schr. Bergmann: Wiesbaden; 1994. p. 703–763.

[3] Frankel VH, Burstein AH, Brooks DB. Biomechanics as determined by analysis of the instant centers of motion. J Bone Joint Surg. 1971;53-A:945–977.

[4] Grood ES, Suntay WJ. A joint coordinate system for the clinical description of three-dimensional motions: application to the knee. J Biomech Eng. 1983;105:136–144.

[5] Iwaki H, Pinskerova V, Freeman MAR. Tibiofemoral movement 1: the shapes and relative movements of the femur and the tibia in the unloaded cadaver knee. J Bone Joint Surg. 2000;82-B:1189–1195.

[6] Eckhoff DE, Hogan C, DiMatteo L, et al. Difference between the epicondylar and cylindrical axis of the knee. Clin Orthop. 2007;461:238–244.

[7] Banks SA, Hodge WA. Accurate measurement of three-dimensional knee replacement kinematics using single-plane fluoroscopy. IEEE Trans Biomed Eng. 1996;43:638–649.

[8] Komistek RD, Dennis DA, Mahfouz M. In vivo fluoroscopic analysis of the normal human knee. Clin Orthop Relat Res. 2003;410:69–81.

[9] Moro-Oka T, Hamai S, Miura H, Shimoto T, Higaki H, Fregly BJ, Iwamoto Y, Banks SA. Dynamic activity dependence of in vivo normal knee kinematics. J Orthop Res. 2008;26:428–434.

[10] Karrholm J, Brandsson S, Freeman MAR. Tibiofemoral movement: changes of axial rotation caused by forced rotation at the weight bear-ing knee studied by RSA. J Bone Joint Surg. 2000;82-B:1201–1203.

[11] Nakagawa S, Kadoya Y, Todo S, Kobayashi A, Sakamoto H, Freeman MAR, Yamano Y. Tibiofemoral movement: full flexion in the living knee studied by MRI. J Bone Joint Surg. 2000;82-B:1199–1200.

[12] Johal P, Williams A, Wragg P, Hunt D, Gedroyc W. Tibio-femoral movement in the living knee. A study of weight bearing and non-weight bearing knee kinematics using 'interventional' MRI. J Biomech. 2005;38:269–276.

[13] Moro-Oka TA, Hamai S, Miura H, Shimoto T, Higaki H, Fregly BJ, Iwamoto Y, Banks SA. Can magnetic

resonance imaging-derived bone models be used for accurate motion measurement with single-plane three-dimensional shape registration? J Orthop Res. 2007;25(7):867–872.

[14] Williams A, Phillips C. Functional in vivo kinematics analysis of the normal knee. Chapter 5. Total knee arthroplasty – a guide to get better performance. Springer: Berlin/Heidelberg; 2005.

[15] Yamaguchi S, Gamada K, Sasho T, Kato H, Sonoda M, Banks SA. In vivo kinematics of anterior cruciate ligament deficient knees during pivot and squat activities. Clin Biomech (Bristol, Avon). 2009;24(1):71–76. https://doi.org/10.1016/j.clinbiomech.2008.08.007.

[16] Hamai S, Moro-Oka TA, Dunbar NJ, Miura H, Iwamoto Y, Banks SA. In vivo healthy knee kinematics during dynamic full flexion. Biomed Res Int. 2013:717546. https://doi.org/10.1155/2013/717546.

[17] Hamai S, Moro-Oka T, Miura H, Shimoto T, Higaki H, Fregly BJ, et al. Knee kinematics in medial osteoarthritis during in vivo weight-bearing activities. J Orthop Res. 2009;27:1555–1561.

[18] Fiacchi F, Zambianchi F, Digennaro V, Ricchiuto I, Mugnai R, Catani F. In vivo kinematics of medial unicompartmental osteoarthritic knees during activities of daily living. Knee. 2014;21(Suppl 1):S10–S14. https://doi.org/10.1016/S0968-0160(14)50003-8.

[19] Matsui Y, Kadoya Y, Uehara K, Kobayashi A, Takaoka K. Rotational deformity in varus osteoarthritis of the knee: analysis with computed tomography. Clin Orthop. 2005;433:147–151.

[20] Nagao N, Tachibana T, Mizuno K. The rotational angle in osteoarthritic knees. Int Orthop. 1998;22:282–287.

[21] Matsuki K, Matsuki KO, Kenmoku T, Yamaguchi S, Sasho T, Banks SA. In vivo kinematics of early-stage osteoarthritic knees during pivot and squat activities. Gait Posture. 2017;58:214–219. https://doi.org/10.1016/j.gaitpost.2017.07.116.

[22] Moschella D, Blasi A, Leardini A, Ensini A, Catani F. Wear patterns on tibial plateau from varus osteoarthritic knees. Clin Biomech. 2006;21:152–158.

[23] Lu T, Tsai T, Kuo M, Hsu HC, Chen HL. In vivo three-dimensional kinematics of the normal knee during active extension under unloaded and loaded conditions using single-plane fluoroscopy. Med Eng Phys. 2008;30:1004–1012.

[24] Dennis D, Mahfouz M, Komistek R, Hoff W. In vivo determination of normal and anterior cruciate ligament-deficient knee kinematics. J Biomech. 2005;38:241–253.

[25] Jamali AA, Scott RD, Rubash HE, Freiberg AA. Unicompartmental knee arthroplasty: past, present, and future. Am J Orthop. 2009;38(1):17–23.

[26] Heyse TJ, El-Zayat BF, De Corte R, Chevalier Y, Scheys L, Innocenti B, Fuchs-Winkelmann S, Labey L. UKA closely preserves natural knee kinematics in vitro. Knee Surg Sports Traumatol Arthrosc. 2014;22(8):1902–1910.

[27] Deschamps G, Lapeyre B. Rupture of the anterior cruciate ligament: a frequently unrecognized cause of failure of unicompartmental knee prostheses. Rev Chir Orthop Reparatrice Appar Mot. 1987;73(7):544–551.

[28] Hernigou P, Deschamps G. Posterior slope of the tibial implant and the outcome of unicompartmental knee arthroplasty. J Bone Joint Surg. 2004;86-A(3):506–511.

[29] Argenson JN, Komistek RD, Aubaniac JM, et al. In vivo determination of knee kinematics for subjects implanted with a unicompartmental arthroplasty. J Arthroplast. 2002;17(8):1049–1054.

[30] Nishio Y, Onodera T, Kasahara Y, Takahashi D, Iwasaki N, Majima T. Intraoperative medial pivot affects deep knee flexion angle and patient-reported outcomes after total knee arthroplasty. J Arthroplast. 2014;29(4):702–706.

[31] Kia M, Warth LC, Lipman JD, et al. Fixed-bearing medial unicompartmental knee arthroplasty restores neither the medial pivoting behavior nor the ligament forces of the intact knee in passive flexion. J Orthop Res. 2017; https://doi.org/10.1002/jor.23838.

[32] Mochizuki T, Sato T, Tanifuji O, et al. In vivo preand postoperative three-dimensional knee kinematics in unicompartmental knee arthroplasty. J Orthop Sci. 2013;18(1):54–60.

[33] Watanabe T, Abbasi AZ, Conditt MA, Christopher J, Kreuzer S, Otto JK, Banks SA. In vivo kinematics of a robot-assisted uni- and multi-compartmental knee arthroplasty. J Orthop Sci. 2014;19(4):552–557. https://doi.org/10.1007/s00776-014-0578-3.

[34] Grant AL, Doma KD, Hazratwala K. Determination of the accuracy of navigated kinematic unicompartmental knee arthroplasty: a 2-year follow-up. J Arthroplast. 2017;32(5):1443–1452. https://doi.org/10.1016/j.arth.2016.11.036.

[35] Zhang Z, Zhu W, Zhu L, Du Y. Superior alignment but no difference in clinical outcome after minimally invasive computer-assisted unicompartmental knee arthroplasty (MICA-UKA). Knee Surg Sports Traumatol Arthrosc. 2016;24(11):3419–3424.

[36] Casino D, Martelli S, Zaffagnini S, Lopomo N, Iacono F, Bignozzi S, Visani A, Marcacci M. Knee stability before and after total and unicondylar knee replacement: in vivo kinematic evaluation utilizing navigation. J Orthop Res. 2009;27(2):202–207.

[37] Burton A, Williams S, Brockett CL, Fisher J. In vitro comparison of fixed- and mobile meniscal-bearing unicondylar knee arthroplasties: effect of design, kinematics, and condylar liftoff. J Arthroplast. 2012;27(8):1452–1459. https://doi.org/10.1016/j.arth.2012.02.011.

[38] Small SR, Berend ME, Rogge RD, Archer DB, Kingman AL, Ritter MA. Tibial loading after UKA: evaluation of tibial slope, resection depth, medial shift and component rotation. J Arthroplast. 2013;28(9 Suppl):179–183. https://doi.org/10.1016/j. arth.2013.01.004.

[39] Ettinger M, Zoch JM, Becher C, Hurschler C, Stukenborg-Colsman C, Claassen L, Ostermeier S, Calliess T. In vitro kinematics of fixed versus mobile bearing in unicondylar knee arthroplasty. Arch Orthop Trauma Surg. 2015;135(6):871–877. https://doi.org/10.1007/s00402-015-2214-x.

[40] Cassidy KA, Tucker SM, Rajak Y, Kia M, Imhauser CW, Westrich GH, Heyse TJ. Kinematics of passive flexion following balanced and overstuffed fixed bearing unicondylar knee arthroplasty. Knee. 2015;22(6):542–546. https://doi.org/10.1016/j.knee.2015.07.014.

[41] Heyse TJ, Slane J, Peersman G, Dworschak P, Fuchs-Winkelmann S, Scheys L. Balancing mobile-bearing unicondylar knee arthroplasty in vitro. Knee Surg Sports Traumatol Arthrosc. 2017;25(12):3733–3740. https://doi.org/10.1007/s00167-016-4241-8.

[42] Peersman G, Slane J, Vuylsteke P, Fuchs-Winkelmann S, Dworschak P, Heyse T, Scheys L. Kinematics of mobile-bearing unicompartmental knee arthroplasty compared to native: results from an in vitro study. Arch Orthop Trauma Surg. 2017;137(11):1557–1563. https://doi.org/10.1007/s00402-017-2794-8.

[43] Kwon OR, Kang KT, Son J, Kwon SK, Jo SB, Suh DS, Choi YJ, Kim HJ, Koh YG. Biomechanical comparison of fixed- and mobile-bearing for unicompartmental knee arthroplasty using finite element analysis. J Orthop Res. 2014;32(2):338–345. https://doi.org/10.1002/jor.22499.

[44] Kwon OR, Kang KT, Son J, Suh DS, Baek C, Koh YG. Importance of joint line preservation in unicompartmental knee arthroplasty: finite element analysis. J Orthop Res. 2017;35(2):347–352. https://doi.org/10.1002/jor.23279.

[45] Innocenti B, Pianigiani S, Ramundo G, Thienpont E. Biomechanical effects of different varus and valgus alignments in medial unicompartmental knee arthroplasty. J Arthroplast. 2016;31(12):2685–2691. https://doi.org/10.1016/j.arth.2016.07.006.